知觀空通

건강을 위한 마음경영 4단계

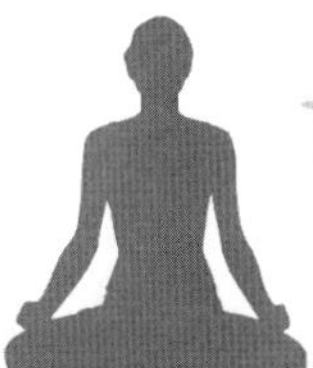

Mind Programing : 4 Steps Leading to Physical Health

박상흠 지음

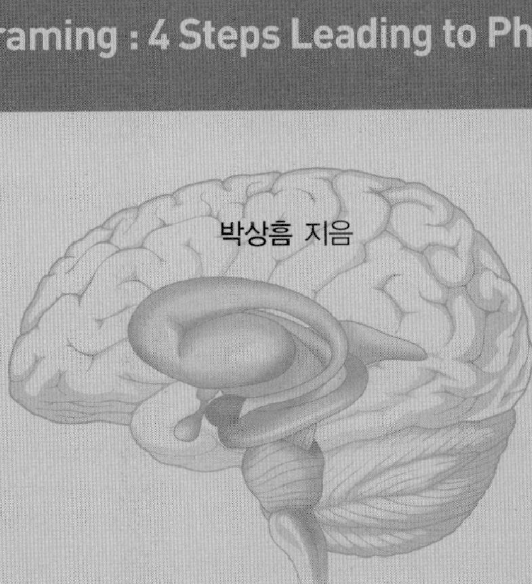

군자출판사

건강을 위한 마음경영 4단계
지(知), 관(觀), 공(空), 통(通)

첫째판 1쇄 인쇄 | 2013년 1월 10일
첫째판 1쇄 발행 | 2013년 1월 15일
첫째판 2쇄 발행 | 2016년 10월 25일

지 은 이 박상흠
발 행 인 장주연
편집디자인 오은정
일 러 스 트 이혜옥
표지디자인 김민경
발 행 처 군자출판사
등 록 제 4-139호(1991. 6. 24)

본 사 본사 (10881) **파주출판단지** 경기도 파주시 회동길 338(서패동 474-1)
전화 (031)943-1888 팩스 (031)955-9545

www.koonja.co.kr

* 파본은 교환하여 드립니다.
* 검인은 저자와의 합의 하에 생략합니다.

ISBN 978-89-6278-613-2

정가 14,500원

"범사에 감사하라"

- 데살로니가전서 5:18 -

2011년 9월 14일, 유엔(UN)은 '21세기 새로운 보건 정책 목표'를 고혈압, 뇌졸증, 암, 당뇨병 등의 '만성질환'으로 설정했다고 발표하였다. 세계보건기구(WHO)의 발표에 의하면 전세계적으로 만성질환으로 한 해 3,500만 명이 사망하는데, 이는 전체 사망자의 60%에 해당된다. 과거 유엔의 보건 목표는 주로 박테리아(bacteria) 또는 바이러스(virus) 등 미생물에 관련된 질환의 퇴치였으나, 미래에는 만성 질환의 관리가 보건 정책의 중심이 되었다. 즉 유엔의 향후 보건 정책 목표가 미생물에서, 음식이나 스트레스 등 주로 개인적 습관과 관련이 높은 만성질환으로 전환된 것이다.

현재 의학 및 의학관련 과학이 눈부시게 발전하면서, 인간 수명 100세를 예상하는 보고서들이 자주 발표되고 있다. 여기에서 지적한 100세는 침대에 누워 있거나 질병의 후유증으로 고생하면서 단순히 목숨만을 연명하는 100세가 아니라, 정상적인 일상 생활이 가능한 무병장수 100세인 것이다. 그러한 보고서에는 건강하게 장수한 사람의 생활 습관을 분석한 결과도 동시에 제시되고 있는데, 건강 장수를 위한 팁(tip)으로 공통적으로 제시하는 것 중 하나가 '스트레스를 없애라!'이다. '스트레스'는 '만병의 근원'이라고도 주장되고 있는데, 여기에서 '스트레스를 없애라'는 스트레스가 유발되는 상황을 도망가듯이 피하라는 의미는 아니다. 현대 생활의 복잡한 사회구조에서 다양한 사람들과 섞여 나름 열심히 살다 보면, (깊은 산속이나 외딴 섬에서 혼자 살지 않는 한) 스트레스가 발생되는 상황을 피할 수 없다. '스트레스를 없애라'의 참 의미는 그와 같이 어쩔 수 없이 스트레스를 마주하게 되더라도, 그 스트레스를 원만하게 그리고 원숙하게 다스리라는 뜻이다. '스트레스 다스리는 법'에 관련된 서적은 현재에도 대형서점에는 마치 산처럼 높이 쌓여 있고, 각 서점의 건강관련 베스트셀러 목록에 꼭 하나 이상 등재되어 있다. 이것은 그만큼 스트레스 관리가 건강에 긴요하다는 것은 반증하는 것이다.

이번에 박상흠 교수가 펴낸 《건강을 위한 마음경영 4 단계-지(知),관(觀),공(空),통(通)》도, 건강 장수 및 질병예방에 중요한 스트레스

관리에 대한 내용을 담고 있다. 박교수는 항상 환자의 마음(감정)이 질병의 예방 및 치료에 중요하다고 강조하며, 전임강사 시절부터 현재까지 그와 관련된 강의를 환자 및 순천향대학 부속병원 수련의(resident)를 대상으로 지속하고 있다. 또한 그와 관련된 책도 발간하였는데, 《웰빙마음(2008년)》에서는 질병 예방 및 치료에 마음(감정) 조절이 중요한 이유와 구체적인 방법을 소개하였다. 그리고 《친절의학(2011)》에서는 장차 의사 및 전문의가 될 의과대학생 및 수련의, 그리고 환자 치료에 관여하는 간호사 등 여러 전문가들에게, 의사 및 의료전문가의 친절이 마음(감정) 조절에 어려움을 겪고 있는 환자의 질병 치료에 중요하다고 강조하였다.

이번에 새롭게 발간되는 책에는 의학 역사의 흥미로운 사실과 함께 물리학 및 한의학까지 참고하면서, 과연 질병의 발생에 마음(감정)이 어떻게 관여하고 또한 그것을 어떻게 풀어내야 하는지에 대한 상세한 설명을 담았다. 그리고 다소 난해할 수 있는 마음(감정) 및 의학 내용에 대한 설명은, 가능한 많은 그림과 사진을 삽입하여 독자들, 특히 이미지(영상)에 익숙한 세대들의 이해를 도왔다. 일부 내용은 아직 다소 생소한 의학이론이지만, 약 25년동안 환자를 세심하게 관찰한 의사가 질병의 깊은 뜻을 알고자 하는 노력에서 얻어낸 귀한 결실일 것으로 확신한다. 아무쪼록 이 책이 현재 질병으로 고통 받고 있는 환자 및 그 환자와 동고동락하는 보호자, 그리고 건강에 관심이 많은 일반인에게 스트레스 관리의 유익한 안내서가 되기를 진심으로 기원한다.

2012년 9월

김선주

순천향대학 의과대학 학장

순천향대학 천안병원 소화기내과 교수

K-NOTES 회장

(전) 대한췌담도학회 회장

(전) 대한소화기내시경학회 회장

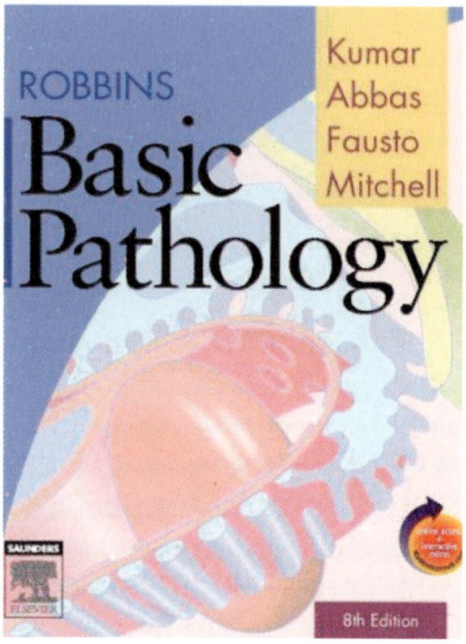

그림 1
병리학(Pathology) 책

의과대학 초기 2년의 예과 교육과정은 느긋하게 대학 분위기도 즐길 수 있도록 구성되어, 비교적 편안한 마음으로 지냈다. 하지만 그 이후 4 년간 진행되었던 본과 교육과정은, 고등학교 시절과 비슷하게 타이트한 일정으로 구성되어 긴장감을 늦추기 어려웠다. '병리학'은 본과 2학년 때 강의 받았었는데, 그 당시 생화학(Biochemistry) 및 해부학(Anatomy)과 함께 학점이 높은 메이저(major) 과목이었다. 그 책(그림 1)의 두께는 본과 2 학년 교과과정의 여러 책 중 가장 두껍고 무거웠는데, 거기에는 오랫동안 인간에게 고통을 주었던 너무나도 다양한 질병의 병리 소견이 소개되었다. 그 질병의 수가 수천에 달했는데, 그와 같은 병리학을 마주할 때마다 다음의 3 가지 생각이 떠 올랐다.

첫째는 "그와 같이 수많은 질병을 과연 어떻게 진단할 수 있을까?"라는 일종의 무력감이었다. 간혹 라틴어로 명명되어 병명조차 외우기 힘든 희귀질환을 공부할 때에는, 그와 같은 심정은 더욱 강화되곤 하였다. 그러나 다행스럽게도 그 이후에 진행되는 내과·외과·산부인과·소아과 등 여러 임상과목에서 각 과마다 발병 빈도수가 높은 질환은 어느 정도 종류(수)가 정해져 있다는 것을 알게 되었다.

두 번째는 "그와 같이 수많은 질병의 원인은 과연 무엇이며 또한 어떻게 알아낼 수 있을까?"라는 두려움이었다. 의학은 과학이고 '원인이 없는 결과는 없다'는 과학의 일반적 원칙에서는, 질병이 수천 또는 그 이상이더라도 반드시 그 원인은 밝혀지게 마련이다. 하지만 그 당시에는 질병의 수에 압도되어, 질병의 원인을 과학적 방법으로 찾아보겠다는 새내기 의학도다운 의욕보다는 높고 험난한 산을 마주한 두려움이 앞섰다. 그러나 또 다시 다행스럽게도 의과대학 졸업과 인턴 수료 후 내과 수련의(resident) 과정에서, 여러 가지 진단기구를 이용한 과학적인 분석으로 질병 원인을 밝혀내는 방법을 반복적으로 배우면서, 의과대학 시절의 두려움은 점점 엷어졌다.

셋째는 그 당시 폭발적인 인기와 함께 큰 화제를 모았던 MBC-TV 시리즈 '하버드 대학의 공부벌레들'에서, 하버드 법과 대학원 킹스필드 교수(그림 2)의 마지막 강의 내용이었다. 원작 소설을 TV 시리즈로 만들었던 '하버드 대학의 공부벌레들'에 등장하는 킹스필드 교수[존 하우스먼(John Houseman) 분, 1902-1988]는, 특출한 성적으로 입학한 하버드

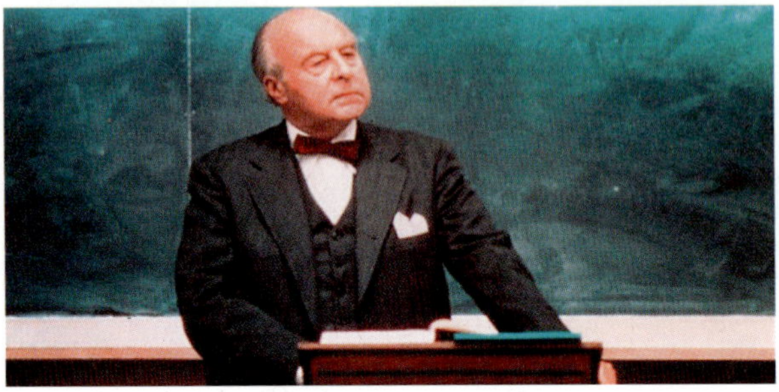

그림 2
'하버드 대학의 공부벌레들(The Paper Chase)' 의 '킹스필드 교수'

법대생을 마치 맹수를 조련하는 조련사처럼 혹독한 방법으로 단련시켜 풋내기 학생들을 최고의 법대생으로 거듭나게 이끌어 준다. 그 당시 의과대학 학생입장에서, 카리스마 가득한 킹스필드 교수의 독특한 교육방식이 매우 인상적이었다. 그 교수가 마지막 강의에서 다음과 같이 말한다; "인간은 과연 신과 어떤 계약을 맺었을까?" 킹스필드 교수의 전공은 계약법이었는데, 그는 계약에 관련된 사건의 흐름을 다양한 각도에서 면밀히 파악하고, 서류 내용의 토씨 하나까지 온 신경을 집중할 것을 누누이 강조하였다. 따라서 TV 시리즈 내내 계약법 강의는, 인간이 만들어낸 다양한 사건과 그것을 해석하기 위한 참고문헌, 판례, 그리고 그것을 냉철하게 분석하는 내용을 벗어나지 않았다. 하지만 킹스필드 교수가 마지막 강의에서 던진 질문에는, 공부는 단지 책, 사건, 서류더미에만 머무는 것이 아니라 인간과 삶에 대한 참구(參究)도 포함된다는 것을 암시하였다. 병리학에서 소개하는 수많은 질병은 인간에게 오랫동안 육체적 고통을 주었으며, 또한 그것을 공부하는 새내기 의학도에게도 적지 않은 심리적 고통을 요구하였다. 하지만 킹스필드 교수의 마지막 강의에서, 어쩌면 그와 같은 수많은 질병을 꾸준히 공부하다 보면 인간과 삶에 대한 이해가 다소 깊어질 지도 모른다는 기대감을 갖게 되었다.

소화기내과 의사로 병원의 외래 및 입원 환자와 상담하면서, 마음(감정)이 환자의 고통과 질병 발생에 적지 않게 관여한다는 것을 알게 되었다. 하지만 그 마음(감정)은 혈액, 소변 등 체액검사나 방사선검사 등에서 감지되지 않으므로, 마음(감정)과 질병의 연결고리를 객관적으로 보여줄 수 없는 한계가 늘 아쉽다. 의과대학의 학생시절이나 전문의가 된 지금에도, 어느 서점에 가든 마음(감정)과 질병의 연결고리를 보다 쉽게 설명한 자료를 찾아보고자 건강 및 과학 서적코너를 반드시 둘러본다. 운 좋게 마음(감정)와 질병의 연결고리를 찾는 단초가 되는 서적을 만날 때마다, 크게 기쁘고 또한 감사하다.

이 책의 발간으로 의사로써 약 25년간 관심을 기울였던 노력이, 나름 조그만 결실을 맺게 되어 매우 기쁘다. 이와 같은 기쁨은 그 동안 받아온 여러 행운과 도움이 없었다면, 결코 누리지 못했을 것이다. 노산(老産)으로 고민하시는 어머님을 격려하시어 필자가 금생(今生)에 태어나게 도와주신 충남 예산 덕태당한의원 고 김시성 원장님, 무학(無學)의 한을 삽교고등학교설립으로 승화시키시고 필자에게는 3년 내내 장학금 혜택을 베풀어 주셨던 고 임병학(林炳學) 이사장님, 자칫 잃어버릴 뻔했던 체력장점수(20점)를 끝까지 찾아내시어 평생 기억에 남을 고교입학

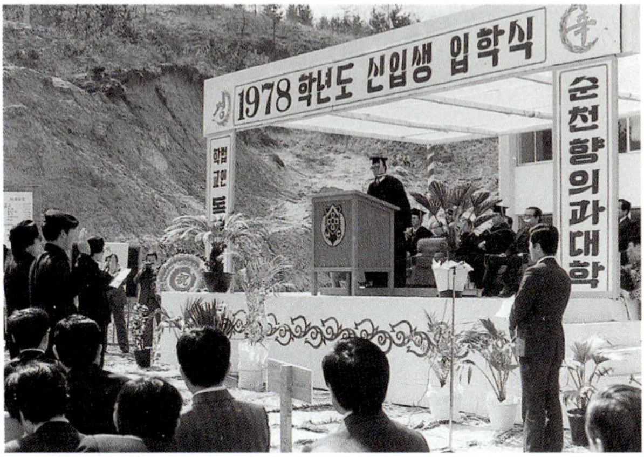

그림 3
순천향의과대학 제 1 회 입학식(1978년)

성적을 만들어 주신 전 예산중학교 권영찬 국어선생님, 공부의 즐거움을 깨우쳐 주신 전 삽교고등학교 김동기 수학선생님과 최영태 국어선생님, 순천향의과대학 입학에 결정적 도움을 주신 전 삽교고등학교 이기조 선생님, 당시 의료 취약지역이었던 충남에 의과대학과 병원을 세우신 고 서석조 이사장님, 충남 도장학생제도를 마련하여 당시 충남지역 학생들에게 의사될 기회를 제공해 주신 충청남도 도지사님과 순천향의과대학, 의과대학 6년간 장학금을 제공해 준 충남 예산군, 순천향대학 의과대학 예과·본과·내과학 교실의 교수님, 가족 같은 순천향대학 천안병원 소화기내과팀, 무애(無㝵)의 의미를 일깨워 주신 박경진(朴憬眞) 선생님, 그리고 그동안 직접 또는 간접으로 만났던 환자(患者), 저자(著者), 멘토(mentor) 및 현인(賢人)들에게 깊은 감사를 드립니다. 그 분들의 도움으로 의사가 될 수 있었으며, 그 분들의 가르침으로 의학 공부의 재미를 알게 되었고, 그리고 다른 무엇보다도 감사한 점은 그 분들의 인도로 의학을 통하여 인간과 삶을 조금씩 이해할 수 있는 커다란 행운을 얻었습니다. 대한소화기내시경학회 이사장이신 울산의대 서울아산병원 소화기내과 김명환 교수님께서는, 마음(감정)과 몸(육체)의 연결고리를 이해하는데 결정적 도움이 되는 귀한 자료를 제공해 주셨습니다. 순천향대학 천안병원의 여러 교수님(내분비내과 김여주 교수, 순환기내과 이세환 교수, 류마티스내과 나성수 교수, 정신건강의학과 이화영 교수, 핵의학과 이상미 교수), 홍보팀 박제호 팀장님, 전산팀 고홍균 팀장님, 그리고 순천향대학병원 의학도서팀 임미순 팀장님의 귀중한 자료와 조언에 감사 드립니다. 그 분들의 도움으로 책의 내용이 보다 풍성해졌고 객관적인 설득력을 가질 수 있게 되었습니다. 또 하나의 작품을 만들 수 있도록 도와주신 군자출판사의 장주연 사장님, 정춘교 이사님, 그래픽팀 이혜옥 님, 표지디자인팀 김민경 님, 그리고 편집팀 김명애 님·오은정 님 모두에게 감사드립니다. 어떠한 상황에서든 항상 절대적 신뢰를 주신 선친(先親)·선비(先妣), 장인·장모님, 친가·처가의 여러 형제들과 조카들께 깊은 감사와 애정을 드립니다. 그리고 곁에서 늘 삶의 좌표를 잃지 않도록 독려하고 일깨워 주는 진수, 민수 그리고 아내에게 큰 감사와 고마움을 전합니다.

2012년 10월 10일

인곡정사(仁谷精舍)에서

CONTENTS

추천의 글 iv

머리글 viii

제 1장 만법귀일(萬法歸一)이라 —— 1

1 대의(大醫)의 귀한 말씀 • 4

2 마음경영의 키워드: 지(知), 관(觀), 공(空), 통(通) • 11

제 2장 마음경영 제 1단계; 知(알 지) —— 15

1 인간 구성의 3 요소 • 18

1) 인간 구성의 첫 번째 요소: 육체(몸)
2) 인간 구성의 두 번째 요소: 마음(감정)
3) 인간 구성의 세 번째 요소: 주인(?)

2 육체는 물질(material)이다. • 31

1) 육체의 물질적 특성: 반복적인 외부 자극에 필연적으로 손상된다.
2) 육체의 물질적 특성: 언젠가는 사라져 없어진다.
3) 육체의 물질적 특성: 움직이려면 외부명령이 필요하다.
4) 육체의 물질적 특성: 특정한 에너지(기운)를 담고 있다.

3 마음(감정)과 육체는 '핫라인(hot line)'으로 연결되어 있다. • 44

1) 마음(감정)과 육체의 연결 통로 두 가지
(가) 자율신경계(Autonomic Nerve System)
〈건강유지에 절대적으로 중요한 자율신경〉
(나) 내분비계(Endocrine System)
2) 마음(감정)과 육체 연결 축(Mind-Body Axis)
3) 자율신경계 및 내분비계의 결정적 허점

4 육체손상(병)의 원인 · 66
1) 환원주의(Reductionism)
〈질병의 기계론적 분석에서 고려할 사항〉
2) 광폭한 운전수(Mad driver)

5 마음속 아이(inner child): 깊숙이 내장된 자동화 프로그램 · 81
〈어머니 I〉
〈어머니 II〉

6 심인성 질병의 발병기전 모델 · 86

제 3장 마음경영 제 2단계; 觀(볼 관) —— 89

1 감정이 뜨고 가라앉음을 관찰하자(審七情之浮沈)! · 93
2 상처받은 어린 나의 영혼! · 97
3 마음(감정)의 변비 · 110
4 자식에게 무엇이 대물림 되고 있는가? · 113
〈어머니 III〉
5 마음(감정)의 흐름: 원활한가 혹은 정체되어 있는가? · 121
6 '자학용 보물의 즐감'에 빠져 있나? · 130

제 4장 마음경영 제 3단계; 空(비울 공) —— 137

1 마음(감정)의 변비를 해결하면 황금을 얻는다. · 144
2 기억을 버리자. · 148
3 이해(understanding): 마음(감정)을 비우는 지름길 · 162
1) 배우자에 대한 이해: "당신은 나와 다르구나!"
2) 상대방에 대한 이해: "상처 받은 마음속 아이를 품고 있구나!"
3) 세상을 향한 깊은 이해: "모든 것은 내가 만든 작품이구나!"
4) 하늘의 뜻을 이해: "내가 모르는 깊은 의미가 있구나!"
4 내관(內觀): "보는 순간, 바로 사라집니다!" · 192
5 분출하라! 단, 상대방에게 절대로 피해를 주지 말고… · 197

제 5장 마음경영 제 4단계; 通(통할 통) —— 209

1 내상(內傷)의 근본 원인: '3 S' • 215
1) Stasis(정체): '병(病)은 병(甁)이다!'
2) Stress(긴장)
3) Shielding(차폐)

2 '3 S' 해소의 원리 • 249

3 정체(stasis) 해소 • 254
1) 기억 지우기: '용서'
2) 지혜로운 반전: "감사합니다(1)!"
3) 건강을 보장하는 마법주문: "감사합니다(2)!"
4) 몸을 움직이자!

4 긴장(stress) 해소 • 278
1) "웃어요, 웃어봐요!"
2) 호흡 조절: 유일한 자율신경 조절 수단
3) 현재에 머물기
4) 받아들이기: "나는 나 자신을 온 마음으로 받아들이고 사랑합니다"
5) 사지 및 몸통 근육의 의식적 이완

5 차폐(shielding) 해소: "모두 다 내려놓고 믿으세요!" • 305

6 흐름(通)의 장애: '야누스적인 나(我)' • 313

제 6장 천사불여일행(千思不如一行) —— 319

1 직접 실행! 그것만이 건강을 보장한다! • 321

2 반복하여 연습하고, 연습하고, 그리고 또 연습하자. • 324

3 책임감을 절실히 느끼고, 다람쥐 쳇바퀴에서 벗어나자! • 329

에필로그(Epilogue) 습관이 곧 건강이고 또한 질병이다 • 334

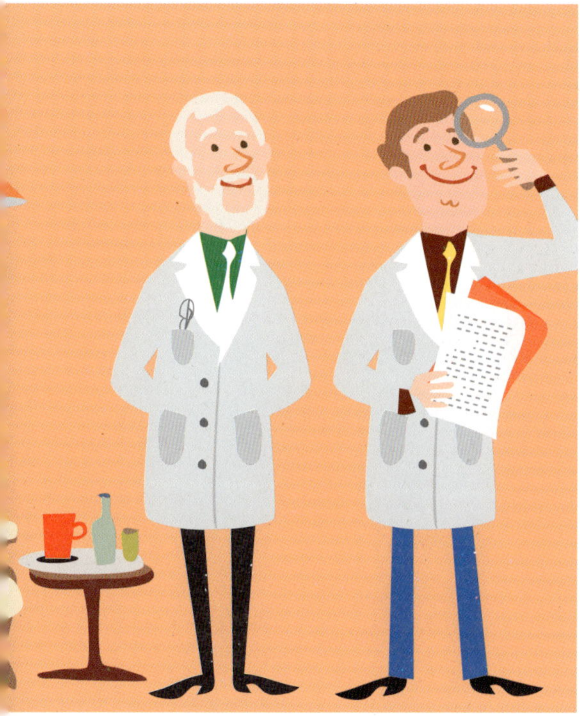

제1장

만법귀일(萬法歸一)[1]이라!

1. 모든 것이 마침내 한군데로 돌아감

1. 대의(大醫)의 귀한 말씀
2. 마음경영의 키워드: 지(知), 관(觀), 공(空), 통(通)

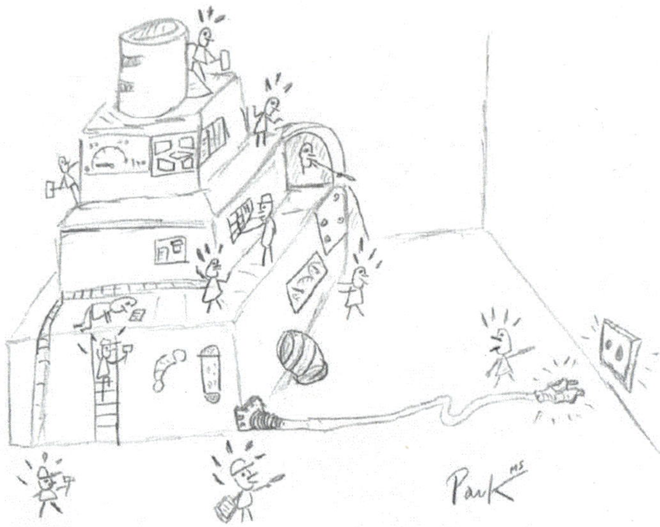

그림 1-1
만법귀일(萬法歸一)[2]

노자께서 다음과 같이 말씀하셨다.[3]

> "세상에 평화가 오려면, 백성이 평화롭게 살아야 한다.
> 백성들이 평화롭게 살려면, 부족들 간에 싸움이 없어야 한다.

2 《친절의학》, 박상흠, 군자출판사, 2011년
3 《흐르는 강물처럼》, 파울로 코엘료, 문학동네, 2008년

> 부족들 간에 싸움이 그치려면, 이웃 간에 분란이 없어야 한다.
> 이웃 간에 분란이 없으려면, 가정이 화목해야 한다.
> 가정이 화목하려면, 각자의 마음을 다스릴 줄 알아야 한다."

수십 억 명으로 이루어진 넓디 넓은 세상의 평화가, 여러 단계의 통합적 고찰을 거치면 종국에는 각 개인의 마음 다스림으로 귀결된다. 세상 평화라는 목표는 추상적이고 실현 가능성이 희박해 보이지만, 그 시작은 각 개인의 마음조절로 매우 구체적이고 실현 가능성이 전혀 불가능한 것은 아니다. 사상, 정치, 민족, 종교, 교육이 (세상의 그 어떤 것들과 비교할 수 없을 정도로) 독보적으로 탁월하고 또한 뜨거운 열정을 불러일으키더라도, 각 개인에게 마음을 다스릴 수 있는 능력을 제공하지 못하면 결국 세상평화에 기여할 수 없다. 옛 현인의 말씀이 우주(宇宙)로 비유되는 세상의 평화가 각 개인의 마음 다스림으로 가능하다고 하였다. 전기한 내용으로 추론하여 소우주(小宇宙)로 비유되는 인간의 몸에 적용하면, 몸의 평화, 즉 건강도 궁극적으로는 마음의 다스림으로 귀결된다.

1. 대의(大醫)의 귀한 말씀

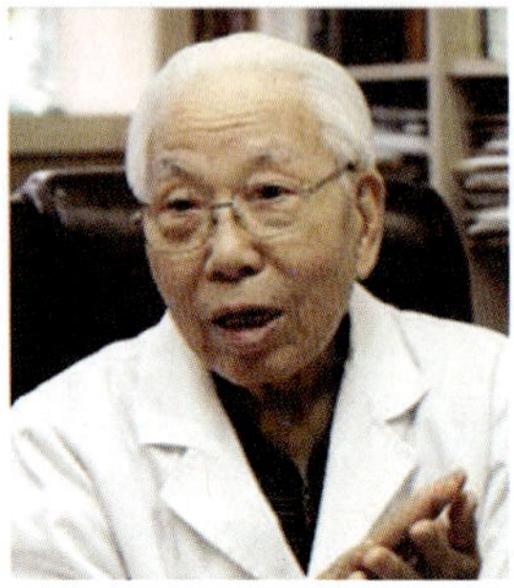

그림 1-2
창생당한의원 윤성혁 원장

2009년 1월 23일자 〈조선일보〉에 당시 100세이신 창생당 한의원 윤성혁원장님(그림 1-2)이 소개되었는데, 내용은 무병장수의 비결을 묻는 사람들의 질문에 대한 원장님의 대답이었다.

> "마음이 편안한 게 첫 번째이지요.
> 두 번째로 중요한 게 대인관계예요.
> 남의 허물을 잊고 용서하세요.
> 그 다음이 소식(小食)과 운동이라고나 할까요?"

건강을 위한 제언에 한의사이시라 당연히 십전대보탕, 공진단 또는 다른 보약을 강조하시리라는 기대가 무색하게, 원장님께서 강조하신 것은 전부 '마음'에 대한 내용이었다. 첫 번째 '편안'이나 두 번째 '용서' 모두 마음 다스림의 구체적 방법이다. 세 번째로 소개한 '소식'도 식사 중 자신의 마음을 찬찬히 바라보는 내관(內觀) 없이 시행하기 어렵고, 운동도 의지, 즉 마음 챙김 없이 유지하기 어렵다. 세수 100세는 한국인의 평균수명을 훨씬 상회하는 나이이지만, 노쇠하고 병약하여 몸져누워 있는 단순 숫자뿐인 100세가 아니라, 지금도 목소리가 젊은이 못지 않게 카랑카랑하시고 환자를 직접 진료하실 정도로 건강한 몸을 유지하신 현역 한의사께서 실증적 체험에서 얻어내신 건강 유지의 결론이 '마음'이다.

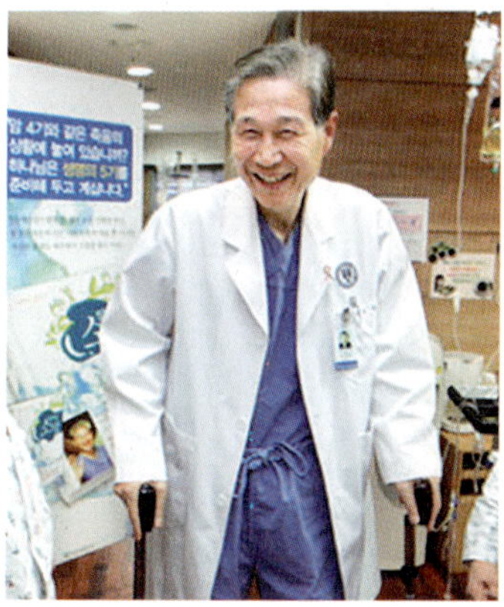

그림 1-3
강남세브란스병원 유방암센터소장 이희대교수[4]

연세대 의대 강남세브란스병원 유방암센터 소장인 이희대교수(그림 1-3)는, 유방암 수술 분야에서 손꼽히는 명의(名醫)이다. 그는 2003년 대장암으로 대장을 절반 잘라냈고, 그 후 항암치료를 받았지만 간과 왼

4 〈조선일보〉, 2009년 1월 5일

쪽 골반에 전이되었다. 지금까지 여러 차례 재발하여, 간과 골반 뼈 일부를 잘라내는 수술과 수차례의 고강도 방사선 치료도 받았다. 그는 수많은 유방암환자를 수술한 의사이면서, 동시에 어떤 환자보다도 암에 대한 절실하고도 생생한 경험을 간직한 환자이다. 본인의 살점과 뼈를 잘라내면서 얻은 깨달음이 "암은 마음의 병"이라고 하였다.

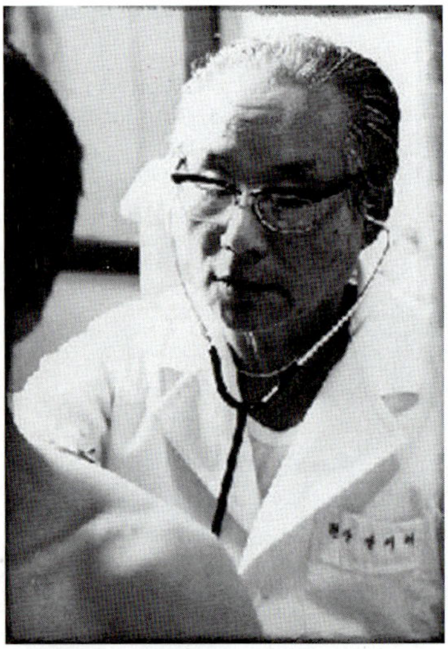

그림 1-4
의사 장기려(張起呂, 1911~1995)[5]

성산(聖山) 장기려(그림 1-4)는 외과의사로 1943년 우리나라 최초로 간암 환자의 간암 덩어리를 절제하는 등, 한국 외과학에서 미개척 분야였던 간장외과의 발전과 의료 인재 양성에 커다란 공헌을 하였다. 그 이외에도 한국 최초의 의료보험조합인 청십자 의료보험조합 및 전간 환

5 http://blog.naver.com/PostView.nhn?blogId=wivern11&logNo=150120795220에 인용.

자 치료모임인 '장미회'를 설립하였다. 그는 평생을 가난하고 소외된 사람들에게 박애와 봉사정신으로 인술을 펼쳤던 '한국의 슈바이처'이다. 의사 장기려가 어려울 때마다 떠올리는 삶의 신조가 있었는데, 그것은 "왜 아픈 사람을 일컬어 환자(患者)라고 하는지 아나? 환(患)은 꿰맬 관(串)자와 마음 심(心)자로 이루어져 있다네. 상처 받은 마음을 꿰매야 한다는 뜻이라고 할 수 있네"라는 스승 성인제 박사의 말씀이었다.[6] 즉 스승의 가르침은 질병 치료에 환자의 마음에 대한 관심과 배려가 중요하다는 것이었다.

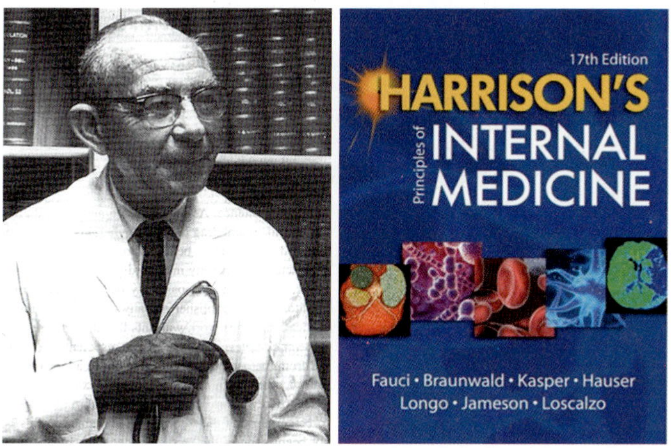

그림 1-5
의사 해리슨(Tinsley R. Harrison, 1900-1978)(좌)과 해리슨내과학책(우)

내과학의 성경(Bible)인 《해리슨내과학(Harrison's Principle of Internal Medicine)》(그림 1-5)의 첫 페이지에, '의사에게 요구되는 3 가

6 《청년의사 장기려》, 손홍규, 다산책방, 2008년

지'로 과학적 지식(scientific knowledge), 숙달된 진단 및 치료 시술(technical skill), 그리고 인간에 대한 이해(human understanding)를 제시하였다. 그리고 세 번째 항목인 '인간이해'의 진정한 의미를 강조하기 위하여, 'Shakespearean breadth'라는 단어를 제시하였다.

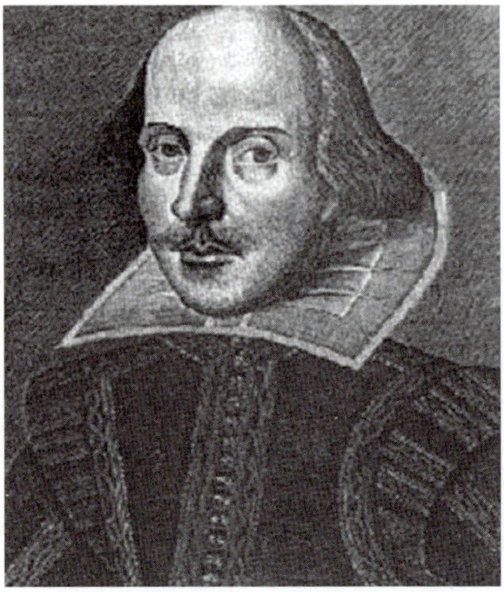

그림 1-6
윌리엄 세익스피어 (William Shakespeare, 1564~1616)

윌리엄 세익스피어(그림 1-6)는 대표적인 4대 비극(햄릿, 오셀로, 리어왕, 맥베스)와 5대 희극(베니스의 상인, 말광량이 길들이기, 한여름 밤의 꿈, 뜻대로 하세요, 십이야) 등을 발표한 영국의 대문호이다. 앞에서 소개한 세익스피어의 여러 희곡(drama)에는 다양한 인물이 등장하고, 그 인물과 가까운 지인 사이에서 벌어지는 비극적 혹은 희극적 사건이 전개된다. 그의 작품에는 니콜로 마키아벨리(Niccolo Machiavelli, 1469-1527)가 정의한, 간사하고, 조그만 이익에도 신의를 저버리고, 이기적이며, 교활하며, 목적을 위해서는 수단과 방법을 가리지 않는 인간이 등장한다. 그러한 인간들이 서로 뒤엉키게 되면 필연적으로 천국과 지옥을 오가는 다양한 마음(감정)이 유발되고, 그러한 마음(감정)에 꼭두각시처럼 놀아나는 인간을 사실적이고 또한 극적인 문장으로 표현하였다. 의사에게 요구되는 마지막 항목으로 'Shakespearean breadth'라는 지극히 함축적인 단어를 제시한 것은, 세익스피어의 희곡에 등장하는 인물들이 인터넷 네트워크처럼 복잡하게 연결되면서 벌어지는 사건과 그에 따라서 유발되는 마음(감정)을 지혜롭게 다스리지 못하면, 종국에는 신체가 손상되는 질병을 피할 수 없기 때문이다. 따라서 의사는 환자의 그러한 상황을 이해하는 것이 질병치료에 중요하다.

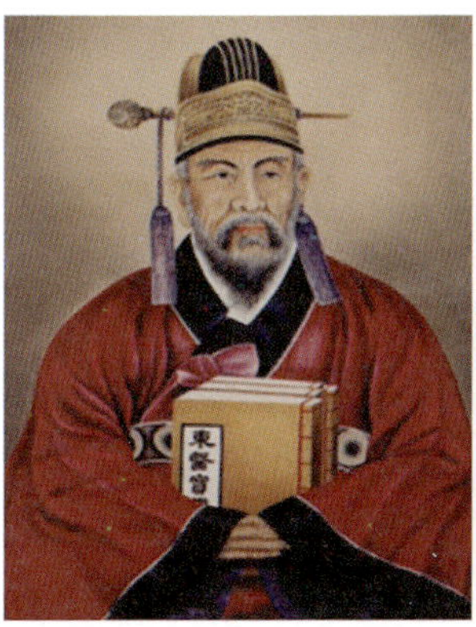

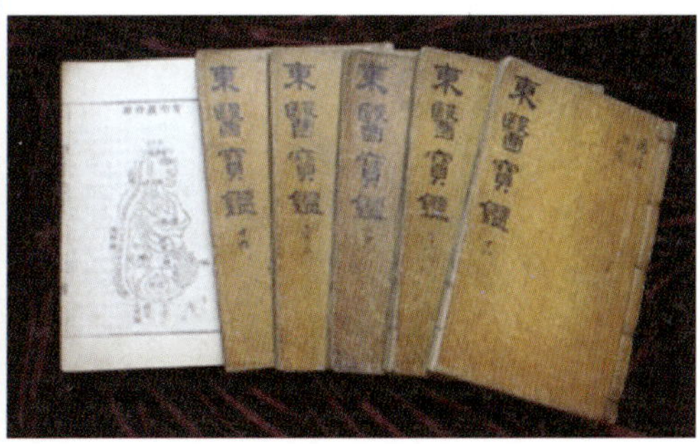

그림 1-7
구암(龜岩) 허준(許浚, 1539~1615)(좌) 및 동의보감(東醫寶鑑)(우)

《동의보감》은 구암 허준(그림 1-7)이 선조의 명을 받아 약 16년(1596-1610)에 걸쳐 완성하였으며, 내경편(內景篇) 6권, 외형편(外形篇) 4

권, 잡병편(雜病篇) 11권, 탕액편(湯液篇) 3권, 침구편(鍼灸篇) 1권으로 총 25 권 25책으로 구성되어있다. 당시 우리나라에서 편찬된 의서는 물론, 중국에서 수입된 의서까지 모두 활용해서 편찬한 동양의학의 역저(力著)이다. 내용이 그 어떤 의서보다도 충실하다는 것이 세계적으로 인정되어 권위 있는 동양의학서로서 일찍부터 일본과 중국에 소개되었으며, 2009년 7월에는 유네스코의 세계기록유산으로 등재되었다. 동의보감에도 "사람의 병만 다스리고 사람의 마음을 다스릴 줄 모르면, 이것은 근본을 버리고 끝을 좇으며 원천을 캐지 않고 지류만 찾는 것이니, 병 낫기를 구하는 것이 어리석지 않은가?"라고 강조하여, 환자의 마음이 질병의 근원임을 명확히 하였다.

오랜 기간 깊은 애정으로 환자와 질병을 관찰하였던 당대의 명의(名醫)들이 얻어낸 건강유지의 결론은, 하나같이 '마음'으로 집약된다.

2. 마음경영의 키워드: 지(知), 관(觀), 공(空), 통(通)

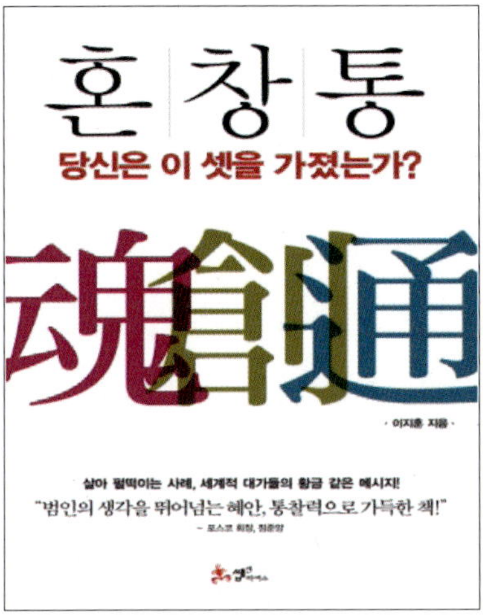

그림 1-8
《혼(魂), 창(創), 통(通)》[7]의 표지

《혼(魂), 창(創), 통(通)》(그림 1-8)은 조선일보의 토요기획시리즈 '위크리비즈(Weekly Biz)'에서 수년간 세계 유수기업 CEO와의 대담을 통하여, 당대의 선망 받는 기업으로 성장할 수 있었던 공통요소, 즉 기업 경영의 키워드를 소개한 책이다. 혼·창·통의 세 단어는 실로 전쟁터를 방불케 하는 치열한 세계 시장에서 살아남고, 더 나아가 번창하여 오랜 동안 세계적인 기업으로 성장할 수 있었던 경영의 키워드이다. 인간이 생(生)·노(老)·병(病)·사(死)하는 것처럼, 기업도 동일한 과정을 겪게 된다. 기업이 인간과 다른 것은 인간은 대부분 생물학적 평균여명이 정해

7 이지훈, 쌤앤파커스, 2010년

져 있지만, 기업은 경영 효율성에 따라서 생, 노, 병, 사하는 과정이 극히 짧을 수도 있고, 인간의 최고 생존기간인 120년을 훨씬 뛰어넘어 번성하는 경우도 있다. 즉, 기업을 운영하는 경영의 노하우에 따라서 기업의 존폐, 즉 건강과 죽음이 결정된다.

부모님에게 사람의 몸을 받아 힘찬 울음을 내지르면서 세상에 태어난 후 세월이 흐르면, 인간 육체의 기본인 물질의 특성으로 노화가 자연스럽게 진행되고 결국에는 생명을 마감한다. 2010년 통계청이 발표한 한국인 평균수명은 여자 84세 남자 77세이다. 앞에서 제시한 평균수명은 전체 국민을 대상으로 최고 및 최저를 모두 포함하여 일률적인 산술방법으로 도출한 평균치이다. 하지만 여기서 주목할 사실은 개인의 마음과 몸에 대한 경영능력에 따라서, 앞에서 소개한 평균 수명에 못 미치거나 혹은 그 반대로 더 오랫동안 건강하게 살 수도 있다. 경영 효율성이 뛰어나면 기업의 생명이 장수하듯이, 인간도 자신(본인)에 대한 경영이 효율적이면 평균수명의 연장, 즉 오랫동안 건강을 유지할 수 있다. 즉 기업경영에서 혼·창·통의 키워드가 기업의 생존 및 번영에 결정적인 역할을 하였듯이, 인간의 건강유지 및 장수에 지극히 유용할 것으로 기대되는 경영의 키워드가 필요하다.

건강유지는 곧 자연스럽게 무병장수로 이어지는데, 건강 및 장수에 대한 동양 및 서양의학의 명의와 문헌에서 똑같이 지적한 것이 바로 '마음'이다. 따라서 '마음'을 잘 관리하는 것, 즉 효과적인 마음경영이 바로 건강 및 장수의 지름길이다. 책 《혼, 창, 통》에 소개되었듯이 기업을 건강하게 가꾸고 번창하게 하였던 경영의 키워드는 '혼·창·통'이다.

이 책에서는 건강 및 장수에 중요한 마음경영의 키워드로 지(知)·관(觀)·공(空)·통(通)을 제시한다. 알 지(知), 볼 관(觀), 비울 공(空), 통할 통(通)의 키워드로 이루어진 마음 경영의 4 단계이다. 즉 마음 경영의 첫 단계는 인간과 질병에 관련된 기존의 지식과 정보를 통섭하여 알고(知), 두 번째 단계는 현재 자신의 마음 상태와 변화를 실시간으로 제 3자 입장에서 냉철하게 관찰하고(觀), 세 번째 단계는 자신의 마음에 쌓여 있던 찌꺼기와 응어리를 완전히 비우고(空), 그리고 네 번째, 즉 최종 단계는 마음의 흐름이 막힘 없이 자연스럽게 흘러가는 통(通)이다.

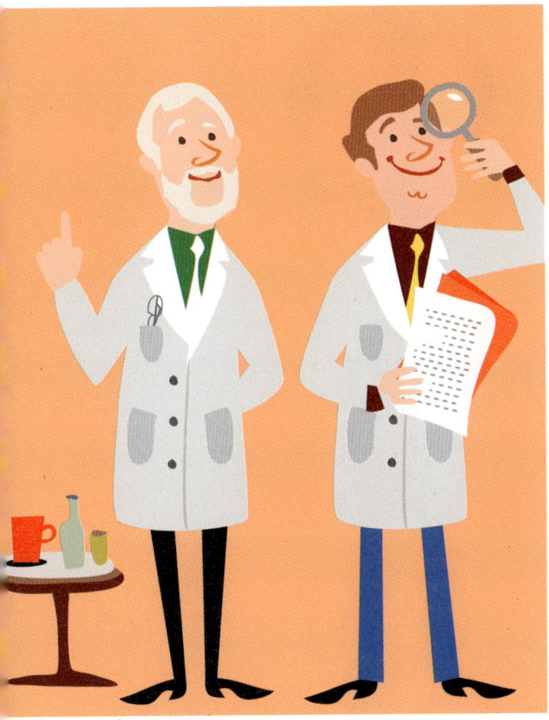

제2장

마음경영 제 1 단계

知

(알 지)

1. 인간 구성의 3 요소
2. 육체는 물질(material)이다.
3. 마음(감정)과 육체는 '핫라인(hot line)'으로 연결되어 있다.
4. 육체손상(병)의 원인
5. 마음속 아이(inner child): 깊숙이 내장된 자동화 프로그램
   〈어머니 Ⅰ〉
   〈어머니 Ⅱ〉
6. 심인성 질병의 발병기전 모델

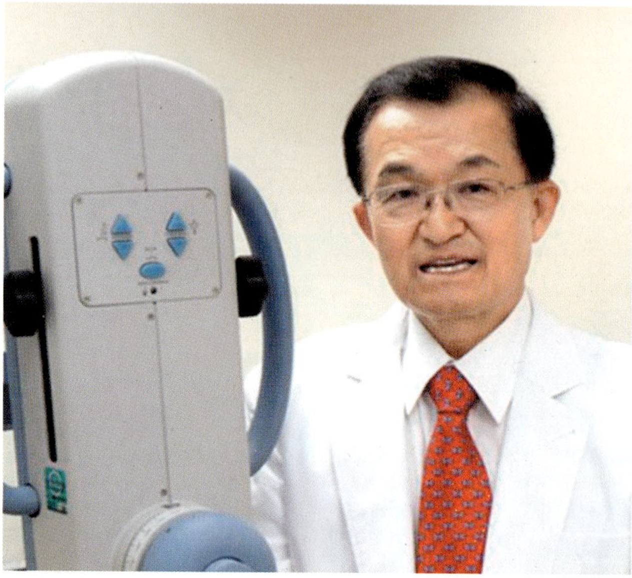

그림 2-1
김의신 교수[1]

김의신 교수는 미국 휴스턴에 있는 텍사스대 부속병원 MD 앤더슨 암센터(MD Anderson Cancer Center)의 핵의학과 종신교수를 역임했으며, 최근 가천대학 길병원 석좌교수로 부임하였다(그림 2-1). MD 앤더슨 암센터는 시사 주간지 '유에스 월드 앤 리포트(U.S world & report)' 병원 평가에서, 매년 암 분야 1위를 고수하고 있는 미국 최고의 암센터이다[1]. 암환자에 대한 임상경험과 학술업적이 뛰어난 김의신 교수는, "고령 사회에서 암은 누구나 걸릴 수 있는 만성질환이니, 암에 대해 정확히 알려는 노력을 해야 한다"고 하였다. 또한 "지피지기(知彼知己)면

1 〈조선일보〉, 'MD앤더슨 종신교수 김의신 박사의 암(癌)이야기' 시리즈, 2011년 10월8일

백전백승(百戰百勝)"이라고 하면서, "특히 암 환자는 자신의 암에 대해 정확히 알기"를 권하였다.[2]

무엇이든 긍정적이고 성공적인 결과를 얻어내려면, 먼저 모든 상황을 전반적으로 알아야 한다. 마치 여행에서 목적지로 출발하기 전에 행로에 관련된 전후 상황을 미리 충분하게 숙지하는 것이다. 행선지의 좌표, 도로사정, 날씨, 숙박시설, 동호인의 평가내용, 그리고 본인이 몰고 갈 자동차의 상태 등 …….

건강이라는 최종 목적지에 도달하기 위한 여정인 마음경영에서, 그 출발점은 건강에 관련된 의학 정보와 지식을 미리 자세하게 아는 것, 즉 마음경영의 첫 번째 키워드는 '알 지(知)'이다.

2 〈조선일보〉, 'MD앤더슨 종신교수 김의신 박사의 암(癌)이야기' 시리즈〈5〉, 2011년 10월16일

1. 인간 구성의 3 요소

건강에 마음경영의 중요성을 좀 더 쉽고 명확하게 이해하기 위하여서는, 인간의 구성에 대한 개략적인 이해가 필요하다. 인간의 구성은 서양 또는 동양이라는 문화적 배경이나 의학, 종교 또는 각 개인의 관점에 따라서 다양하게 정의될 수 있다.

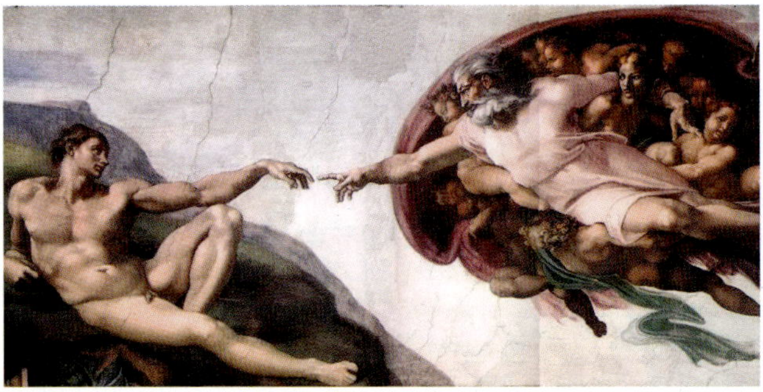

그림 2-2
'아담의 창조(The Creation of Adam)' , 미켈란젤로(Michelangelo, 1475-1564)

여기에서는 바티칸 궁전의 천장에 그려져 있는 미켈란젤로의 '아담의 창조'를 관찰하여, 개략적으로 인간구성에 대한 이해를 도모해 본다. 그림 2-2 '아담의 창조'에는 오른쪽에 위치한 절대자가 왼쪽에 있는 아담에게 '무엇인가'을 건네주는 장면이다. 건실한 사지와 몸통 그리고 수려한 얼굴 및 이목구비 등 모든 것이 완벽한 아담의 육체는, 약간 피곤해 보이는 모습까지 매우 정교하게 묘사되었다. 육체를 움직이려면 명령을 하달하는 마음이 필요하다. 그림 2-2에는 아담이 왼손을 길게 뻗어

집게손가락을 절대자의 집게손가락과 마주치려 하고, 눈동자는 절대자에게 고정하여 응시하고 있다. 아담의 이러한 자세는, 팔, 집게 손가락 그리고 안구 근육에 어떤 명령이 하달되어 형성된 것이다. 다시 말해서 절대자의 집게 손가락과 눈과 마주하려는 의도, 즉 마음이 있어서 가능한 것이다. 따라서 그림의 정황은 아담의 육체를 관장하는 마음이 이미 구비되어 있다는 것을 암시한다. 즉 육체와 마음이 이미 잘 갖추어진 아담에게, 절대자가 '무엇인가'를 건네 주는 장면이다. 아마도 그것은 아담의 창조에 절대적으로 필요하고 중요한 것이리라!

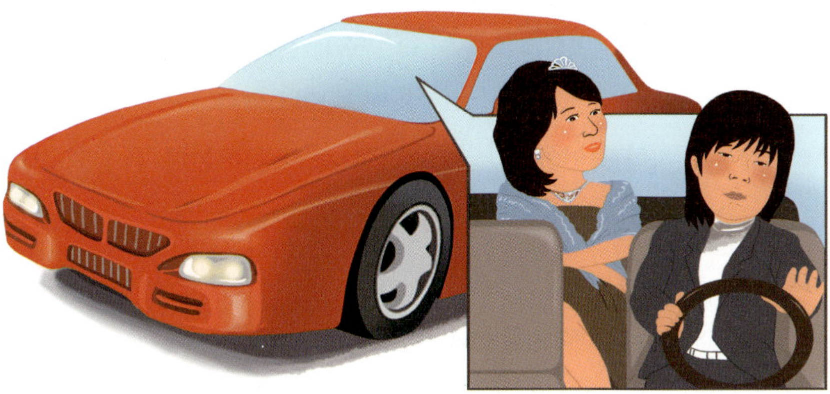

그림 2-3
자동차와 MBC-TV의 '사모님'

몇 년 전에 종영된 MBC-TV 개그 프로 '개그야' 중 '사모님'이라는 코너가 있었다(그림 2-3). 그 코너에는 운전수와 그 운전수가 모시고 있는 사모님이 등장한다. 그 코너에 출연하는 운전수와 사모님, 그리고 그 운전수가 몰고 있는 자동차를 인간에 대비하면, 사람의 구성을 쉽게 이해할 수 있다. 일상 생활에서 육체를 움직이려면 마음으로부터 어떤 명령이 필요하듯이, 자동차가 움직이려면 운전수가 필요하다. 즉 자동차는 운전수가 가속기를 밟아야 전진하고, 브레이크를 밟으면 멈추고, 운전대를 조정해야 원하는 방향과 장소로 이동이 가능하다. 운전수는 자동차를 실제적으로 움직이고 조정하며, 자동차 움직임에 관련된 모든 상황에 직접 관여한다.

하지만 자동차의 진정한 주인은 운전수가 아니라 뒷좌석에 앉아 있는 '사모님'이다. 미켈란젤로의 '아담의 창조'에서 절대자가 육체와 마음이 잘 갖추어진 아담에게 손끝을 통하여 건네려 하는 것은, 아마도 사모님과 같은 진정한 주인인 것 같다. 자동차가 자동차 본체, 운전수, 그리고 진정한 주인인 사모님으로 이루어져 있듯이, 사람도 육체, 마음, 그리고 진정한 주인으로 구성되어 있는 것 같다. 즉 자동차 본체는 인간의 육체(body), 운전수는 마음(mind), 그리고 뒷좌석에 앉아있는 사모님은 인간의 진정한 주인(master)으로 대비할 수 있다. 전기한 내용을 토대로 인간 구성의 3 요소에 대하여 좀더 세분하여 생각해보자.

1) 인간 구성의 첫 번째 요소: 육체(몸)

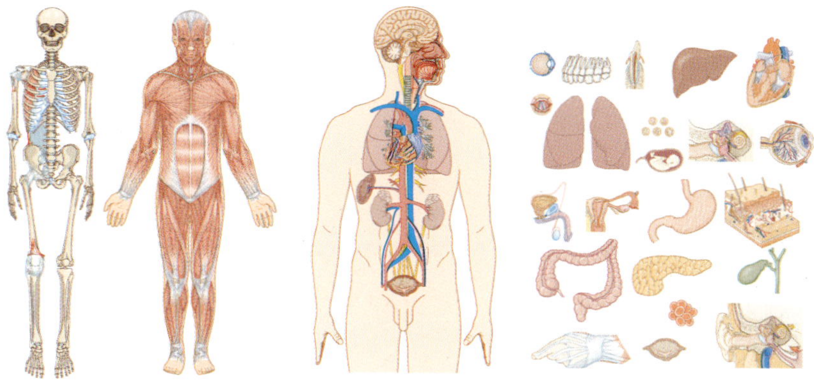

그림 2-4
인간의 육체

인간 구성의 첫 번째 요소는 육체로 자동차의 본체(body)에 해당되며, 육체(의 해부학적 구조)는 기능적으로 다음과 같이 분류한다(그림 2-4). 206개의 뼈가 몸의 형태를 갖추어 신체의 지주 역할을 하는 골격계(skeletal system), 뼈에 붙어 의식적인 통제로 움직임의 조절이 가능한 약 650개의 근육으로 이루어진 근육계(muscular system), 음식물의 섭취-소화-흡수-배설을 담당하는 식도-위-소장-대장-간-담도-췌장 등의 소화기계(digestive system), 외부의 신선한 산소를 체내로 들여오고 육체에서 발생한 이산화탄소를 배출하는 폐-기관지의 호흡기계(respiratory system), 산소 가득한 신선한 피를 온몸 구석구석으로 보내고 물질대사 후 만들어진 탁해진 피를 정화장소로 보내는 심장-혈관 등의 심장혈관계(cardiovascular system), 적혈구·백혈구·혈소판 등의 혈구세포와 미량의 영양소 등으로 이루어진 혈액계(hematologic system), 체내에 발생한 노폐물을 오줌으로 걸러내어 체외로 배출하는 콩팥-방광 등의 비뇨기계(urinary system), 남성과 여성을 구별지고 자손 보존을 담당하는 생식기계(reproductive system), 보고, 듣고, 냄새 맡고, 맛과 촉감을 느끼는 눈-귀-코-혀-피부 등의 감각계(sensory system), 그리고 앞의 모든 신체기관들을 조정 및 통제하는 뇌와 척수신경으로 이루어진 신경계(nervous system) 이다.

인체 구조를 집(건물)과 비교하면, 골격계로 건물의 중요 기둥을 세우고, 근육계로 기둥 사이의 벽을 만들어 가장 기본적인 집을 만든다. 그리고는 그 집 내부에 소화기계, 소화기계, 호흡기계, 심장혈관계, 혈액계, 비뇨기계, 감각계, 신경계 등의 오장육부를 채워 넣어서 집을 완성시킨 것이다.

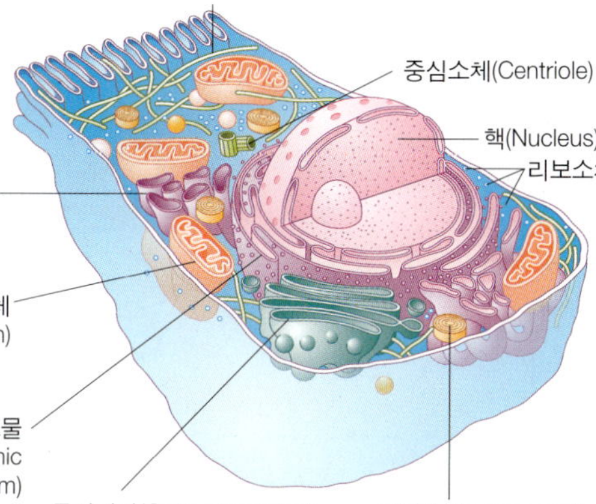

그림 2-5
세포의 구조

인체 '해부학'보다 더욱 작은 구조를 연구하는 분야가, '조직학' 및 '세포학'이다. 해부학은 사람의 자연적인 눈으로 관찰할 수 있는 가시적인 범위에서 인체를 연구하는 것이라면, 조직학 및 세포학에서는 광학 및 전자 현미경 등과 같은 초정밀 분석 기구를 이용하여 각 기관들을 보다 세밀하게 관찰한다. 신체 기관의 조직학적 구조는 각 기관마다 나름대로의 독특함을 지니고 있지만, 각 조직의 기본단위인 세포(cell)는 조직의 종류에 관계없이 비슷한 구조를 보여준다. 세포는 핵(nucleus)과 세포질(cytoplasm)로 이루어져 있으며, 핵에는 생명의 기본정보를 간직하고 있는 염색체(chromosome)가 존재한다(그림 2-5). 염색체 연구에 관련된 분야가 '분자 생물학(molecular biology)'인데, 현대의학은 질병의 원인을 염색체 수준에서 밝혀내면서 질병 치료에 커다란 진보를 이루었다.

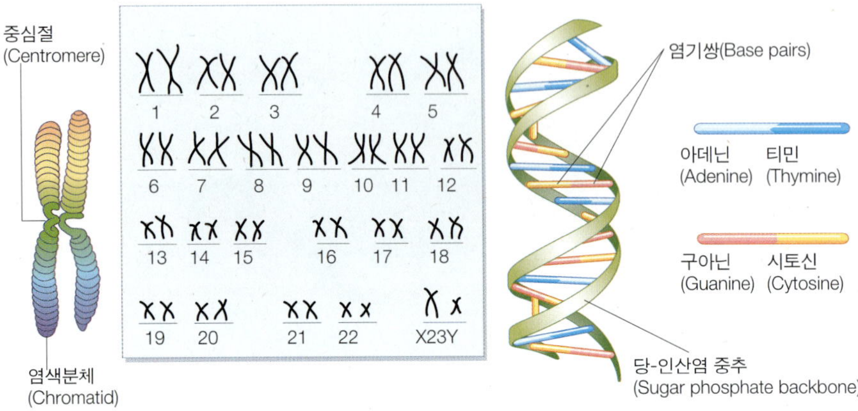

그림 2-6
인간의 염색체

인간의 염색체는 46개로 23쌍을 이루고 있으며, 각각의 염색체는 꽈배기처럼 꼬여 있다(그림 2-6). 각 꽈배기는 아미노산(amino acid)이 쇠사슬처럼 연결되어 이중나선(double helix)을 형성한 것이다.

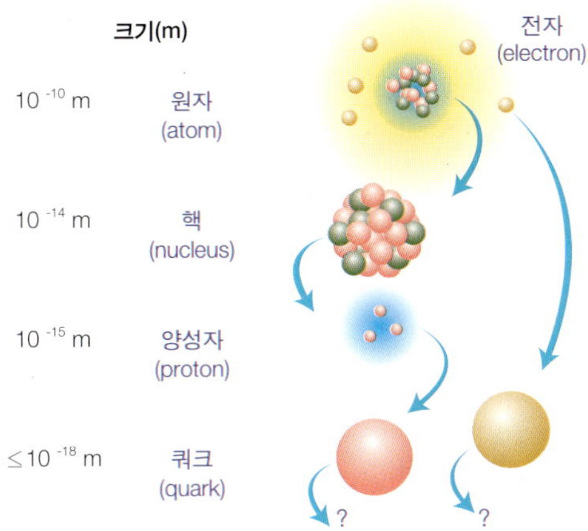

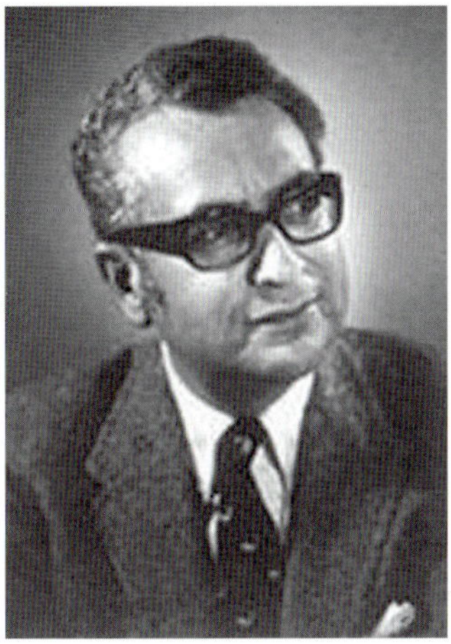

그림 2-7
원자 및 원자핵 구조(좌) 및 머리-겔만 박사(우)

인간 유전 정보를 담고 있는 DNA 및 RNA도 아미노산으로 이루어져 있고, 그 아미노산을 더 세분화하면 분자(molecule)에 이르고, 분자는 다시 물질의 최소 단위인 원자(atom)에 이르게 된다. 원자는 다시 원자핵(nucleus)과 전자(electron)로 나뉘고, 원자핵은 양성자(proton) 및 중성자로 이루어져 있다. 양성자 및 중성자는 더 작은 입자인 '쿼크(Quark)'로 구성되어 있는데, '쿼크'는 미국의 물리학자 머리 겔만(Marry Gallman)에 의하여 발견되었으며 머리 겔만은 이 물질의 발견으로 1969년 노벨 물리학상을 수상하였다(그림 2-7).

2) 인간 구성의 두 번째 요소: 마음(감정)

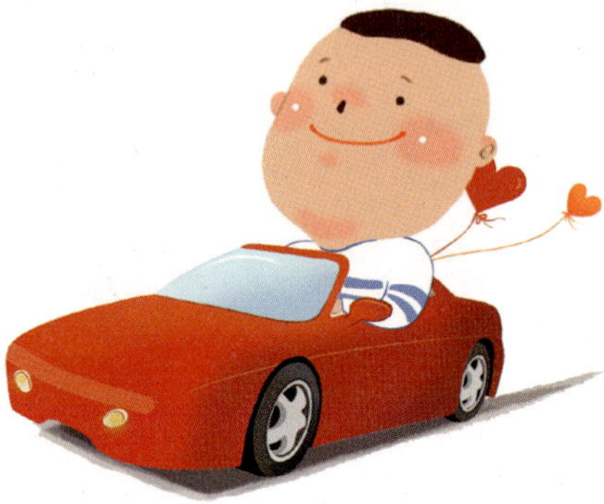

인간구성의 두 번째 요소는 자동차의 운전수에 해당하는 마음이며, 이 마음은 이성 및 감정의 두 가지로 구성되어 있다. 마음의 이성적 요소는 자동차를 안전하게 운전하고 관리하기 위하여 필요한 것들이다. 여기에는 운전 면허 시험과목, 자동차 정비에 관한 내용, 여행지 정보, 지도 보는 법 등이 포함된다.

즉 마음의 이성적 요소는 초등-중등-고등-대학교의 정규교육과정과 인터넷이라는 방대한 세계를 통하여 얻게 되는 지식 및 정보를 의미한다. 넓은 의미의 이성적 요소는 습득한 지식을 조정, 판별, 편집, 실행하고, 더 나아가 다양한 인간과의 효과적인 만남을 위한 회화법과 같은 기술적 요소도 포함된다. 마음의 이성적 요소는 대부분 자신 내부보다는 외부와 연관된 것이며, 방대한 지식이나 만나는 사람 등 모두가 외부적인 것이다. 이러한 외부적인 것과의 만남은 본인이 의식하거나 의식하지 못하는 사이에 본인의 오감(눈, 귀, 코, 혀, 피부)을 통하여 본인 내부에 전달된다. 이러한 과정은 선천적이나 후천적으로 신체에 특별한 장애가 없는 한, 세상 모든 사람들에게 동일하게 진행된다. 마치 독을 만드는 독사에게나 먹음직한 과일열매를 맺는 과일나무에게 똑같은 물이 제공되는 것과 비슷하다.

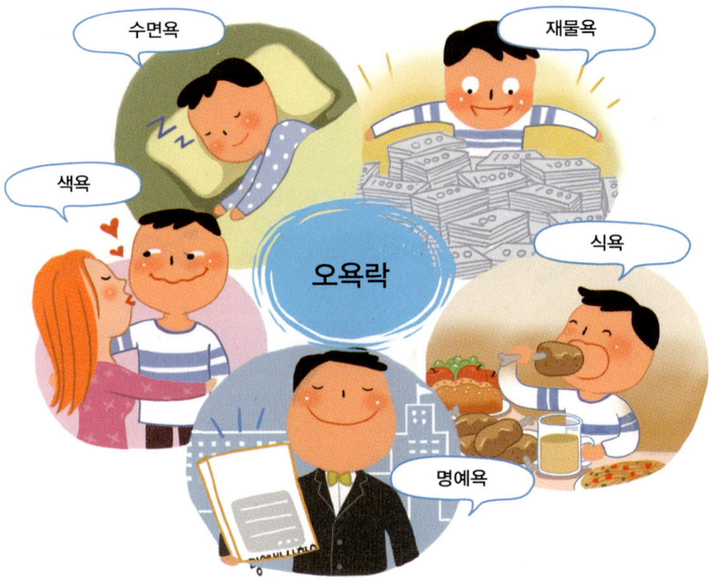

그림 2-8
오욕락(五欲樂)

마음의 감정적 요소는, 이성적 요소의 습득과 습득 후 시행과정에서 자신의 내부에서 발생되는 감정(emotion)이다. 인간에게는 삶의 강력한 촉진제인 꿀물이 존재하는 데, 그것은 다섯 가지의 욕망, 즉 오욕락(五欲樂)이다(그림 2-8). 오욕락은 첫째 먹고 싶은 것을 마음껏 먹는 즐거움, 즉 식욕락(食欲樂), 둘째 마음과 맞는 이성과 함께하는 즐거움, 즉 색욕락(色欲樂), 셋째 많은 재물을 갖는 즐거움, 즉 재욕락(財欲樂), 넷째 세상에 널리 이름을 떨치는 즐거움, 명(예)욕락(名欲樂), 그리고 마지막 다섯째 뜻대로 휴식을 취하는 즐거움, 즉 수욕락(睡欲樂)이다.

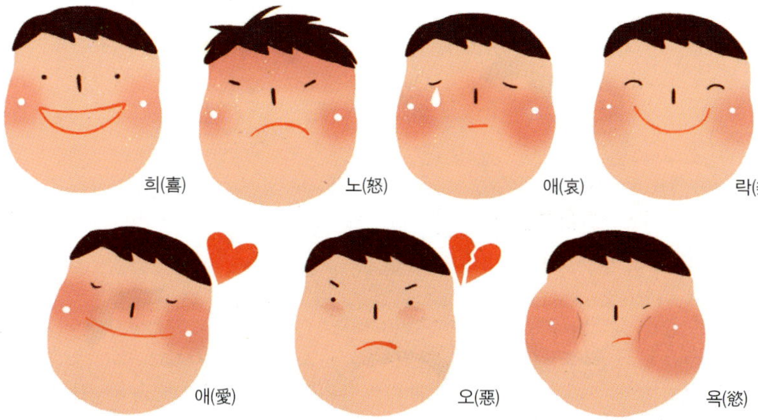

그림 2-9
칠정(七情)

사람의 오감을 통하여 전달된 지식 및 정보는, 상기한 오욕락의 충족여부에 의하여 필연적으로 각양각색의 감정이 속발된다. 그 오욕락이 충족되면 즐거움이 밀려오고, 반대로 오욕락이 충족되지 않으면 불만과 분노가 다가온다. 백인백색 그리고 카멜레온 같은 천태만상의 감정을 한의학 고서 《의학입문(醫學入門)》에는, 명확하고도 간결하게 '칠정(七情)'으로 정리하였다(그림 2-9). '칠정'은 인간의 일곱 가지 감정 상태를 칭하며, 희(喜; 기쁘고 즐겁다), 노(怒; 성내고 화나다), 애(哀; 슬프다), 락(樂;

즐겁다), 애(愛; 사랑한다), 오(惡; 미워하다), 욕(慾; 욕심내다)이다.

물론 전술한 7 가지 감정으로 인간의 섬세한 감정들을 충분하게 설명할 수는 없다. 하지만 너무나도 명확한 사실은, 사람들이 아침에 눈을 떠서 저녁에 잠자리에 들 때까지 한 순간도 쉬지 못하고, 위에서 서술한 7 가지 감정과 그 이외의 여러 가지 미묘한 감정들이 셀 수도 없이 많이 일어났다가 잠시 후 사라진다는 것이다.

3) 인간 구성의 세 번째 요소: 주인(?)

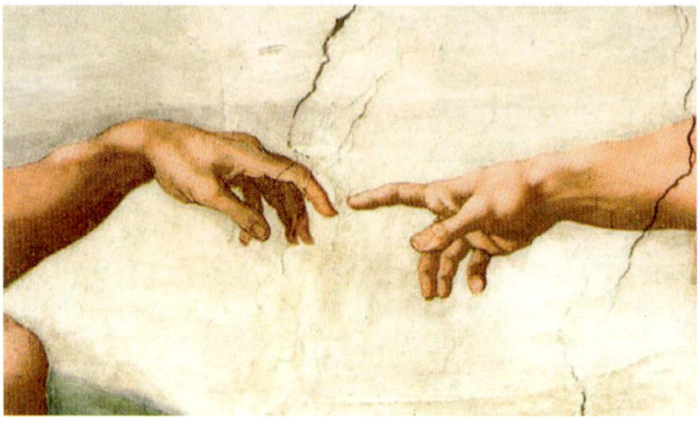

그림 2-10
'아담의 창조(The Creation of Adam)', 미켈란젤로(Michelangelo, 1475-1564)

인간 구성의 마지막 요소는, 미켈란젤로의 '아담의 창조'에서 절대자가 아담의 손가락을 통하여 전하려 하였던 '주인'이다(그림 2-10). 주인의 존재를 자동차에 비유하면, 자동차의 뒷좌석에 앉아 있는 사모님에 해당된다. 그 주인은 자동차(육체)를 구입하고, 구입한 자동차를 운용하기 위하여 운전수를 임시로 고용한 자동차의 실제적인 운영자이다. 주인에 대한 개략적인 이해는 전술한 바와 같지만, (공부가 미천한 필자에게) 주인의 존재는 불경(佛經) 반야심경(般若心經)에 기술되어 있는 다음의 내용으로만 이해되고 있다.

> *생겨나지도 않고 없어지지도 않으며* 不生不滅
> *더러움도 없고 깨끗함도 없으며* 不垢不淨
> *늘어나지도 않고 줄어들지도 않는다* 不增不減

2. 육체는 물질(material)이다.

일반적으로 질병이란 육체의 손상을 의미한다. 따라서 육체에 대한 근본적인 이해는 질병 예방 및 건강유지에 중요한 실마리를 제공한다. 자동차의 본체(body)에 해당하는 인간육체는, 근본적으로 물질(material)이다. 자동차가 고체(철, 구리, 고무, 플라스틱 등), 액체(왁스, 기름 등), 기체(가스, 연기 등) 등으로 이루어져 있듯이, 인간의 육체도 고체(뼈, 근육, 인대, 손-발톱, 머리카락 등), 액체(혈액, 오줌, 뇌척수액 등), 기체(산소, 이산화탄소, 질소 등)라는 물질로 이루어져 있다.

인간육체를 구성하는 물질은 주위 자연, 집, 그리고 사무실에서 흔하게 접하는 산, 나무, 강, 식탁, 연필, 의자, 시계 등을 이루는 물질들과 다를 바가 없다. 또한 인간 육체는 자연, 집, 그리고 사무실에서 흔하게 접하는 물질의 특성을 그대로 간직하고 있다. 다시 말해서 물질의 일반적인 특성을 인간 육체도 벗어날 수 없다는 뜻이다. 자연계, 집, 그리고 사무실의 물질은 물리적 법칙에 따라서 움직이고 생성되고 소멸하고 또한 변한다. 인간 육체도 자연, 집, 그리고 사무실의 물질에 적용되는 물리적 법칙을 그대로 적용 받는다.

1) 육체의 물질적 특성: 반복적인 외부 자극에 필연적으로 손상된다.

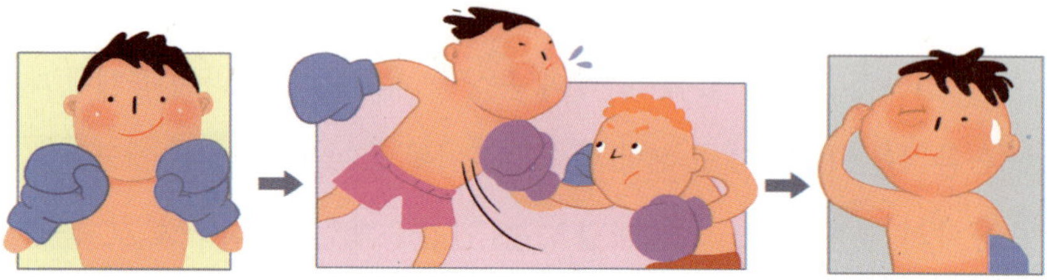

그림 2-11
권투시합 전 · 후의 얼굴

물질의 물리적 특성 중 하나는, 시간이 경과하면 모양과 기능이 자연적으로 쇠퇴하는 것이다. 바로 딴 과일의 싱싱함이 시간이 지나면 쭈글쭈글해지고, 갓 구워 낸 빵의 부드러움이 시간이 지나면 딱딱해진다. 화무십일홍(花無十日紅, 열흘 붉은 꽃이 없다)처럼 방금 피어난 봄꽃의 화려함도 수일이 지나면 퇴색하는 것은, 물질의 물리적 특성에 의한 것이다. 그러한 과정을 더욱 가속시키는 것은, 인위적으로 반복해서 자주 물리적 외상(trauma)을 가하는 것이다. 권투시합 전·후 선수얼굴을 비교해보면, 외상에 따른 물질, 즉 육체의 변화를 쉽게 이해할 수 있다(그림 2-11). 시합 전 각 선수소개 때에는 양 선수의 얼굴은 시합용 얼굴기름으로 잘 꾸며진 정상적인 모양이다. 하지만 경기가 1, 2, 3, 4 …..회 진행될수록, 양 선수의 얼굴은 점점 붓고 벌겋게 변하기 시작한다. 그리고는 마침내 공식적인 경기가 종료되면, 눈 주위는 눈이 잘 떠지지 않을 정도로 심하게 붓게 된다. 더 심한 경우에는 피부 아래(점막하층) 혈관이 터져 여러 부위가 시퍼렇게 멍들고, 코뼈가 부러져 코가 눌러 앉는다. 이러한 변화는 의심할 여지 없이 상대선수 주먹에 의한 외상이, 물질로 이루어진 육체(얼굴)에 반복적으로 가해졌기 때문에 발생된다.

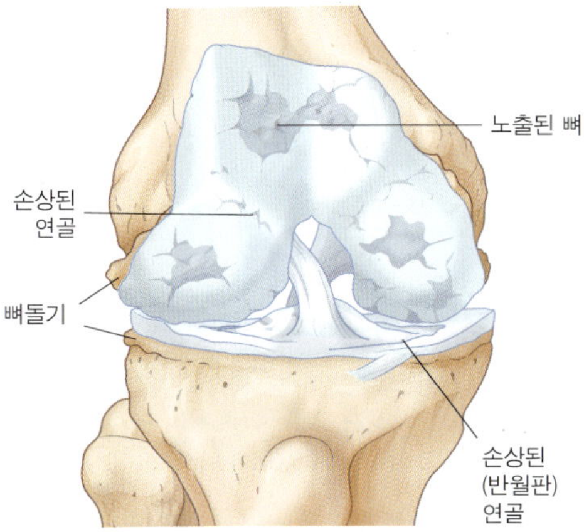

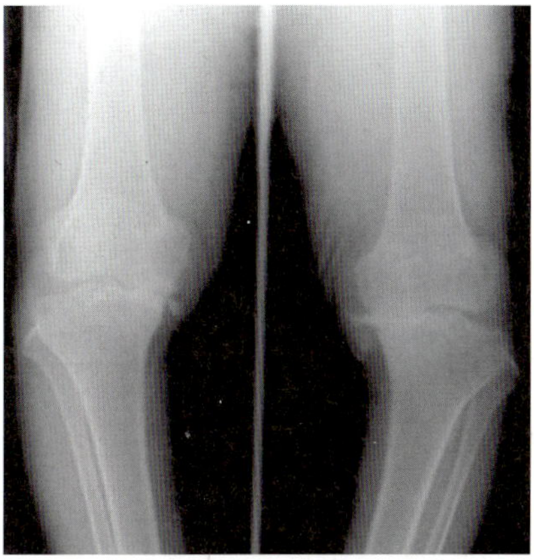

그림 2-12
퇴행성무릎관절염: 모식도(좌)와 방사선영상사진(우)

아무리 견고한 강철이라도 물리적 부하가 장기간에 걸쳐 반복적으로 가해지면 종국에는 마모 또는 부러지는데, 비슷한 현상이 인간의 연골, 근육 및 뼈에서도 관찰된다. 인간이 나이가 들면서 관찰되는 퇴행성 염증(degenerative inflammation)(그림 2-12)은, 육체를 몇십 년 반복적으로 사용 후 발생되는 물질의 자연적인 변화이다. 이 세상에 태어날 때 부모님에게 매우 신선한 육체를 얻게 되지만, 그 육체를 수십 년 사용하면 물질의 특성 때문에 마모되고 변형된다.

인간의 오장육부에서 생리적으로 생성되는 분비물, 즉 침, 위산, 담즙, 췌장액, 효소, 호르몬 등은 인간 육체를 건강하게 유지하는 데 매우 긴요하다. 침(타액), 위산, 담즙, 췌장액, 효소 등은 음식물을 흡수하기 편한 형태로 분해하고, 외부에서 침입한 미생물을 제균하며, 흡수된 영양소를 체내에 저축할 수 있게 변화시킨다. 호르몬은 신체의 여러 곳에서 생산되어 혈액내로 분비되면, 혈관을 따라 이동하여 최종 목적지인 해당기관에 도착하고 종국에는 해당기관의 대사활동을 촉진시켜 건강을 유지한다.

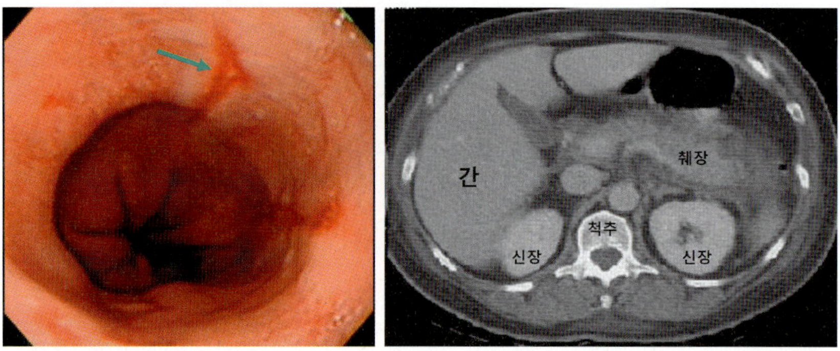

그림 2-13
역류성식도염의 내시경소견(좌) 및 급성췌장염의 복부 CT 소견(우)

그런데 그러한 분비물이 과잉 생산되거나 또는 원래의 작용부위가 아닌 다른 부위에 반복적으로 노출되면, 그 분비물은 물리(·화학)적 외상으로 작용하여 신체가 손상되고 심한 경우에는 생명까지 위험하다. 마치 동전의 양면처럼 작용한다. 위산은 위액 속에 들어 있는 강력한 산성물질인 염산(HCL)으로, 중요한 역할은 음식물 단백질의 소화를 돕고 음식물내 미생물을 살균시키는 것이다. 이와 같이 중요한 위산도 필요이상으로 과도하게 분비되면 위 점막을 손상시켜 위염이나 위궤양을 일으킨다. 또한 원래의 작용부위인 위가 아니라 식도에 반복적으로 역류하면, 식도점막(물질)을 자극하여 식도염과 심하면 식도궤양을 일으킨다(그림 2-13, 좌). 췌장에서 생성되는 아밀라제(amylase) 및 리파제(lipase)는 정상적으로 십이지장으로 분비되면, 음식물의 전분 및 지방을 분해하여 소장에서 흡수하기 편한 형태로 만들어준다. 하지만 그와 같이 유용한 아밀라제 및 리파제가 십이지장 이외의 다른 장소, 즉 담도 또는 복강에 존재하게 되면, 해당 부위는 마치 화상(burn)을 입은 것처럼 심하게 손상된다(그림 2-13, 우).

2) 육체의 물질적 특성: 언젠가는 사라져 없어진다.

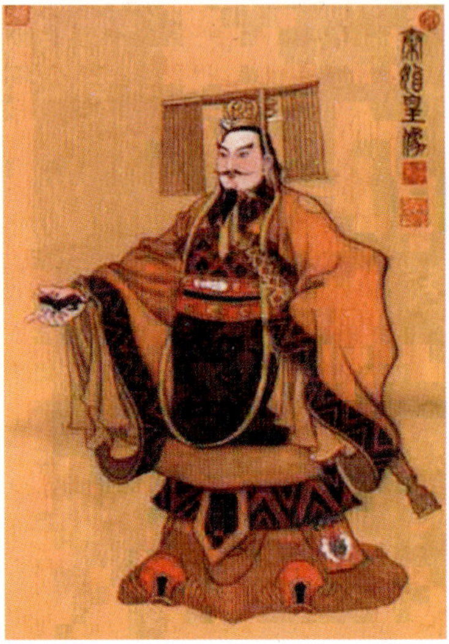

그림 2-14
진시황(B.C 259 - B.C 210)

물질은 존재의 한계가 있어서, 어떤 과정을 통하여서든지 언젠가는 사라져 없어진다. 중국을 처음 통일하였던 진시황은 막강한 권력과 엄청난 재물을 사용하여, 인간으로서 영원히 살고자, 즉 불로장생(不老長生)을 희망하였다(그림 2-14). 그러나 그와 같은 진시황의 노력은 성공하지 못하였고, 결국에는 60세도 못 채우고 사망하였다는 것은 이미 널리 알려진 내용이다. 여러 나라의 역사 서적에는 세상의 그 어떤 집보다 장엄하게 건립되었던 왕궁, 그 어떤 탑보다도 거대하였던 탑, 그 어떤 옷보다 화려하였던 당대 최고의 옷, 그리고 그 어떤 마차보다도 수려하였던 마차 등에 대한 기록들이 즐비하다. 하지만 그와 같은 왕궁, 탑, 옷,

마차 등은 대부분 현재까지 남아 있지 못하다.

지난 역사에는 그 어떤 사람들보다도 뛰어나고 유명하고 그리고 출중하였던 인물들이 많았다. 그들은 타인과 비교하여 특출하게 빼어난 능력과 엄청나게 강력한 힘을 지녔었지만, 역시 육체의 물질적 한계인 사라짐, 즉 죽음을 비켜가지 못하였다. 모든 물질은 언젠가는 사라진다는 것은, 물질 세계에서는 불변의 진리이다. 어떤 현인은 "인간은 태어나면서부터 죽음을 향해 걸어가고 있다"고 말하였다. 2010년 통계청에 따르면 한국인 평균 수명은 남자 77세, 여자 84세인데, 이것은 한국인 육체의 물질적 특성, 즉 물질 존재의 한계성을 나타내주는 객관적인 수치이다.

3) 육체의 물질적 특성: 움직이려면 외부명령이 필요하다.

물질로 이루어진 기계를 움직이려면, 외부에서 입력되는 어떤 명령 없이는 절대로 불가능하다. 자동차 본체를 원하는 방향으로 이동하려면, 그러한 움직임을 조정하는 운전수가 필요하다. 자동차 본체가 세계 최신식, 세계 최첨단의 장치로 완벽하게 내장되었더라도, 자동차 본체는 스스로 결코 움직일 수 없다. 자동차 본체에 자동차 작동 및 이동에 필요한 모든 요건, 즉 충분하게 채워진 최고급 휘발유, 먼지 한 점 없이 깨끗하게 정비된 엔진, 최신식 네비게이션 등이 갖추어져 있더라도, 운전수가 없으면 자동차는 단 1 mm도 움직일 수 없다. 자동차를 움직이기 위하여서는 운전수라는, 즉 외부에서 어떤 명령이 입력되어야 한다.

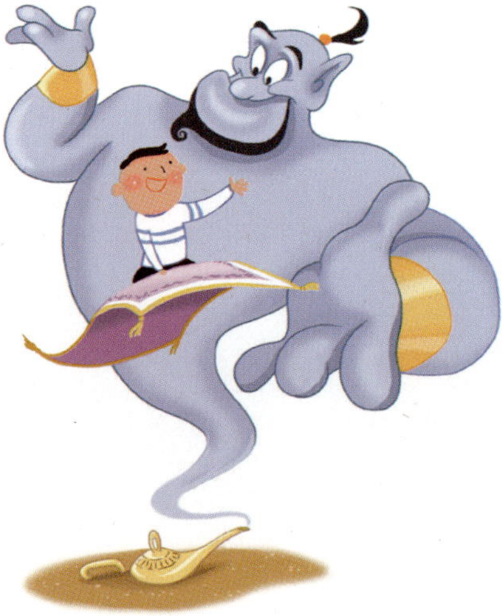

그림 2-15
알라딘의 지니

인간의 육체도 자동차 본체와 비슷하게, 육체 스스로 절대로 움직이거나 작동할 수 없다. 남다른 노력을 통하여 올림픽 대표선수와 같이 강건한 육체를 만들었더라도, 육체에게 어떤 움직임을 기대하려면 마음에서 명령이 반드시 내려와야 한다. 다시 말해서 육체는 그저 마음의 명령에 충실히 따를 뿐이다. 흡사 '알라딘(Aladdin)'에 등장하는 '지니(Jini)'와 너무나도 똑 같다(그림 2-15). 지니는 램프 안에 거주하고 있다가 주인의 명령에 득달같이 달려 나와, 한 치의 머뭇거림이나 오차 없이 정확하게 행동한다. 선한 주인이 명령할 때나 악한 주인이 명령할 때나 그저 발 빠르게 그리고 가능한 모든 수단을 총 동원하여 주인의 명령을 받든다. 악한 주인이 다른 사람의 재산이나 심지어 생명을 손상시키라는 비도덕적 명령을 내리더라도, '좋다' '나쁘다'라는 판단이나 죄책감을 느끼기 못한다. 지니는 그저 주인의 명령을 성실하게 받들 뿐이다. 육체는 알라딘의 지니처럼 선과 악을 판단하는 도덕적 기준도 없고, '좋다, 싫다'라고 분별하지도 않는다. 육체가 손상을 입거나 더욱 심한 경우에 육체 자체가 심하게 망가져 종국에는 없어지더라도, 그저 끊임없이 하달되는 마음의 명령을 따라 충실하게 행동할 뿐이다.

4) 육체의 물질적 특성: 특정한 에너지(기운)를 담고 있다.

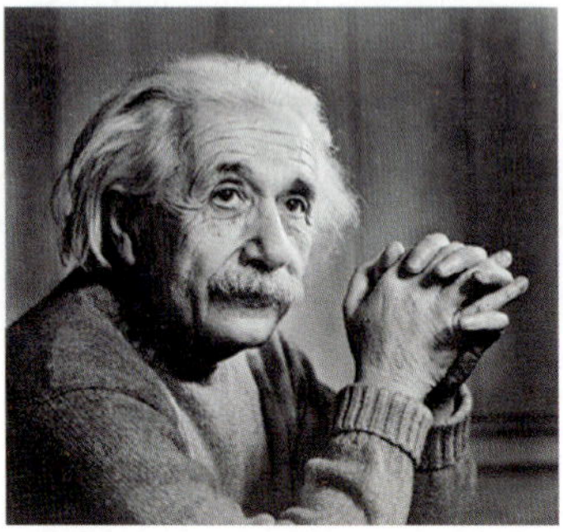

그림 2-16
알버트 아인슈타인(Albert Einstein, 1879~1955)

1905년 발표된 아인슈타인(그림 2-16)의 '특수상대성이론(Special theory of relativity)'은, 뉴턴으로 대표되는 고전물리학으로 해석하기 어려웠던 물질의 여러 현상들을 이해할 수 있는 단초를 마련해준 역사적인 이론이다.

$E=mc^2$ (E, 에너지; m, 질량; c, 광속)

특수상대성이론의 '$E=mc^2$'에 의하면, 에너지(energy)는 질량(mass)으로 변할 수 있고 역으로 질량은 에너지로 변할 수 있다. 즉 에너지는 바로 질량, 즉 물질이고, 물질은 곧 에너지이다. 에너지는 '기운'이라는 뜻이므로, 좀 더 광범위하게 해석하면 '물질은 어떤 특정한 에너지(기운)를 간직하고 있다'는 뜻이다. 인간 육체도 그 기본이 물질이므로, 아인슈타인의 특수상대성이론에 의하면 육체는 어떤 특정한 에너지(기운)를 담고 있다.

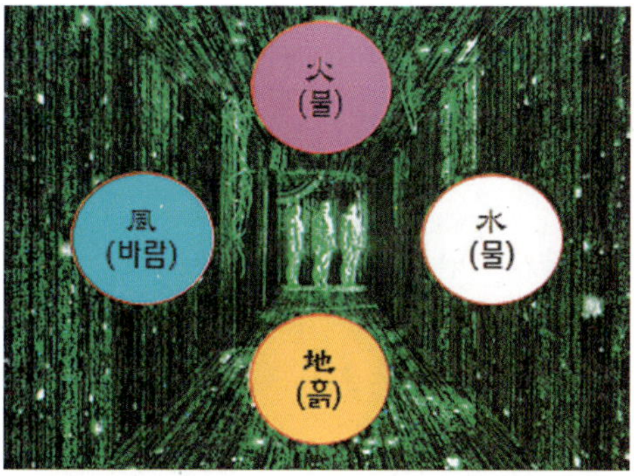

그림 2-17
인간의 4 대 기운

《불자의 행복과 수행》[3]에서 '사람의 몸은 땅(地,지) 기운, 물(水, 수) 기운, 불(火, 화) 기운, 바람(風,풍) 기운의 네 가지 기운이 조화롭게 합하여 이루어졌다'라고 하였다(그림 2-17). 이것은 사람이 사망했을 때 일어나는 현상을 세심히 관찰하여 얻어진 개념이라는 것을 이해할 수 있는 내용도 함께 소개되었다. 사람이 죽으면 네 가지 기운 가운데 바람(風, 풍) 기운이 가장 먼저 빠져 나가게 되므로, 더 이상 움직이지 못하게 된다. 그 다음에는 불(火, 화) 기운이 없어지게 되어, 몇 시간이 경과되면 몸이 싸늘하게 식는다. 그리고 나서 사흘 정도가 되면, 모든 물(水, 수) 기운이 빠져 나가기 시작한다. 그러므로 사람이 죽으면 코-입-귀 등의 모든 구멍을 솜으로 막아, 물이 흘러나오지 못하도록 한다. 물 기운이 모두 빠지고 나면 몸이 홀쭉하게 줄

3 월하스님, 성보문화재연구원, 1998년

어들어서 머리카락-털-손톱-치아-살-힘줄-뼈-뇌 등만 남게 되고, 마지막으로 그나마 모두 분해되어 한 줌의 흙(地, 지)으로 돌아가고 만다.

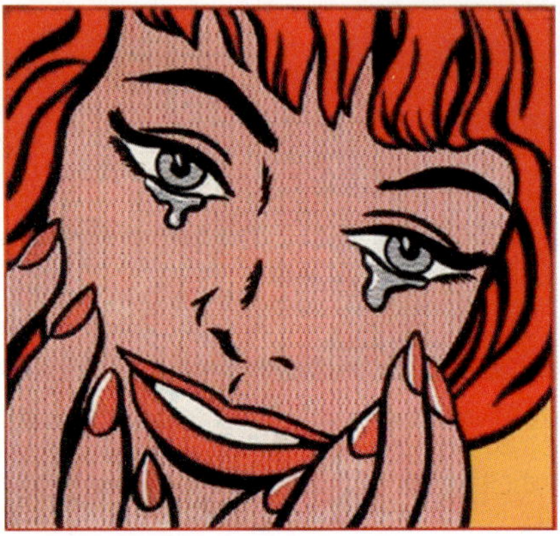

그림 2-18
행복의 눈물(Happy tears), 로이 리히텐슈타인(Roy Lichtenstein, 1923-1977).

로이 리히텐슈타인은 미국 뉴욕 출신의 팝아티스트이며, 저급문화로 알려진 만화를 회화에 도입해 일상과 예술의 경계를 허문 팝아트의 대표적인 작가이다. 그림 2-18은 로이 리히텐슈타인의 '행복의 눈물(Happy tears)'이다. 그림 2-18과 같은 상황의 눈물을 최신 기구를 이용하여 분석하면 물과 소금, 즉 물(H_2O)의 산소(O)와 수소(H), 그리고 소금(NaCl)의 나트륨(Na)과 염소(Cl)로 이루어져 있다. 즉 상기 그림과 같은 눈물은 물질적으로는 약간 짠 소금물이다. 그렇다면 과연 그 소금물에는 어떤 에너지(기운)을 담고 있을까? 그림의 제목이 '행복의 눈물'이므로, 상기 그림의 눈물이 담고 있는 에너지(기운)은 '행복'일 것이다.

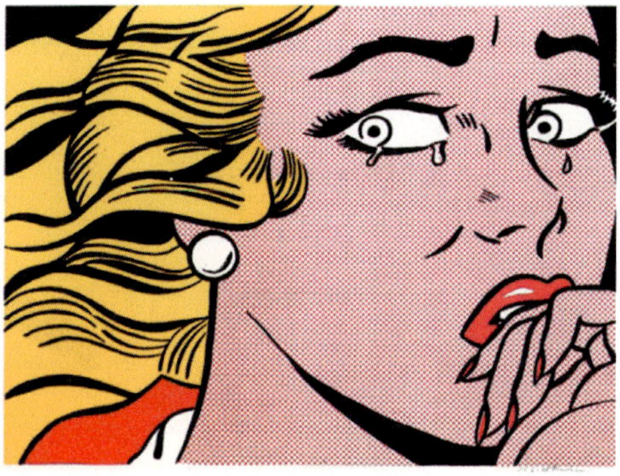

그림 2-19
우는 여자(Crying girl), 로이 리히텐슈타인(Roy Lichtenstein, 1923-1977).

그림 2-19은 로이 리히텐슈타인의 또 다른 작품인데, 제목은 '우는 여자(Crying girl)'이다. 이 그림에서도 그림 2-18의 '행복의 눈물'처럼, 여성의 눈가에 눈물이 고여있다. 그 눈물을 정밀 기구로 분석하면, 역시 물과 소금, 즉 산소(O), 수소(H), 나트륨(Na), 염소(Cl)로 이루어져 있다. 즉 '행복의 눈물'처럼, 단순히 약간 짠 소금물이다. 하지만 그 눈물이 품고 있는 에너지(기운)는, '행복의 눈물'과는 전혀 다르다. 작품의 제목 '우는 여자'에서 알 수 있는 것처럼, 이 작품에서 표현되는 에너지(기운)는 '슬픔'이다. 그림 2-18 '행복의 눈물'과 그림 2-19 '우는 여자'에서 표현된 눈물은, 물질적 구성성분이 단순히 소금물로 동일하다. 하지만 각각의 눈물이 품고 있는 에너지(기운)은 전혀 다르다. 즉 '행복의 눈물'이 품고 있는 눈물의 에너지(기운)은 '행복'이지만, '우는 여자'가 품고 있는 눈물의 에너지(기운)은 '슬픔'이다.

3. 마음(감정)과 육체는 '핫라인(hot line)'으로 연결되어 있다.

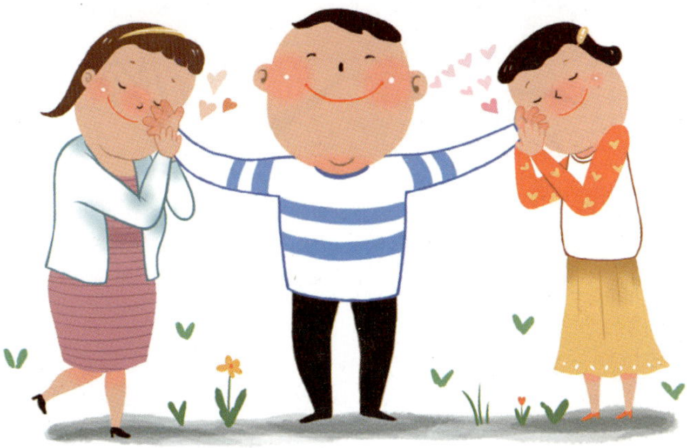

그림 2-20
손 따뜻하면, 마음도 따뜻

최정상급 과학잡지인 '사이언스(Science)'에 마음(감정)과 육체의 연결관계를 실험적으로 보여준 미 예일대의 논문이 소개되었다. 논문의 제목은 'Experiencing physical warmth promotes interpersonal warmth'이었으며[4], 2008년 10월 25일자 〈조선일보〉에는 '손 따뜻하면, 마음도 따뜻'이라는 적절한 제목으로 소개되었다(그림 2-20). 연구진은 대학생 41명에게 '인성(人性) 실험을 한다'고 속인 뒤 실험실로 가는 엘리베이터 안에서 각각 찬 커피와 뜨거운 커피를 손으로 들게 했다. 연구팀

4 Science 2008;322:606-607

이 가상의 인물을 설명한 뒤 그 인물을 어떻게 느끼는지 물은 결과, 뜨거운 컵을 들었던 학생들은 찬 컵을 들었던 학생들에 비해 "너그럽고 사교적이며 부드럽다"고 대답한 경우가 더 많았다. 연구팀은 2차 실험에서 대학생 53명에게 차가운 패드와 뜨거운 패드를 들고 있게 한 뒤, "실험 참여의 대가로 준비한 아이스크림 쿠폰을 본인이 갖거나 친구에게 줄 수 있다"고 설명했다. 뜨거운 패드를 들었던 학생들은 차가운 패드를 들었던 학생들에 비해 선물을 친구에게 주겠다고 한 경우가 더 많았다. 결국 이 논문은 인간 육체의 온도변화가 마음에도 영향을 미친다는 것을 실험적으로 증명하였다.

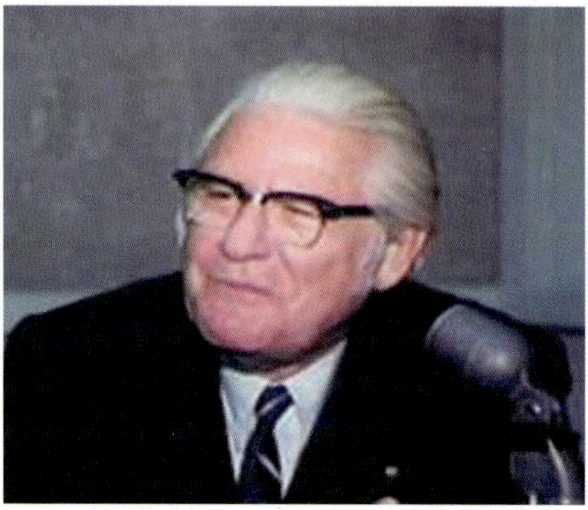

그림 2-21
맥스웰 몰츠(Maxwell Maltz, 1899-1975)

성형외과 의사 맥스웰 몰츠(그림 2-21)는 육체의 변화는 곧 바로 마음의 변화로 이어지는 수많은 증례를 보고하였다. 그는 성형수술을 받은 환자를 세밀하게 관찰하여, 사람의 외모, 즉 신체가 바뀌면 사람의 인격, 즉 마음도 바뀐다는 것을 확인하였다. 또한 그는 인공두뇌학인 '사이버네틱스(Cybernetics)'를 인간의 심리와 행동 그리고 질병치료에 적용한, '사이코-사이버네틱스(Psycho-Cybernetics)'라는 새로운 의학을 소개하였다.

예일대 연구진과 성형외과 의사 맥스웰 몰츠, 그리고 그 이외의 여러 연구결과는, 인간의 마음(감정)과 육체는 따로 분리되어 존재하는 것이 아니고 긴밀하게 연결되어 있음을 실증적으로 보여주고 있다.

1) 마음(감정)과 육체의 연결 통로 두 가지

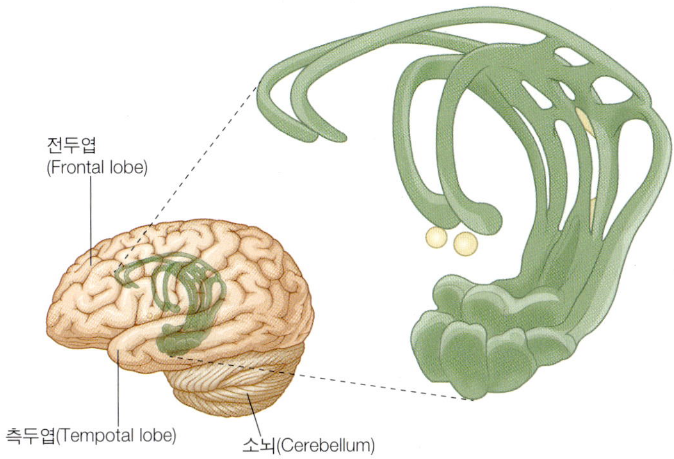

그림 2-22
뇌의 변연계(limbic system)

마음에서 발생하는 감정은 뇌에서 관장하는데, 해부학적으로는 대뇌피질(cerebral cortex)과 뇌간(brain stem) 사이에 존재하는 변연계(limbic system)[5]가 담당한다(그림 2-22). 변연계의 한 기관인 시상하부(hypothalamus)에서 감정에 관련된 신경정보가 전달되면, 두 가지 경로, 즉 자율신경계(autonomic nerve system)와 내분비계(endocrine system)를 통하여 곧바로 육체에 전달된다.

5 이상엽(梨狀葉)·해마회(海馬回)·대상회(帶狀回)·후안와회(後眼窩回)·측두극(側頭極)·편도핵(扁桃核)·중격핵(中隔核) 등으로 구성되며, 시상 하부·시상중계핵·기저핵 등은 기능적으로 변연피질과 밀접하게 관계가 있으므로 변연계라고 부르는 경우도 있다. 해마회·편도핵은 측두엽과 함께 기억에 관계되는 중요한 역할을 담당한다.

(가) 자율신경계(Autonomic Nerve System)

옛말에 '심신일여(心身一如)'라 하여 마음과 육체가 직접 연결되었고, 마음 조절은 곧 육체건강이라고 하였다. 자동차로 비유하면 운전수(마음)가 가속기를 밟으면 자동차(육체)가 전진하고, 브레이크를 밟으면 자동차(육체)는 멈추고, 운전대를 돌리면 운전수(마음)가 원하는 방향으로 자동차(육체)는 움직이게 된다. 즉 마음의 움직임이 곧 육체의 움직임으로 이어진다. 이와 같이 마음과 육체는 실시간으로 연결되어 있는데, 이 모든 과정이 원만하게 진행되도록 도와주는 것이 인체의 신경계이다. 의사로써 인체 내 여러 장기와 기관들은 볼 때마다 그 완벽함과 조화로움에 경탄하는 데, 인체의 신경계통은 이해가 깊어질수록 신비스러움마저 느껴진다.

인간의 신경계통은 구조적과 기능적으로 분류하는데, 구조적으로는 중추 신경(central nerve)과 말초신경(peripheral nerve)으로 나뉜다. 중추신경은 머리 및 척추 안에 있는 뇌 및 척수이고, 말초신경은 오장육부와 팔, 다리의 사지로 연결되는 신경이다. 우리나라의 수도인 서울을 머리에 해당하는 뇌라고 하면 경부고속도로는 척수에 해당되고, 고속도로의 톨게이트를 통하여 연결되는 지방도로는 말초신경에 해당된다.

신경을 기능적으로 분류하면, 비자율신경(non-autonomic nerve)과 자율신경(autonomic nerve)으로 나뉜다. 비자율신경이란 본인의 의지로 조절이 가능한 신경인데, 예를 들면 신경에 특별한 질환이 없는 건강한 사람은 날아오는 야구공을 맞추고자 야구배트를 휘두르는 움직임은 본인의 의지로 조절이 가능하다. 비자율신경은 주로 팔, 다리의 사지 근육, 눈꺼풀-코-입-혀 근육, 음식물을 넘기는 식도 상부괄약근육 및 통변에 사용되는 항문근육 등을 조절한다.

반면에 자율신경은 사람의 의지로 조절되지 않는 신경인데, 생명 유지에 절대적으로 중요한 심장, 신장, 폐, 간, 식도, 위, 작은 창자, 큰 창자 등의 오장육부를 담당한다. 음식물을 목을 통하여 식도로 넘기는 것은 본인의 의지로 가능하다. 하지만 일단 목구멍을 넘어간 음식물은 자신의 의지와 전혀 관계없이 식도 근육의 움직임으로 위에 도달한다. 음식이 목구멍을 넘어간 후에는 식도를 타고 내려가는 음식물을 본인 의지로 멈추게 할 수 없다. 위에 도달한 음식물은 본인 의지와 전혀 무관하게 위의 자율적 운동으로 작은 창자로 진행하고 종국에는 큰 창자에 이른다. 큰 창자에 도착한 음식물은 변으로 변하는 데, 이 과정에서도 본인의 의지로 변을 호감적인 색깔이나 양도 푸짐하게 만들 수가 없다. 본인의 의지와 상관없이 만들어진 변은, 자율적으로 진행되는 대장의 움직임에 순응하여 대장의 제일 하부인 직장에 이른다.

직장에 이른 변은 하복부에 불쾌감 비슷한 포만감이 유발하여, 이때 사람은 배설장소를 찾고는 수도꼭지를 열듯이 항문을 열어서 변을 털어내게 된다. 즉 음식물이 목구멍에서 항문으로 진행하는 과정에서 사람의 의지로 조절이 가능한 곳은 단지 목구멍과 항문이며, 그 중간과정은 본인의 의지와 관계없이 자율적으로 진행된다. 만약 집에 먹을 양식이 없는 경우에는, 위로 들어간 음식물을 최대한 오랫동안 머물게 하여 포만감을 유지하는 것이 좋을 것이다. 하지만 일단 목구멍을 넘어간 음식물은 본인의 의지에 관계없이 2-3 시간이 지나면 작은 창자로 넘어가서 다시 배고픔을 느끼게 된다. 이러한 위장의 자율운동은 물구나무서기 상태에서도 효과적으로 작동되어, 음식물이 지구 중력의 역방향으로도 진행될 정도이다.

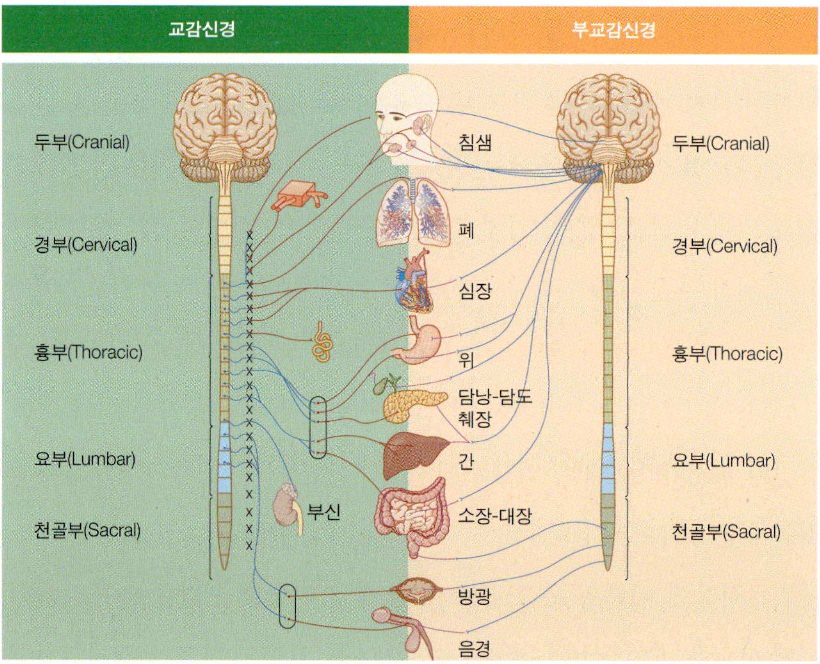

그림 2-23
교감신경과 부교감신경

자율신경은 마음과 육체, 즉 마음과 오장육부와의 밀접한 관계를 이해할 수 있는 결정적인 단서를 제공한다. 자율신경은 상반된 기능을 지닌 두 신경, 즉 교감신경(sympathetic nerve)과 부교감신경(parasympathetic nerve)으로 이루어져 있다(그림 2-23). 교감신경은 인체가 전투 또는 투쟁이 가능하도록 오장육부의 활동을 항진시키거나 또는 긴장시키는데, 한마디로 '싸움과 투쟁'의 신경이다. 이와 반대로 부교감신경은 인체가 편안히 쉴 수 있도록 오장육부의 활동을 억제 또는 이완시키는데, 한마디로 '휴식'의 신경이다.

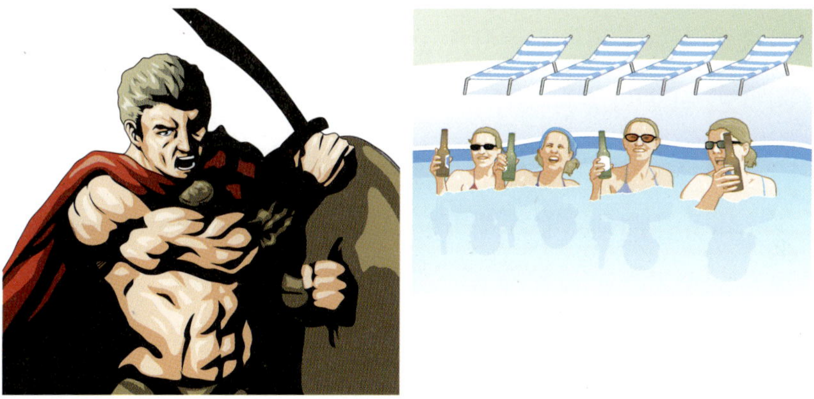

그림 2-24
교감신경(좌)과 부교감신경(우)이 가동되는 상황

교감신경이 활발하게 가동되는 때는, BC 480년 페르시아와 스파르타의 전쟁을 다룬 영화 '300'에서처럼 창, 칼, 화살이 난무하거나 또는 영화 '태극기 휘날리며'에서 총알, 대포알이 쏟아지는 전쟁터 또는 사람이 드물고 가로등이 없는 어두운 밤 거리를 혼자 걸어갈 경우이다. 이와는 반대로 부교감신경이 왕성하게 가동되는 것은, 잘 가꾸어진 안락한 휴양시설에서 가족, 연인, 또는 친구와 편안하게 휴가를 즐길 때이다(그림 2-24).

예를 들면 직장에 출근해서 일을 할 경우, 특히 회사의 존폐가 걸린 중요한 사안을 준비하고 결정해야 되는 상황을 가정하자. 그와 같은 상황에서는 몸은 자동적으로 '전투태세'에 돌입하여 '교감신경'을 활성화시킨다. 그리하여 위 및 장의 운동을 감소시켜 음식물 소화와 대변생성을 대폭 줄이고, 위산-담즙-췌장액 등의 소화액 분비를 적게 하고, 콩팥에서 소변 만드는 일도 급속하게 줄이고, 침샘에서 침 생산과 분비를 감소시키고, 심장 박동은 증가시키고, 폐의 호흡수도 항진시켜, 오장육부를 싸움에 전념할 수 있도록 '전투 모드'로 전환시킨다.

회사 업무가 끝나고, 저녁 회식모임이나 집에 귀가하게 되면, 오장육부는 자연스럽게 '이완 모드'로 전환되어 부교감신경이 작동한다. 위 및 장의 운동을 활발하게 하여 음식물 소화와 대변생성을 원활하게 촉진하고, 위산-담즙-췌장액 등의 소화액 분비를 많게 하고, 콩팥에서 소변 생산을 항진시키고, 침샘에서 침 생산과 분비를 늘리고, 심장 박동은 천천히 하고, 폐의 호흡수도 줄여, 오장육부가 편안히 쉴 수 있도록 자동으로 조정된다. 그런데 만약 저녁 회식 모임이나 집에서도 아직 해결되지 않은 작업이나 삶의 문제로 계속 그 문제를 떠 올리게 되면, 머리는 그 상황을 전투 상황으로 판단하고 자동적으로 '전투 모드'로 전환하여 '교감신경'을 작동시킨다. 즉 육체는 비록 집에 있지만, '전투 모드'를 하명 받은 오장육부과 사지근육은 팽팽한 긴장을 유지하여 편히 쉴 수가 없다.

〈건강유지에 절대적으로 중요한 자율신경〉

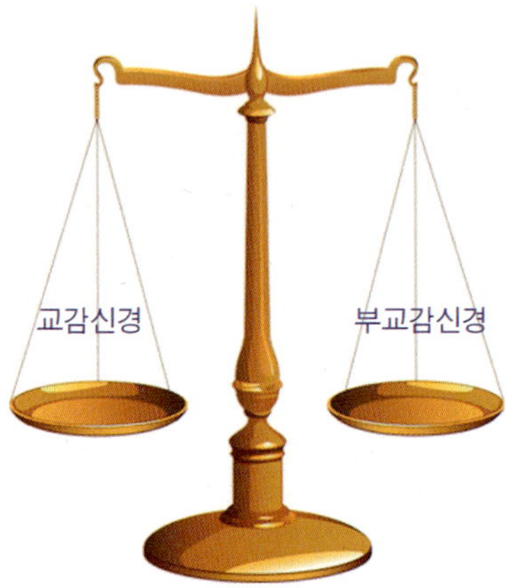

교감 및 부교감신경의 기능은 한의학의 양(陽)과 음(陰)의 성품과 비슷한데, 이들이 인체에 적용되는 기전에는 몇 가지 신비롭고도 흥미로운 사실이 관찰된다.

첫째, 교감 및 부교감 신경은 원수지간처럼 서로 경쟁적으로 작용하는 것이 아니라, 서로 부족한 부분을 보완해주는 다정한 친구와 같다. 즉 지나치면 깎아 내리고 부족하면 채워주어 어느 한 쪽으로 치우치는 것을 막아, 인체 건강에 절대적으로 중요한 '호메오스타시스(Homeostasis, 생체항상성)' 를 유지한다.

둘째, 자율신경은 마음의 이성적 요소에 반응하기도 하지만, 대부분 마음의 감정적 요소에 지극히 민감하고 확실하게 반응한다. 마음의 이성적 요소는 주로 비자율신경에 작용하여, 주변 환경의 위험으로부터 인체를 보호하고, 생명유지에 필요한 음식물과 지식을 외부로부터 취하고,

대사활동 후 인체 내에 쌓인 노폐물을 몸 밖으로 버리는 의도적 행동에 관여한다. 마음의 이성적 요소에서 주목할 것은, 주변 상황에 따라서 의식적으로 통제가 가능하다는 것이다. 대-소변을 처리하는 일이 아무리 급하다고 대낮에 사람이 많은 길거리에서 혁대를 풀고 바지를 내리는 사람은, 심장에 털이 난 강심장이거나 아니면 현실세계에 적응력이 없는 정신병자이다. 변이나 오줌 버릴 적당한 곳을 찾지 못하여 허리띠를 부여잡고 식은 땀을 흘렸던 경험이, 누구나 한 두 번쯤은 있을 것이다. 하지만 자율신경은 고도로 훈련된 일부 사람을 제외하고는 사람의 이성적 요소로 제어할 수 없으며, 주로 칠정(七情)의 감정에 매우 예민하게 실시간으로 반응한다. 즉 화가 나면 자신이 의식하지 못하는 사이에 맥박이 빨라지고, 얼굴이 벌겋게 변하고, 호흡도 빨라지고, 눈의 동공이 맹수처럼 커지고, 혈압은 올라가며, 장의 운동기능이 떨어지면서 소화기능이 저해되고, 침 분비가 안되면서 입이 마르고 입맛을 잃게 된다. 이와 같은 자율신경의 특성을 이용하여 만든 것이, 범죄 수사과정에서 자주 등장하는 '거짓말 탐지기' 이다.

셋째, 자율신경에 전달되는 자극이 오랜 시간 반복적으로 그리고 한쪽으로 지나치게 편중되어 전달되면, 한쪽에 과중하게 쌓아 놓은 물건으로 평형을 잃게 되는 저울처럼 결국에는 한계점을 넘어서서 자율신경의 상호보완기능이 상실된다. 그렇게 되면 건강의 기본요소인 호메오스타시스가 파괴되고, 결과적으로 손상을 입게 되는 것은 인체의 생명유지에 직접 관여하는 오장육부이다.

넷째, 생명유지에 절대적으로 필요한 자율신경은, 마음의 이성적 요소가 푹 쉬는 동안에도 작용한다. 예를 들면 잠자기 직전 과량의 음식을 먹은 경우, 즉 저녁 식사 중 과음 하고 취침 전 라면 등의 야식을 먹고 바로 곯아 떨어지는 경우가 흔하다. 술 기운으로 잠에 깊이 빠져들면, 이성적 요소도 마침내 편안하게 휴식을 취하고 동시에 비자율신경도 깊은 휴식에 들어간다. 하지만 자율신경은 몸 안에 들어온 술과 과량의 음식을 분해, 흡수, 저장 및 이동하기 위하여, 밤새 한 숨도 쉬지 못하고 숨가쁘게 작동해야 된다. 하루가 낮과 밤으로 나뉘어져 낮에 열심히 일하고 밤에 편안하게 휴식하는 것은, 태곳적부터 이어져 내려온 자연의 이치이다. 인체의 자율신경도 밤에는 생명유지에 필요한 최소한의 업무를 제외하고는, 충분하게 이완되고 편안하게 휴식을 취하여야 한다. 취침 직전의 음식섭취는 자율신경의 휴식을 방해하고, 결국에는 자율신경의 과로로 이어지게 된다. 신체의 여러 기관 중 어느 하나 중요하지 않은 것은 없지만, 생명유지의 관점에서 보면 약간 차이가 있다. 팔-다리의 사지는 그 기능에 문제가 있으면 행동이 불편해도, 생명유지에 직접적으로 영향을 미치지는 않는다. 즉 한쪽 팔의 뼈가 부러지거나 근육의 일시적 이상으로 사용할 수 없는 경우에는, 일상생활에서 적지 않은 불편함이 있는 것은 사실이지만 생명에는 직접적 영향은 없다. 하지만 심장, 폐, 신장(콩팥), 간, 위장 등의 오장육부는 생명에 직접적으로 관련된다. 숨은 단 몇 분만 못 쉬더라도 사망이나 돌이킬 수 없는 뇌 손상을 초래한다. 심장은 단 몇십 초만 작동하지 않으면 바로 사망할 정도로, 생명유지에 절대로 중요한 장기이다.

여기서 관심을 집중하여야 할 사항은, 생명유지에 절대적으로 중요한 오장육부는 마음의(이성적 요소가 아닌) 감정적 요소인 칠정에 직접적 영향을 받으며, 자율신경은 그러한 과정에 중요한 역할을 담당한다는 것이다. 직장에서 어떤 상황으로 상사에 대한 미움이나 분노의 감정이 유발되었을 때, 그러한 감정을 (혀를 현란하게 움직여) 육두문자로 내 뱉거나 (통제되지 않는) 신체적 폭력으로 이어지지 않는 것은, 조직의 규칙과 사회생활의 규범을 숙지하고 있는 (마음의) 이성적 요소가 작동하기에 가능하다. 직장상사에게 복종하지 않고, (사지 근육에 명령을 하달하여) 직장상사를 번쩍 들어 던져버리고 싶지만, 가족의 생계를 책임지고 있는 가장의 입장이라는 이성적 판단이 자신의 혀 및 사지근육을 조절한다. 하지만 자율신경은 인위적으로 막을 수 없어 심장 박동수가 증가하고, 혈압이 상승하며, 호흡이 거칠어지고, 입술이 바싹 마르며, 소화 불량이 초래되고 식욕이 저하된다. 이와 같이 비자율신경이 지배하는 인체부분은 의식적으로 통제가 가능하지만, 자율신경은 의식적인 통제가 100% 불가능하기 때문에 칠정의 감정은 자율신경이 지배하는 오장육부에 100% 그대로 전달된다.

(나) 내분비계(Endocrine System)

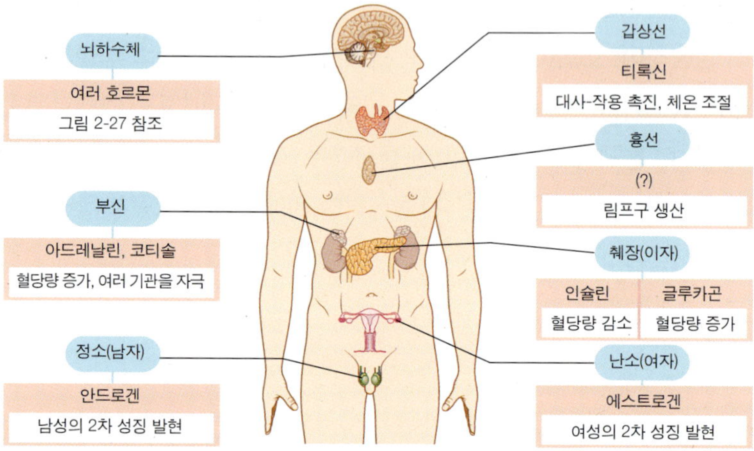

그림 2-25
인체의 내분비선과 호르몬의 종류 및 작용

뇌의 변연계에서 발생한 마음(감정)이 육체의 각 기관으로 전해지는 또 다른 경로는 내분비계이다. 내분비계는 머리의 뇌하수체(pituitary), 목의 갑상선(thyroid gland) 및 부갑상선(parathyroid gland), 가슴의 흉선(thymus), 양측 콩팥 위의 부신(adrenal gland), 후복막강(retroperitoneal cavity)의 췌장(이자, pancreas), (여성) 하복부의 난소(ovary), 그리고 남성의 정소(고환, testis) 등으로 이루어져 있다(그림 2-25). 이곳에서는 각각 특유한 호르몬이 생산되고, 그 호르몬은 혈액 내로 분비되어 직접 해당 특정 기관이나 조직에서 독특한 생화학적 변화를 유발한다. 그림 2-25는 인체 여러 내분비 기관에서 분비되는 호르몬의 종류와 구체적인 작용을 보여주고 있다.

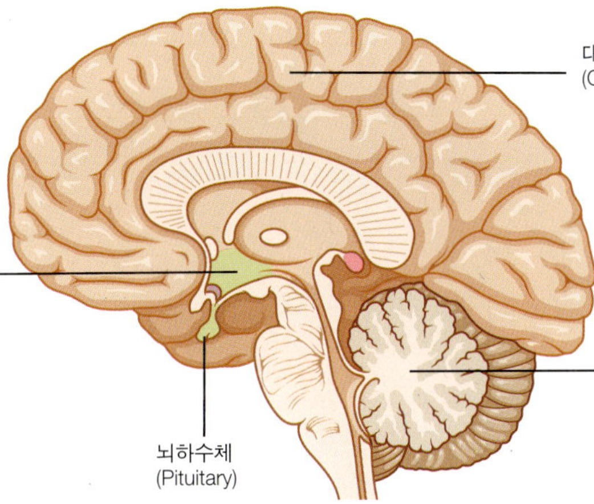

그림 2-26
뇌의 반구

내분비계의 여러 기관 중 제일 중요한 기능을 담당하는 것이, 사람의 코 바로 뒤쪽 두개강(intracranial cavity)내에 위치한 뇌하수체와 시상하부(hypothalamus)이다. 시상하부와 뇌하수체는 시상하부-뇌하수체 축(hypothalamus-pituitary axis)이라 호칭될 정도로, 해부학 및 기능적으로 매우 긴밀하게 연결되어 있다(그림 2-26). 이와 같은 해부학적 긴밀성으로 칠정의 감정이 시상하부를 자극하면, 그 자극이 바로 뇌하수체로 전달된다.

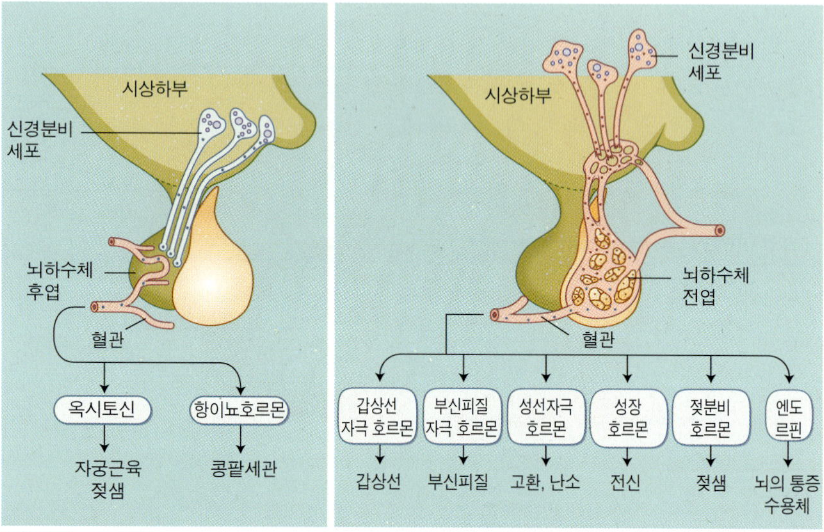

그림 2-27
시상하부와 뇌하수체 후엽(좌) 및 전엽(우)의 연결도

뇌하수체는 전엽과 후엽으로 구성되어 있는데, 전엽에서는 성장 호르몬(growth hormone), 성선자극 호르몬[황체형성 호르몬(lutenizing hormone), 난포자극호르몬(follicle-stimulating hormone)], 부신피질자극호르몬(adrenocorticotropic hormone), 갑상선자극호르몬(thyroid-stimulating hormone), 젖분비호르몬(prolactin) 등이 분비되고, 후엽에서는 옥시토신(oxytocin)과 항이뇨호르몬(anti-diuretic hormone, vasopressin)이 분비된다(그림 2-27). 뇌하수체에서 분비된 여러 호르몬은 혈액을 통해서 각각의 해당 장기(그림 2-25)에 전달되어, 특징적인 생화학 및 생리 작용을 유도한다.

2) 마음(감정)과 육체 연결 축(Mind–Body Axis)

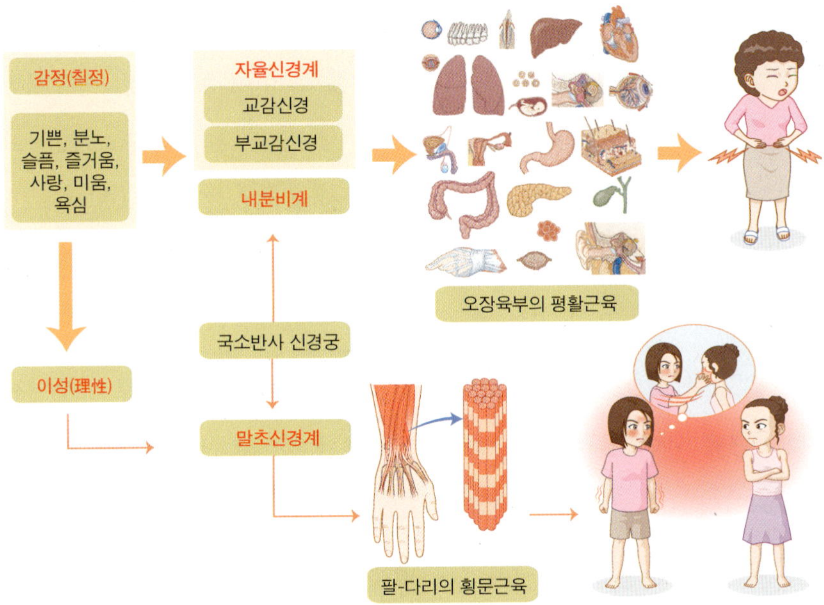

그림 2-28
마음(감정)과 육체의 연결 도식도

그림 2-28은 앞의 내용들을 종합하여 마음(감정)과 육체가 연결되는 관계를 요약하여 도식화한 것이다. 어떤 특정 사람이나 사건에 의하여 칠정의 마음(감정)이 유발되면, 그 마음(감정)은 다음 두 가지 경로를 통하여 분출된다.

하나는 변연계를 통하여 자율신경계와 내분비계로 전달되고, 그 자극은 오장육부의 평활근육(smooth muscle)에 전달된다. 이 과정의 특징은 처음 발생한 마음(감정)의 양이 여과장치에 의하여 감량되지 못하고, 100% 그대로 전달되는 것이다. 또한 마음(감정)이 발생하여 자율신경계와 내분비계로 일단 전달되면, 오장육부에 전달되는 내용과 양은 인간의 의지로 조절할 수 없다. 다시 말해서 이 과정은 한번 시작되면 절대로 되돌릴 수 없다. 마치 시위를 떠난 화살과 같다. 물론 그 화살의 과녁은 오장육부이다. 그러한 과정은 자신이 마음(감정)에 푹 빠져 그 마음(감정)에 놀아나고 있다는 것을 냉정하게 자각하기 전까지는 멈추기 어렵다.

다른 또 하나의 통로는 횡문근육(striated muscle)으로 이루어진 사지 근육과 연결되어 있다. 이 통로의 특징은 처음 발생하였던 내용과 양을 인간의 의지로, 즉 이성적으로 조절할 수 있다는 것이다. 예를 들면 조직사회에서 불합리하고 비신사적인 행태를 보이는 상사를 마주할 때, 사지근육을 움직여 상사를 무력으로 제압하려는 욕구는 이성이라는 여과장치를 통하여 통제할 수 있다.

3) 자율신경계 및 내분비계의 결정적 허점

오장육부는 인간의 생명과 건강유지에 중요한 장기이며, 이와 같이 중요한 오장육부의 기능조절은 자율신경계 및 내분비계를 통하여 이루어진다. 자율신경계 및 내분비계는 생존을 위하여 운영되는 극히 효율적인 시스템이다. 지구에는 인간 이외에도 다양한 동물들이 존재하고 있으며, 일부 동물들은 육체적으로는 인간보다 월등한 운동 및 사냥 능력을 지녔다. 지구 역사를 돌아보면 인간이 공룡들과 공존한 시기도 있었다. 그 공룡들은 현재의 그 어떤 동물보다 거대하였고 또한 육식성이었기에, 인간도 그들의 허기진 배를 채워주는 음식의 일부였다. 하지만 인간은 목숨 부지가 결단코 쉽지 않았던 공룡시대에도 살아남았고, 그 이후에도 여러 육식동물과 공존하면서 역시 그들의 먹이감으로 노출되었지만 역시 살아남았다. 인간이 인간보다 육체적으로 월등하였던 공룡과 동물의 위협으로부터 생존이 가능하였던 것은, 생존에 필요한 가장 효율적인 시스템을 개발하였기 때문이다. 자율신경계와 내분비계는 그와 같은 절실한 요구에 의하여 만들어진 생존 시스템이다.

다음과 같은 상황을 가정해보자. 한 사람이 걸어가다가 거대한 육식성 공룡을 갑자기 마주하였고, 그 공룡은 마침 아침식사용 먹이를 찾던 중이다. 그러한 응급상황에서 사람이 할 수 있는 일은 두 가지뿐이다. 생명을 걸고 싸우던지, 아니면 혼신을 다하여 도망가야 한다. 그와 같은 절체절명의 순간에는 사람의 오장육부 및 650개 사지 근육을, (마치 고성능 스포츠카를 0.1초에 최고마력으로 작동시키듯이) 단시간에 최대한 능력으로 작동시켜야 한다. 왜냐하면 그렇게 하지 못하면 죽음을 피할 수 없기 때문이다. 만약 그러한 상황에서 오장육부와 사지 근육에게 일일이 명령을 내려 작동시킨다면, 한 발짝을 움직이는 단순한 동작에도 하루가 소요될 것이다. 만약 그렇게 되면 한 발짝을 채 내 딛기도 전에, 이미 공룡의 밥 통 안에서 소화되기만을 기다리는 처치가 될 것이다. 그러한 죽음으로 내몰리지 않으려면, 생존을 위한 시스템은 마치 온도와 습도를 자동적으로 일정하게 유지하는 항온-항습기처럼 순식간에 자동적으로 작용되어야 한다. 즉, 오장육부와 사지근육의 작동에 필요한 명령은, 현재의 자율신경계와 내분비계처럼 자율적이고 신속하게 수행되어야 한다.

그런데 이와 같이 생명유지에 지극히 중요한 자율신경계와 내분비계에 결정적 허점이 있는 데, 그것은 자율신경계와 내분비계가 마음(감정)에 너무나도 취약하게 노출되어 있다는 것이다. 마치 아킬레스건 같은 그러한 허점은, 포악한 공룡이나 척박한 자연환경에서 직면하는 죽음에서 살아남기 위한 자율적 반응이 습관처럼 굳어 고착화되어 버린 것이다. 즉, 자동화 프로그램이다. 그리하여 인간의 마음(감정)이 지옥과 천당을 오가며 변화무쌍하게 요동치면, 자율신경계와 내분비계는 흡사 주인에 충직한 하인처럼 순순히 실시간으로 반응한다. 인간의 마음(감정)이 성난 파도같이 변하면, 자율신경계 및 내분비계는 성난 파도에 떠 있는 배처럼 움직인다. 인간의 마음(감정)이 평안한 분위기의 잔잔한 호수처럼 변하면, 자율신경계 및 내분비계도 그 호수에 떠 있는 배처럼 평안하다. 만약 자율신경계 및 내분비계가 성난 파도나 잔잔한 호수에 떠있는 배이기만 하면, 우리가 굳이 신경을 쓸 필요가 없다. 하지만 그 배 안에는 생명 및 건강 유지에 중요한 오장육부가 담겨 있다. 따라서 오장육부는 자율신경계 및 내분비계라는 배의 움직임에 따라서, 운명적으로 동고동락한다. 다시 말해서 수시로 변하는 인간의 마음(감정)은, 자율신경계 및 내분비계를 통하여 오장육부와 핫라인으로 연결되어 있다. 대부분의 마음(감정)은 일시적으로 생성되었다가 사라지는데, 이에 상응하는 자율신경계 및 내분비계, 그리고 오장육부도 바다의 밀물이 썰물로 사라지듯이 가벼운 변화만을 나타낸다. 즉, 잠깐씩 엄습하는 파도나 해류에 약간 흔들리고는, 잠시 후 마치 잠깐의 뱃놀이에 따른 일시적인 배멀미를 느낀 후처럼 이전의 평형을 유지한다. 하지만 미움, 분노, 우울, 슬픔, 기쁨, 쾌락 등 어떤 마음(감정)이 가슴속 깊이 박혀있어 반복적이고 장기적으로 신호를 보내면, 그 마음(감정)의 파도는 자율신경계 및 내분비계라는 배에 타고 있는 오장육부를 지속적으로 흔들고 결국에는 장기간의 뱃멀미에 따른 오장육부의 손상이 불가피하다.

4. 육체손상(병)의 원인

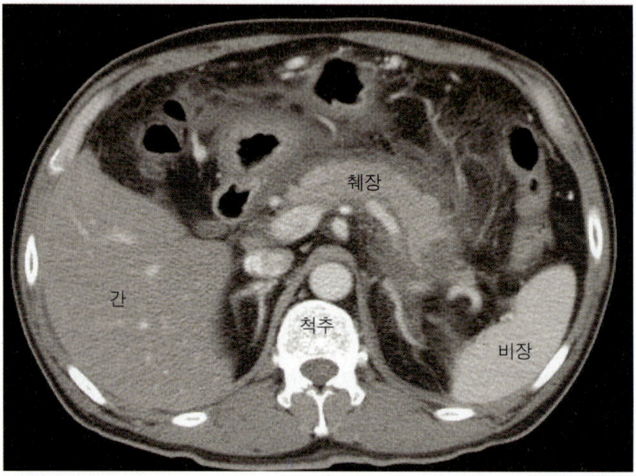

그림 2-29
복부전산화단층촬영

[Q] 45세 남자가 2일 전부터 발생한 상복부 동통을 주소로 응급실로 내원하였다. 환자는 과거력에 특이사항은 없었으며, 개인력에서 지난 1년간 2홉들이 소주를 상복부 동통이 발병하기 전날까지 매일 2~3병씩 마셨다.

혈액검사에서 췌장효소인 혈청 아밀라제 및 리파제가 각각 1,500 IU/L(정상; 60-160 U/L) 및 950 U/L(정상; 0-60 U/L)으로 증가되어있었고, 복부전산화단층촬영검사(그림 2-29)에서 췌장이 전반적으로 부어있고 췌장주위에 염증소견이 심하게 관찰되어 전형적인 급성췌장염 환자이었다. 본 환자에서 급성췌장염의 원인은?

1) 환원주의(Reductionism)

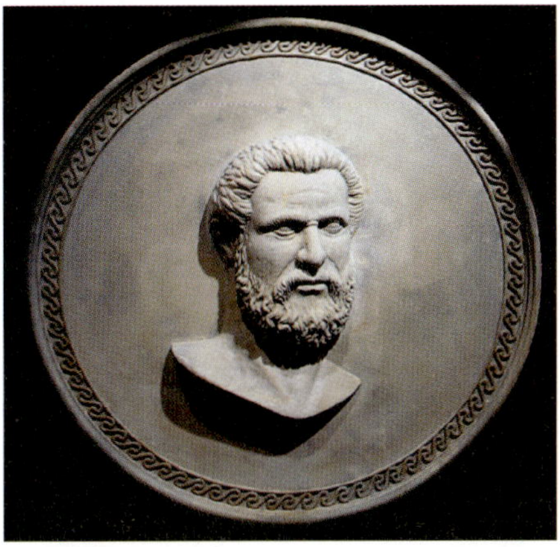

그림 2-30
히포크라테스(Hippocrates; B.C. 460-377)

질병(disease, illness)은 심신의 전체 또는 일부가 일시적 또는 계속적으로 장애를 일으켜서 정상적인 기능을 할 수 없는 상태이다. 질병의 종류는 수천 가지에 이르며 이와 같은 수많은 질병을 효과적으로 치료하기 위하여서는, 질병의 원인을 명확하게 찾아 내는 것이 무엇보다도 중요하다. 고대 그리스의 의성(醫聖) 히포크라테스(그림 2-30)은 질병의 원인이 '종교나 신의 섭리 같은 초자연적인 것이 아니라 과학적으로 연구 가능한 자연현상'이라 규정하여, 질병의 원인을 객관적이고 체계화된 과정을 통하여 밝혀내는 토대를 마련하였다. 오랜 기간의 임상경험과 연구를 통하여 밝혀진 질병의 원인은 밤 하늘에 떠있는 별들의 수만큼 매우 다양하지만, 포괄적으로 다음 두 가지로 나눌 수 있다.

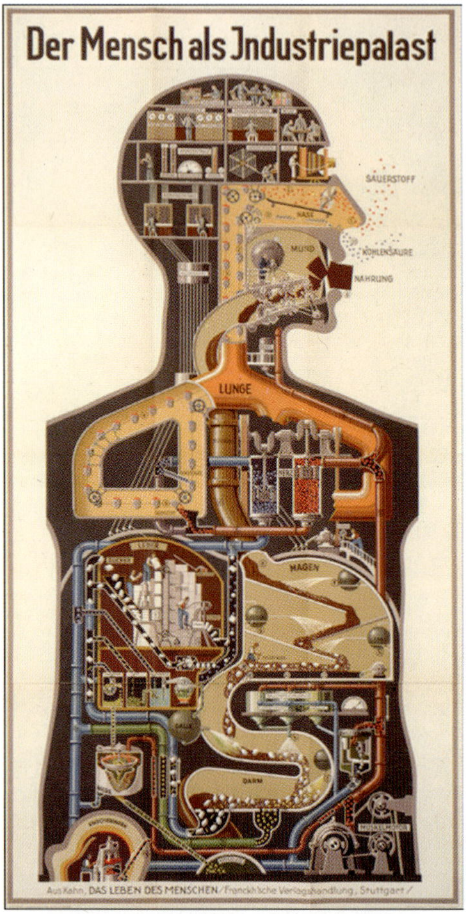

그림 2-31
'인간=거대한 정밀공장', 프리츠 칸(Fritz Kahn, 1888-1968), 1926년[6].

하나는 눈에 보이는 원인(visible cause)이고, 다른 하나는 눈에 보이지 않는 원인(invisible cause)이다. 눈에 보이는 원인을 찾아내는 과

6 2009년 Henning M. Lederer에 의하여 영상으로 재탄생되었음

정은 환원주의(reductionism)이며, 그러한 과정에 이용되는 방법이 르네 데카르트(Rene Descartes, 1596-1650)의 '기계론적 생물관'에 의거한 분석적 접근(analytic approach)이다(그림 2-31). 인간의 육체는 물질이므로, 여러 가지 최첨단 기구를 이용하여 최소한으로 세분하고 분석하여 가시적인 물리학적 및 화학적 원인(physical and chemical cause)을 찾아내는 것이다. 내시경검사, 방사선 검사, 조직검사 등과 같이 영상화되어 모니터 화면에서 확인하거나, 혈액, 소변, 대변, 가래, 뇌척수액 등 사람의 체액과 분비물을 분석하여 검사용지에 구체적인 성분과 그 함량을 표시할 수 있다.

의학의 역사를 살펴보면, 질병의 양상은 시대를 따라 그 변화가 뚜렷하다. 과거에는 영양부족과 세균이나 바이러스에 의한 전염성질환이 주된 문제이었다. 최근에는 영양상태가 좋아지는 대신 신체 운동량이 상대적으로 저하되고 잉여영양분의 과도한 축적으로, 당뇨 등의 대사질환과 고혈압, 심장 및 뇌 혈관 질환이 증가하고 있다. 전염성 질환은 현미경 및 세균배양 검사로 세균이라는 미생물을 질환원인으로 규명할 수 있고, 당뇨 등의 대사질환이나 고혈압, 심장 및 혈관 질환은 음식물이나 혈압상승, 손상된 혈관이 원인이라는 것을 혈액, 혈압 및 방사선 검사로 규명할 수 있다. 기계론적 생물관에 기초한 분석적 접근방법은 과학기술과 의학 진단기계의 비약적인 발전으로 점점 세밀화되어, 현재에는 질병의 원인을 세포보다 훨씬 작은 단위인 염색체 수준에서 찾아내고 있다.

〈질병의 기계론적 분석에서 고려할 사항〉

기계론적 생물관에 입각한 질병에 대한 분석적 접근 방법은 비약적이고 혁신적인 발전과 성과가 있었지만, 향후 극복해야 할 몇 가지 확정적인 제한점을 내포하고 있다.

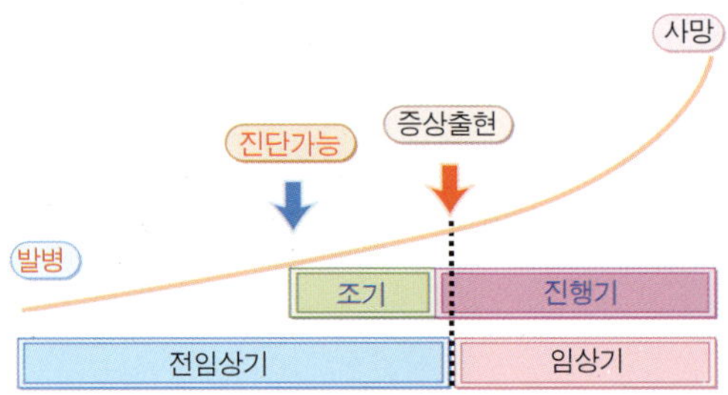

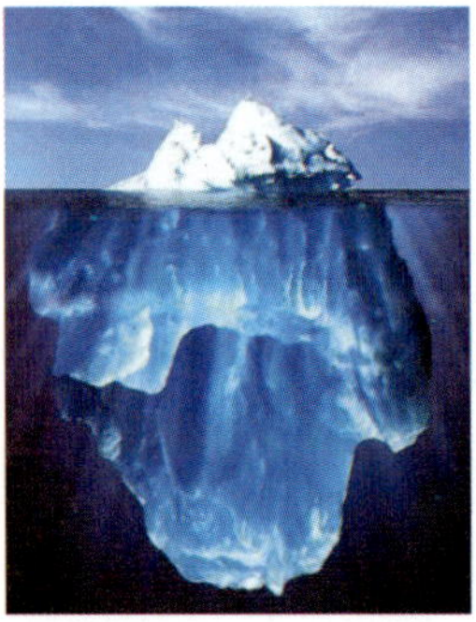

그림 2-32
질병의 경과(좌) 및 빙산(우)

첫째, 인간의 질병은 시간에 따라서 일반적으로 그림 2-32의 좌측 그림과 같이 진행되는데, 질병이 세포수준에서 발생하여 여러 가지 진단 기구에 포착이 가능한 가시적인 단계까지 성장하려면 어느 정도의 시간 경과가 필요하다. 다시 말해서 물질을 찾아내는 데 사용하는 기구는, 그 기구로 탐색할 수 있는 범위에 한계가 있다. 예를 들어 현미경을 이용하여 병리 조직 등 어떤 물질을 관찰할 때에는, 병리 조직 아래에 위치한 전구에서 빛을 비추어야 조직의 상태를 확인할 수 있다. 다시 말해서 전구 빛의 파장이 분석이 가능한 부분만, 더 나아가서는 그렇게 비추어진 표본 조직 중에서도 현미경의 렌즈가 확대할 수 있고, 또한 특히 검사자의 눈이 볼 수 있는 부분만 확인 할 수 있다. 다시 말해서 현미경 렌즈의 확대 범위를 벗어나거나, 전구 빛의 파장으로 비출 수 없거나, 검사자 눈의 가시능력 밖의 것은, 해당 물질 안에 존재하더라도 객관적으로 확인 할 수 없다. 현재 실제 임상에서 이용되는 검사 및 진단도구들은 과학 및 기계 기술이 발전하면서, 전기한 한계점들이 상당히 극복되었지만 여전히 그러한 문제점을 지니고 있다. 마치 그림 2-32의 우측 빙산처럼 가시적으로 확인할 수 있는 수면 위 부분 이외에, 빙산의 또 다른 부분이 가시적으로 관찰할 수 없는 수면아래에 존재하는 것과 비슷하다.

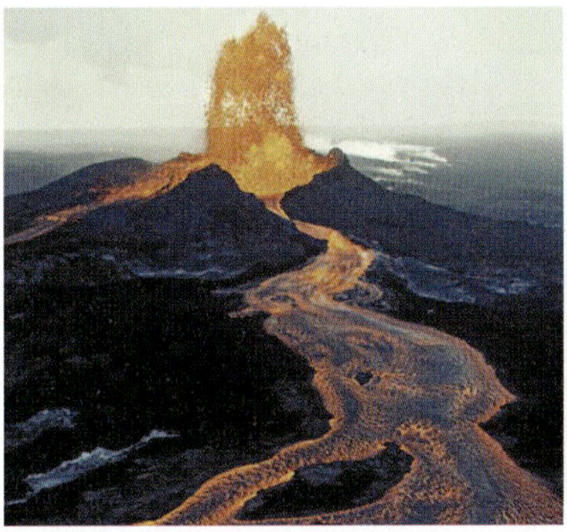
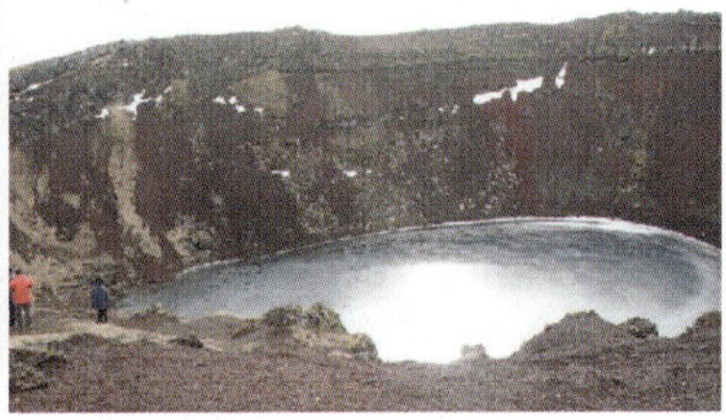

그림 2-33
활화산(좌) 및 휴화산(우)

둘째, 검사에 이용되는 환자의 혈액이나 조직이 분석을 위하여 검사자 앞으로 옮겨졌을 때에는, 펄펄 살아 숨 쉬는 혈액이나 조직이 아니라 이미 생명력을 잃은 단순한 물질이다. 병원에서 혈액 검사를 받을 때, 주위 깊은 사람은 다음과 같은 경험이 있을 것이다. 혈액을 채취할 때 주사 바늘을 통해서 주사기에 채워지는 혈액은 따스한 체온을 품고 맑은 선홍색이지만, 그 혈액을 검사용기에 담아 두면 오래지 않아 온기가 사라지면서 검 붉은 색으로 변한다. 따뜻하고 맑은 선홍색의 피는 사람의 마음(감정)에 따라서 살아 움직이는 생기 가득한 피이지만, 차갑고 검 붉은 색의 피는 펄펄한 생기를 잃어버린 그냥 혈액이라는 물질이다. 사람의 육체에서 생명현상이 없어지면, 선홍색의 얼굴과 입술이 검붉은 색으로 변하는 것과 같은 현상이다. 따라서 온기와 생기가 없는 혈액을 분석하면 생명 현상의 흔적은 얻을 수 있지만, 살아 숨쉬는 생명 현상 그 자체의 모든 진실은 얻을 수 없다.

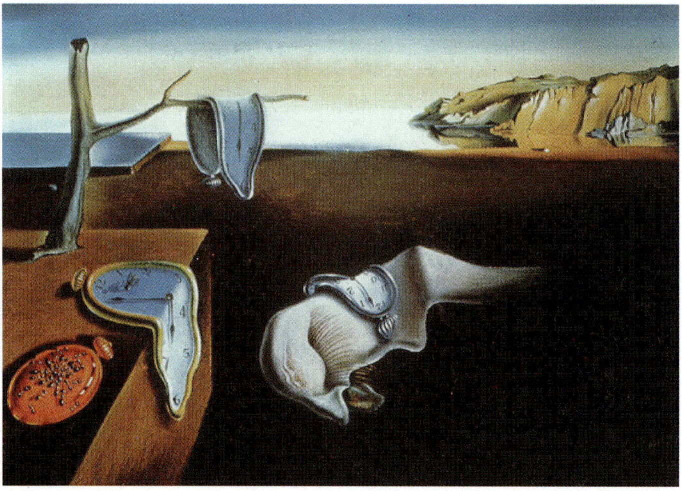

그림 2-34
'기억의 지속', 살바드로 달리(Salvador Dali, 1904-1989)

셋째, 환자가 증상을 느낀 때와 그 증상으로 검사를 위하여 병원에 내원한 때에는, 시간적으로 간극(gap)이 존재하게 된다. 일시적으로 호메오스타시스가 깨지면서 신체의 고통이 유발되고, 호메오스타시스가 회복되면 고통은 사라진다. 그러면 병원에서 진찰을 받기 전에는 신체의 고통이 있었는데, 병원에서 진찰받을 당시에는 고통이 없게 된다. 따라서 환자는 고통의 기억은 있지만, 현재에는 증상이 없는 상황이 된다. 따라서 그 때에 검사를 받게 되면, 경우에 따라서는 특이한 이상 소견을 발견할 수 없게 된다. 이와 같은 시간적 간극을 줄이기 위한 노력의 일환이 '나노의학(nanomedicine)' 이다.

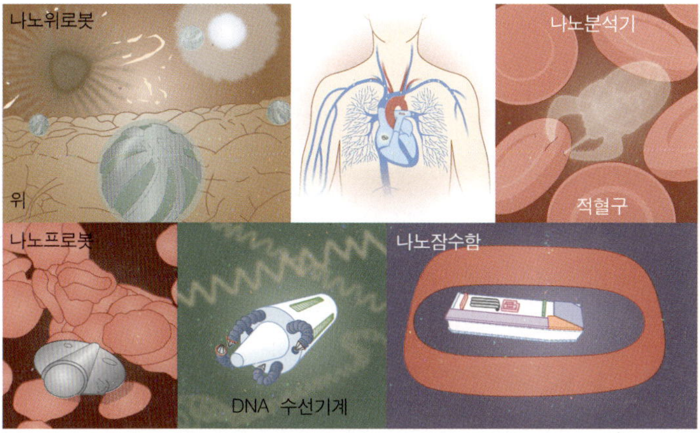

그림 2-35
나노의학에서 이용되는 다양한 진단 및 치료기구들

나노의학은 나노입자(nanoparticle) 크기의 지극히 작은 진단 및 치료기구를 혈관 내로 직접 주입하거나 위장에 투입하고, 신체의 혈관이나 위장 내부를 돌아다니면서 혈액 또는 위장의 건강상태를 실시간대로 측정하고 또는 치료하는 것이다(그림 2-35). 이러한 내용은 일부 영화의 흥미로운 소재로도 이용되었지만, 현재에는 실험 단계이며 실제 환자진료에 이용되어 진단 및 치료기구로 대중화 되기에는 아직도 극복해야 될 많은 문제들이 남아있다. 또한 그러한 진단법도 결국은 미세한 물질을 찾는 것이 목적이기에, 그러한 진단기구도 분석할 수 없는 부문은 여전히 남아 있을 가능성이 존재한다.

넷째, 그렇다면 여러 가지 극도로 세밀한 분석기구로 찾아낸 물질이, 과연 질병 발현에 100% 관계하는가? 하지만 아쉽게도 그렇지 못하다. 질병을 유발하는 원인으로 규명된 물질이, 어떤 사람에게는 질병을 초래하지만 어떤 사람에게는 그러한 작용을 나타내지 않는다. 이러한 다소 난감한 현상과 그 이유를, 최근 새롭게 부각되고 있는 후성유전학

(epigenetics)에서 자세하게 설명하고 있다.

왓슨(James Dewey Watson)과 크릭(Francis Harry Compton Crick, 1916-2004)의 기존 유전학(genetics)에서는 부모로부터 자손에게 전해지는 유전정보는 DNA에 담겨있으며, 그 DNA를 통하여 여러 가지 생명현상이 고정적으로 나타난다. 하지만 기존 유전학이 생명현상의 모든 부분을 충분하게 설명하지 못하는 증례들이 발견되었다.

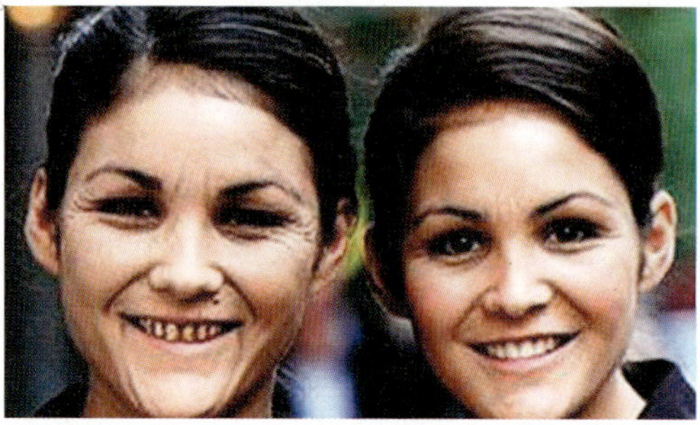

그림 2-36
일란성 쌍둥이

예를 들면 일란성쌍둥이는 유전자가 일치하지만, 나이가 들어갈수록 서로 조금씩 다른 모습이 되고 질환의 발현 특히 암 발생도 동일하지 않다(그림 2-36). 즉, 생명현상이 선천적으로 미리 만들어진 DNA 정보에 상응하여 일정하게 반응하지 않고 변화무쌍하게 발현되는 것이다. 선천적 유전인자는 단순히 청사진(blueprint)으로, 확정적인 것이 아니고 후천적 상황에 따라서 표현될 수도 있고 억제될 수도 있다. 다시 말하자면 유전체(genome)는 하드웨어이고, 후성유전체(epigenome)는 소프트웨어로, 하드웨어(유전체)는 같아도 다른 소프트웨어(후성유전체)가 설치되면 전혀 새로운 형태의 생명현상이 발현된다.

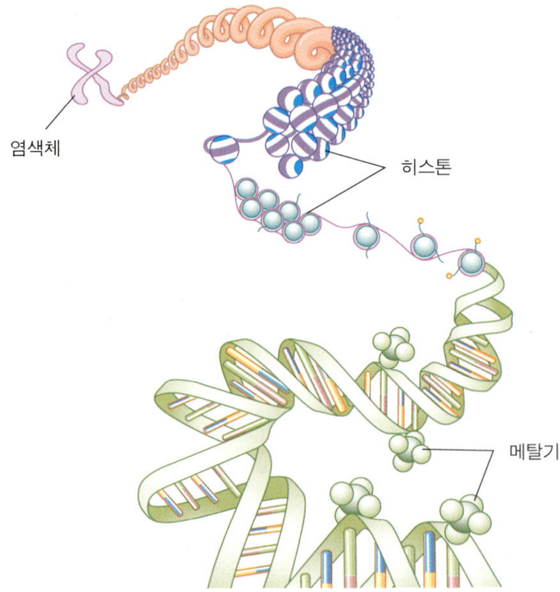

그림 2-37
후성유전학에 관여하는 후성유전체(히스톤, 메틸기)

후성유전현상에 관여하는 후성유전체에는, 히스톤(histone)이라는 단백질, 메틸기(methyl)라는 화학물질 등이 있다(그림 2-37). 히스톤은 마치 실패가 실을 감고 풀듯이, DNA 이중나선을 감거나 풀어서 DNA 정보를 발현 또는 억제한다. 메틸기도 DNA에 달라붙어 DNA 유전자 정보를 발현 또는 억제한다. 이와같이 DNA 유전자 정보를 발현 또는 억제하는 후성유전체는, 태아 및 유년시절의 성장(development), 환경화학물질(environmental chemicals), 약물(drugs/pharmaceuticals), 노화(aging), 음식(diet)에 의하여 영향을 받는다.

후성유전학에서 설명하듯이 (육체의) 물질로 구성된 DNA 정보는 고정적으로 발현되는 것이 아니라, 상황에 따라서 가변적으로 발현 또는 억제된다. 세밀한 분석기구를 이용하여 현상의 원인 물질을 찾아내려는 분석적 접근방식은, 아직까지는 질병과 생명의 모든 현상을 완벽하게 설명하지 못하고 있다.

2) 광폭한 운전수(Mad driver)

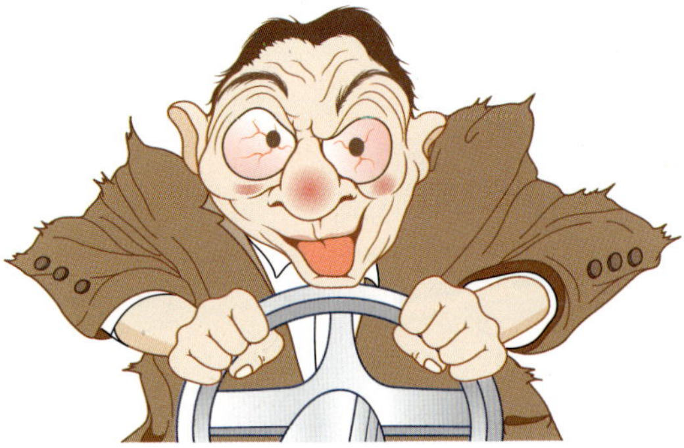

과학과 의학관련 검사장비가 비약적으로 발달하였어도, 객관적으로 가시화할 수 없는 질병의 원인들이 있다. 그러한 원인은 '알려지지 않은 원인(unknown cause)', '특이적인 원인(idiopathic cause)', '기능적인 원인(functional cause)' 등이라는 의학용어로 표현된다. 현대생활이 속도 지향적으로 변하고 또한 복잡 다단해지면서, 질병의 원인도 과거의 양상과 다르게 가시화되지 않는 원인의 중요성이 점점 부각되고 있다.

의성 히포크라테스는 질병의 원인은, 공기, 물, 음식, 지형 등 과학적으로 규명이 가능한 자연현상이라고 하였다. 그리고 그 이외에도 객관적으로 가시화할 수 없는 원인으로, 일상생활 및 습관에 연관된 정서를 지목하였다. 한의학에서는 질병의 원인을 일목요연하게 외감(外感)과 내상(內傷)으로 분류한다. 외감이란 풍(風), 한(寒), 서(暑), 습(濕), 조(燥), 화(火)의 환경적 요소, 즉 외부적인 원인으로 질병이 유발되는 것이고, 내상은 사람의 마음(감정), 즉 오욕칠정에 의하여 신체 장기가 손상되는 것이다.

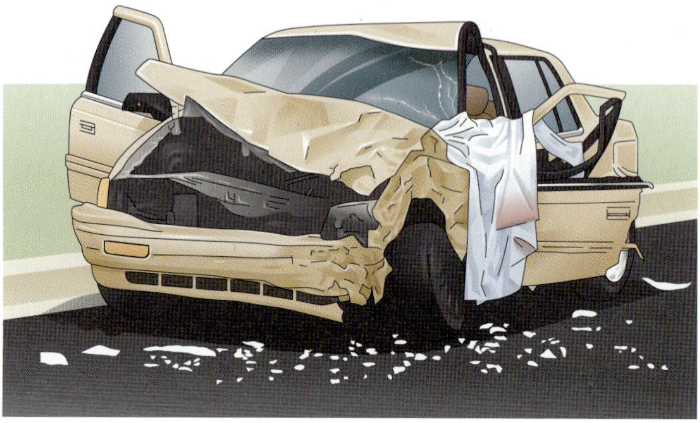

그림 2-38
손상된 자동차 본체

질병으로 병원에 방문하는 환자들은 그림 2-38처럼 손상 받은 자동차, 즉 손상된 육체를 지녔다는 공통점이 있다. 자동차는 저질의 휘발유, 불량한 도로, 폭우나 폭설 같은 짓궂은 날씨, 부실한 교통표지판, 칠흑같이 어두운 밤, 불량품으로 잘못 교체된 자동차부품, 타이어펑크, 또는 리콜(recall)이 필요한 제작과정의 결손 등과 같은 가시화가 가능한 여러 외적 요인으로 손상된다.

자동차 손상의 또 다른 원인은 오욕칠정에 사로잡혀 있는 운전수에 의한 것이다. 최신형 엔진을 정착한 신형 차에, 최고급 휘발유를 주입하고, 구름 한 점 없는 청명한 날씨에, 고성능의 IT로 무장한 최첨단의 교통 신호 시스템을 갖추고, 구역 및 주행거리의 정리가 새롭게 정비된 도로를 주행하더라도, 오욕칠정에 휩싸인 운전수가 이성을 잃고 가속기, 브레이크 또는 운전대를 적절한 시점에서 명확하게 통제하지 못한다면,

(신의 절대적인 보호가 없는 한) 어떤 식의 사고로든 자동차가 망가지는 것은 피하기 어렵다.

운진수의 오욕칠정은 비록 방사선검사, 내시경검사 또는 혈액검사를 통하여 객관적으로 가시화할 수 없지만, 자동차를 망가뜨리는 명백하고도 확실한 원인이다. 따라서 질병의 원인을 보다 근원적으로 파악하기 위하여서는, 항상 오욕칠정에 휩싸여 있는 운전수인 환자의 마음(감정)에 대한 이해가 필요하다.

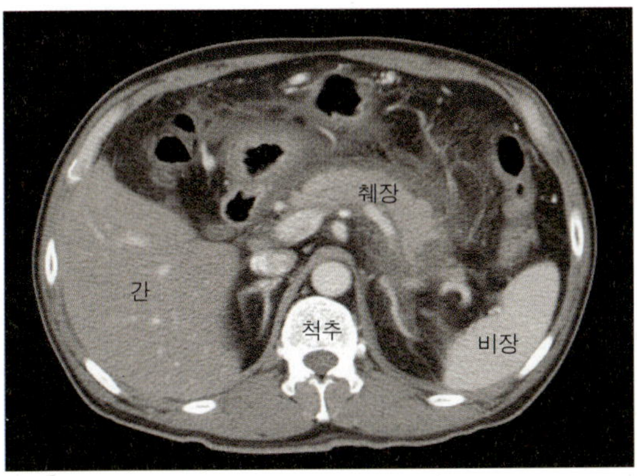

그림 2-39
급성췌장염 환자의 복부전산화단층촬영사진

이 장의 처음 질문이었던 45세 남자환자에 대한 질문으로 다시 돌아가보자. 급성췌장염의 가장 흔한 원인은 알코올(술)과 담석인데, 본 환자는 음주력이 뚜렷하였고 복부전산화단층촬영검사(그림 2-39)에서 담석은 발견되지 않았다. 따라서 본 질환의 원인은 알코올(술)이며, 따라서 최종 진단명은 알코올성 급성 췌장염이다. 본 환자의 가시적인 원인은 알코올(술)인데, 그렇다면 보이지 않은 원인은 무엇일까?

본 환자와 면담 중 다음의 내용이 파악되었다. 환자는 최근 20여 년 다니던 직장에서의 실직과 그에 따른 가정 불화로 우울과 미움의 마음(감정)이 발생하였고, 그 우울과 미움의 마음(감정)을 달래고자 알코올(술)을 찾게 되었으며, 본 질환이 발병할 때까지 지속적으로 알코올(술)을 먹었다. 본 환자의 췌장염을 일으킨 원인으로 지목된 알코올(술)은, 본 환자에게 문제를 일으키기 전에는 다만 편의점 냉장고의 소주병 안에 얌전히 있었을 뿐이다. 그런데 갑자기 환자의 노기 가득한 손에 이끌려, 술잔으로 옮겨 졌다. 그런 후 술은 술잔에서도 그냥 잠잠히 있었을 뿐인데, 갑자기 환자의 손이 다가와 술잔을 집어 들어서, 환자의 입으로 밀어 넣었던 것이다. 그 술잔을 집었던 손은 손에 부착된 근육에 의하여 움직이는데, 그러한 움직임은 손 근육에 연결된 신경의 명령을 따른 결과이고 그 명령은 뇌(brain)에서 내려온 것이다. 즉 실직과 가정불화에 따른 우울과 미움의 마음(감정)이 신경을 통하여 손 근육에 전달되었고, 손 근육은 술잔에 담긴 술을 입안에 밀어 넣었고, 식도를 타고 몸 안에 들어온 술은 췌장을 자극하여 급성췌장염을 유발한 것이다. 따라서 본 환자에서 급성췌장염의 가시적인 원인은 알코올(술)이고, 비가시적인 원인은 '우울'과 '미움'이라는 마음(감정)이다.

5. 마음속 아이(inner child): 깊숙이 내장된 자동화 프로그램

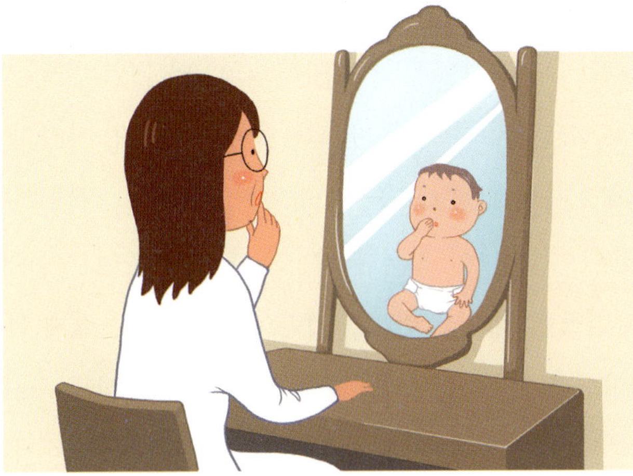

그림 2-40
마음속 아이(inner child)

'마음속 아이(inner child)'는 정신분석이나 심리학에서 빈번하게 등장하는 용어이며, '내적 아이', '내면의 아이' 또는 '어린 영혼' 등으로 번역되기도 한다(그림 2-40). '마음속 아이'는 자아이미지(self-image)가 형성되는 유아기나 어린 시절에 형성되며, 아버지, 어머니, 학교선생님 등과 같은 지극히 권위적인 존재에 의하여 결정적인 영향을 받는다. 자아이미지가 형성되는 중요한 시기에 권위적인 존재로부터 정신적 상처를 깊게 받으면, 자아이미지가 왜곡 및 손상되고 그와 관련된 부정적 기억과 감정이 마치 문신처럼 각인된다. 그러한 과정에 형성된 비정상적 자아이미지를 간직한 '마음속 아이'는, 부정적인 감정을 충분히 해결하지 못한 상태로 개인의 무의식, 즉 자신 내면의 (천길 낭떠러지처럼 깊고도 깊은) 잠재의식에 숨어 있다.

세월이 지나고 나이가 들어 어른(adult)이 되면 신체는 자연스럽게 건장하게 성숙한다. 하지만 '마음속 아이'는 왜곡된 자아이미지와 원만히 해결되지 못한 감정을 지닌 채 유치한 어린아이 상태로 남아있다. 이 '마음속 아이'는 나이 지긋한 어른도 순식간에 철부지 어른(adult child)으로 만들어 버리고, 현재를 기반으로 진행되는 실제 현실(actual reality)이 아닌 과거로 기반으로 진행되는 심리적 현실(psychic reality)로 데려간다.[7] 마치 LP 판에 파 놓은 홈(groove)처럼, 혹은 컴퓨터의 프로그램(program)처럼, 혹은 특정 영상을 담아 놓은 필름처럼, 혹은 특색이 고정된 오케스트라의 지휘자와 같이 강력한 영향을 미친다. LP 판의 고정된 홈은 다양한 턴 테이블에서도 항상 똑같은 음악을 들려주며, 컴퓨터에 입력된 특정한 프로그램은 입력한 데이터의 종류에 관계없이 항상 동일한 과정과 결과를 보여주고, 특정 영상을 담아 놓은 필름을 비추면 어떠한 불빛을 비추더라도 항상 동일한 장면이 재현되고, 특색이 고정된 지휘자를 따라서 연주해야 되는 오케스트라 단원은 제한된 음악을 연주할 수 밖에 없다. 즉 '마음속 아이'가 형성된 것은 오랜 과거이지만, 그 아이는 마치 LP판의 홈, 컴퓨터의 프로그램, 특정 영상을 담아 놓은 필름, 또는 개성이 강한 오케스트라 지휘자처럼 작용한다. 그리하여

7 《휴식》, 이무석, 비전과 리더십

현재 생활 중 특정 상황을 마주할 때마다 일정한 패턴의 마음(감정)반응과 행동을 너무나도 자연스럽게 유도한다. 비합리적이고 유치한 형태의 마음(감성)반응과 행동이지만, 손쉽게 그리고 순식간에 진행되기 때문에 본인은 전혀 인지하지 못한다.

일정한 패턴의 마음(감정)반응과 행동을 유발하는 '마음속 아이'가 건강에서 중요한 이유는, 그러한 반응과 행동이 무의식적으로 개인의 일생 동안 반복적으로 발현되고 결국에는 개인의 습관(habbit)으로 견고하게 굳어버리기 때문이다.

〈어머니 I〉

정신결정론이란 우리의 정신도 신체와 마찬가지로 인과율의 법칙에 따라서 움직인다는 것이다. 즉, 모든 정신적 행동의 결과에는 그 원인이 있다는 것이다.

우리는 마치 선택의 자유가 있는 것처럼 매일 매일을 살고 있지만, 실제 현실은 생각보다 훨씬 더 제한적이다. **실상 우리는 무의식에 의하여 쓰여진 대본을 살아가고 있는 그저 그런 사람들인 것이다.** 결혼 상대의 선택, 직업에 대한 관심, 심지어 여가시간의 활용까지도, 아무렇게나 선택되는 것이 아니라 서로간의 역동적 관계 안에서 무의식적 힘에 의하여 이루어지는 것이다.

어렸을 때에 변덕이 심하고 일관된 양육환경을 제시해 주지 못하는 어머니에게서 자란 사람은, 항상 불안정하고 이상화와 평가절하를 반복하는 대인관계를 반복하게 된다. 정작 자신은 왜 공허하고 대인관계에서 허전함을 느끼는지 잘 모른다. 이 사람의 무의식에는 어릴 적 불안정한 양육환경으로 파생된 타인에 대한 불신이 자리잡고 있지만, 의식에서는 느낄 수 없기 때문이다. 이러한 정신역동을 다루는 것이 정신치료이며, 정신결정론의 토대 위에서 이루어진다고 보면 되겠다. 정신결정론은 정신분석적인 면에서 봤을 때의 사주팔자라고 보면 되겠다.

자신의 정신역동적 사주팔자(내적 아이)는 짧게는 유소아기 길게는 10대 후반까지 주로 형성되지만, 불행하게도 인생 초반의 환경은 자신의 선택과 무관하게 이루어진다. 20대부터는 인생초반에 형성된 자신의 내적 아이를 극복하려는 노력 여하에 따라, 사주팔자의 굴레를 벗어날 수도 있겠다. 인생초반의 환경 탓만 하는 경우를 많이 보는데, 이들은 뒤따라오는 대인관계에서의 어려움, 무수한 질병의 굴레를 벗어날 수 없다.

-《역동정신의학》[8]-

8 Glen O. Gabbard, 하나의학사, 2008년

〈어머니 II〉

엄마는 아이의 거울이다. 그래서 엄마를 '반사 자기 대상(mirroring selfobject)' 이라고 부른다. 엄마가 아이를 예뻐하고 좋아하면, 아이는 자기가 상대방에게 호감을 주는 사람이라고 자존감이 생긴다. 반대로 아이가 사랑 받지 못하고 천대받으면, 사람들이 자기를 싫어할 것이라는 낮은 자존감을 갖게 된다. 코허트 박사는 이런 자존감을 마음의 핵심(core oneself)이 금 간 상태라고 했다. 이런 사람들은 금이 간 유리그릇처럼 작은 충격에도 자아가 쉽게 부서지고 만다. 조금만 비난을 받아도 자존심이 상하고, 자기를 싫어하는 눈치가 조금만 보여도 모든 것을 포기해 버리고 싶어진다. 낮은 자존감 때문이다.

이렇게 자존감은 엄마에게 달려 있다. 인간에게 진정으로 중요한 사람은 엄마라는 존재다. 엄마와 살면서 아이는 수백 번도 넘게 긍정적 경험과 부정적 경험을 반복한다. 이런 경험들이 쌓여서 자존감이 만들어지는 것이다.

아이를 천대하고 구박하는 엄마도 문제지만 불안하고 조급한 엄마도 문제다. 조급한 엄마는 아이가 문제를 풀 때까지 웃으며 여유 있게 기다려 주지 못한다. "아이구, 답답해" 하고 비난하거나 대신 해줘 버린다. 이건 과잉보호다. 이런 부모를 둔 아이는 스스로 문제를 풀었을 때 느끼는 성취감을 느낄 수가 없다. 성취감을 엄마에게 번번히 빼앗겨 버리기 때문이다. 자존심의 중요한 요소가 자기 능력에 대한 자신감인데, 이런 아이는 성취감을 느끼지 못하기 때문에 자신감을 가질 수가 없다. 점점 의존적으로 된다. 문제에 부딪치면 엄마 눈치만 본다. 아이가 이럴수록 조급한 엄마는 더욱더 조급해진다. 더 과잉 보호하게 되고 아이의 자존감은 더 낮아진다. 악순환이다.

-《나를 사랑하게 하는 자존감》[9] -

9 이무석, 비전과 리더십, 2008년

6. 심인성 질병의 발병기전 모델

'삶의 중요한 시기에, 권위적인 존재로부터 상처'

↓

'손상된 자아이미지(self-image)'

↓

'잘못된 프로그래밍(programming)'

↓

'프로그래밍 재활성화'

↓

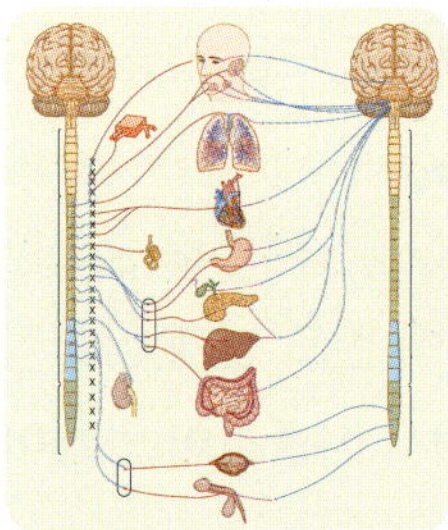

자율신경계 | 내분비계

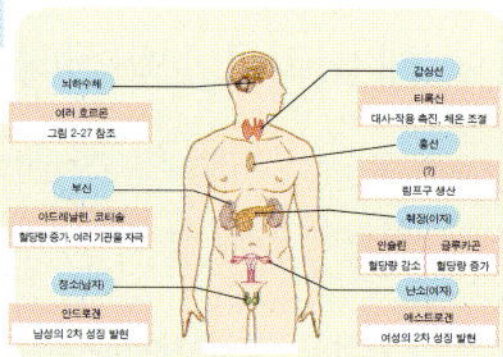

↓

'질병'

그림 2-41
심인성 질병의 발병 기전 모델

건강에 대하여 앞 장에 소개한 여러 내용은 각각 나누어서 소개하였지만, 실제 육체에서는 각 내용이 톱니바퀴처럼 긴밀히 연관되어 있다. 그러한 연관관계의 최종점은 가시적인 물질로 이루어진 육체가 손상되는 질병으로 연결되지만, 그 연결을 역으로 추적하면 가시적인 형태가 없는 마음(감정)에서 시작된다(그림 2-41). 그러한 마음(감정)이 유발되는 원인을 좀 더 깊게 분석하면, 그러한 마음(감정)은 삶의 특정한 시기에 입력된 프로그래밍에서 기인한다. 그 프로그램에는 건강하지 못하게 그려진 자아이미지를 그대로 반영하는 내용을 담고 있다. 그와 같은 과정에 최초 시발점은 자아이미지가 형성되는 삶의 중요한 시기인 유아기 또는 어린 시절이며, 그 시절에 권위적인 존재, 특히 부모님으로부터 받은 상처이다. 그러한 상처는 불안, 두려움, 공포, 미움, 분노, 질투 등의 마음(감정)을 유발하고, 그로 인하여 왜곡된 자아이미지를 간직한 '마음속 아이'가 전혀 인식할 수 없는 잠재의식에 자리 잡게 된다.

'마음속 아이'가 받은 마음(감정)의 상처가 원만하고 성숙된 과정을 통하여 충분하게 해소되지 못한 상태로 남아 있다가, 사람과 어울려 살다가 그와 비슷한 상황을 마주하게 되면 어릴 때 입력된 프로그램이 (본인도 인식하지 못하는 순간) 자동적으로 작동, 즉 재활성화된다. 그리하여 몇십 년이 지난 과거와 동일한 마음(감정)과 행동 반응이 순식간에 발현된다. 그와 같이 과거와 비슷한 상황을 반복적으로 겪게되면 동일한 반응이 반복되고, 마침내 그러한 반응은 해당 개인에게 습관으로 굳어지게 된다. 결국에는 마치 쳇바퀴를 열심히 돌리는 다람쥐처럼, 동일한 마음(감정) 및 행동을 반복적으로 쏟아내게 된다. 인간의 신체는 물질이고, 물질은 반복적인 자극이나 외상에 의하여 반드시 손상되는 물리적 특성을 지닌다. 개인의 습관에 따른 반복적인 행동(반응)은 물질로 이루어진 인간의 오장육부를 자율신경계와 내분비계를 통하여 반복적으로 자극하고 또한 외상을 가하여, 점점 해당 장기를 손상시키고 종국에는 신체장애, 즉 질병으로 발현된다.

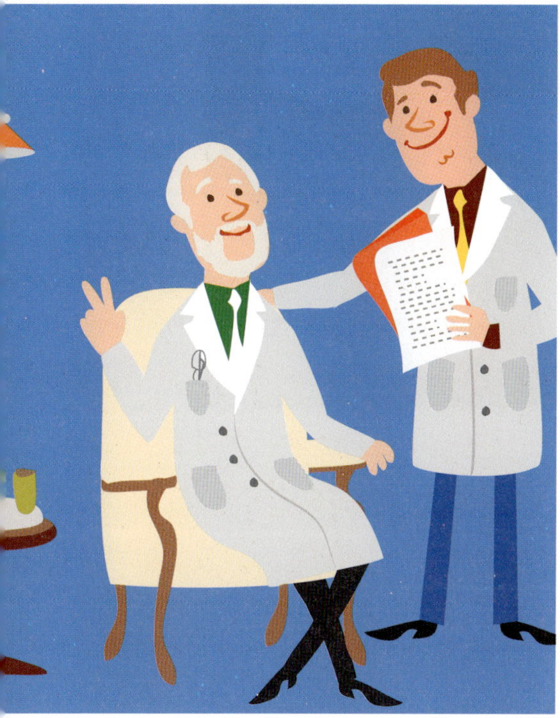

제3장

마음경영 제 2 단계

觀 (볼 관)

1. 감정이 뜨고 가라앉음을 관찰하자(審七情之浮沈)!
2. 상처받은 어린 나의 영혼!
3. 마음(감정)의 변비
4. 자식에게 무엇이 대물림 되고 있는가?
   〈어머니 Ⅲ〉
5. 마음(감정)의 흐름: 원활한가 혹은 정체되어 있는가?
6. '자학용 보물의 즐감'에 빠져 있나?

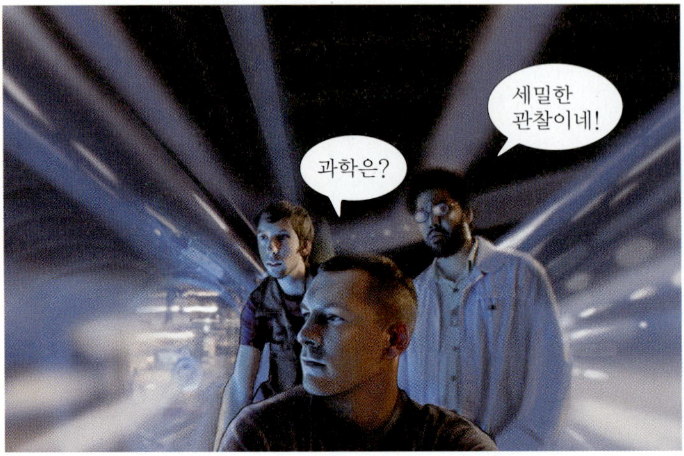

그림 3-1
영화 '아바타(Avatar)'의 한 장면

영화역사상 최고의 관객을 동원하였던 영화 중 하나인 '아바타(Avatar)'에 다음과 같은 대사가 나온다; '과학의 요체는 관찰이다(Good science is good observation)'. 이 대사는 과학의 무지한이었던 주인공 '제이크 셜리'가 '아바타 관련 프로젝트'에서 자신이 무엇을 어떻게 해야 할지 궁금해하는 질문에, 아바타 조정실의 과학자 '맥스 파텔'이 건네준 조언이다(그림 3-1).

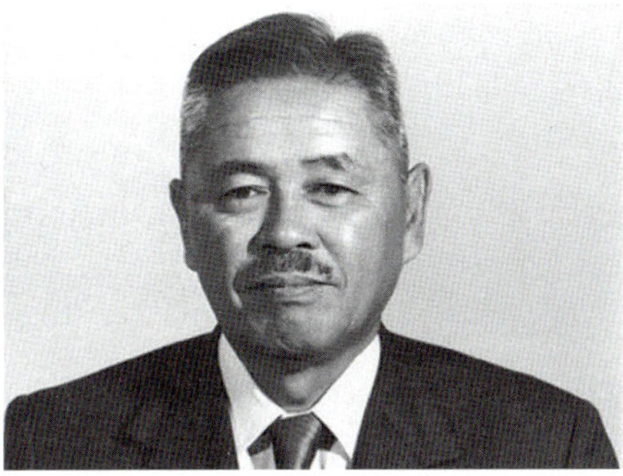

그림 3-2
다이치 오노(Taiichi Ohno, 1912-1990)

일본 자동차 회사 도요타(Toyota)의 사장이었던 다이치 오노(그림 3-2)는, 생산 엔지니어로 입사하여 도요타 자동차 회사를 세계적 기업으로 성장시킨 인물이다. 오노사장은 회사 경영 개선 및 업무 혁신에 관련된 다양한 기법을 개발한 것으로 유명한데, 그 중 하나가 '오노 서클(Ohno circle)'이다. 오노는 자동차 생산 현장 바닥에 원(서클)을 그려 놓고, 생산 라인의 담당자에게 그 서클 안에서 생산 현장을 직접 관찰하게 하였다. 그 원(서클) 안에 있게 된 생산 라인 담당자는 짧게는 몇 시간에서 수십 시간을 그 원(서클) 안에 머물면서, 자동차 생산의 해당 작업과정을 면밀하게 관찰할 수 밖에 없다. 그러한 과정에 작업의 흐름이 세세하게 파악되고, 더 나아가 작업 과정의 문제점과 원인을 자연스럽게 발견하게 된다. 즉, 업무 현장에서의 관찰을 통하여, 문제의 본질을 이해하고 또한 그 문제를 해결할 수 있는 새로운 아이디어도 얻어내는 것이다.

관찰은 모든 사안의 진행 과정을 개인적인 감정의 개입 없이 제 3

자의 입장에서 담담히, 마치 영화를 관람하는 관객의 입장에서 찬찬히 살펴보는 것이다. 관찰은 그러한 과정을 통하여, 종국에는 창조적이고 긍정적인 결과를 찾아내는 과학탐구의 중요한 방법이다. TV나 라디오의 과학관련 특집다큐멘터리에서, 특집 관련 과학용어를 제외하고 가장 많이 등장하는 단어가 관찰이다. 의학은 과학을 기반으로 이루어진 학문이다. 따라서 과학에서 중요한 관찰은 의학의 궁극적 목적 중 하나인 건강 유지에 유익한 방법이며 마음경영의 두 번째 키워드이다.

1. 감정이 뜨고 가라앉음을 관찰하자(審七情之浮沈)!

앞 장의 '마음과 몸 연결 축(Mind-Body Axis)'에서 알 수 있듯이, 자율신경계와 내분비계를 끊임없이 자극하여 오장육부를 한시라도 쉴 틈 없이 흔들어대 질병을 유발하는 것은 바로 마음(감정)이라는 파도이다. 마음(감정)에서 오장육부로 전달되는 과정은, 너무나 자연스럽고 무의식적이며 또한 순식간에 진행되어 본인은 거의 의식하지 못한다. 그리하여 마음(감정)의 파도에 휘둘려 오장육부가 (마치 뱃멀미하는 것처럼) 심하게 흔들리고, 마음(감정)이 살기 가득한 칼춤을 추고 있어도 그 마음(감정)에 충실하게 반응할 수 밖에 없다.

몇 해 전 아시아의 스나미(지진해일), 미국 뉴올리언즈의 허리케인 카트리나, 그리고 최근 2011년에는 가까운 일본에 스나미(지진 해일)과 미국 중부의 토네이도로, 해당지역에 엄청난 인명 및 재산 피해를 초래하였다. 그 당시의 상황이 TV와 신문에 상세하게 보도될 때마다, 많은 사람들이 피해 입은 사람들에 대한 안타까움과 자연 재해에 대한 두려움을 느꼈다. 이따금씩 TV프로나 영화에서는 스나미, 허리케인 또는 지진 같은 천재 지변에 연관된 내용을, 실감나게 극화한 작품들이 소개된다. 이러한 TV 프로나 영화의 내용과 장면이 배우와 제작자들에 의하여 인위적으로 만들어졌다는 것을 미리 알고 있지만, TV나 영화 관람에 몰입하게 되면 마치 그 상황들이 자신에게 실제 일어나는 것처럼 인식되면서 그에 상응한 마음(감정)이 유발된다. 그리하면 몸은 거실소파나 영화관

좌석에 편안히 앉아있지만, (영화관람 중 유발된 마음[감정]에 충실하기 위하여) 맥박은 빨라지고 숨소리는 거칠어지며 등과 손에서는 식은 땀이 흐른다. 어떤 때는 자신도 모르게 눈은 분노로 이글거리고 주먹이 불끈 쥐어지고, 슬픔으로 눈가에는 눈물이 맺혀지면서 가슴이 아려온다.

다음과 같이 상상해 보자. 자신이 스나미(지진해일), 허리케인(카트리나), 또는 토네이도의 한 가운데에 있다고...., 다시 말해서 엄청난 비바람이 몰아치고, 사방에는 사람들의 비명이 난무하고, 무서운 속도로 흘러 내려가고 있는 홍수나 폭풍의 한 가운데서 무엇인가에 의지하여 겨우 목숨을 부지하고 있다면, 두려움, 공포, 슬픔, 걱정 등의 절망적인 마음(감정)들이 엄습하면서 지극히 다급한 신호를 자율신경계과 내분비계에 보낼 것이다. 그러면 자율신경계과 내분비계는 당대 최고의 명포수를 만난 노쇠한 호랑이처럼 혼비백산하여, 통제가 불가능한 혼란스러운 신호를 오장육부와 전신 근육에 보낼 것이다. 눈은 놀란 토끼처럼 동그래지고, 전신에는 식은 땀이 비 오듯이 흐르고, 입안의 침은 사막의 모래처럼 마르고, 심장은 술 취한 기관사가 몰아대는 폭주열차처럼 뛰고, 위장운동은 추운 겨울에 얼어버린 엔진처럼 급격히 감소하고, 손은 널빤지가 으깨질 정도로 단단하게 조이게 된다.

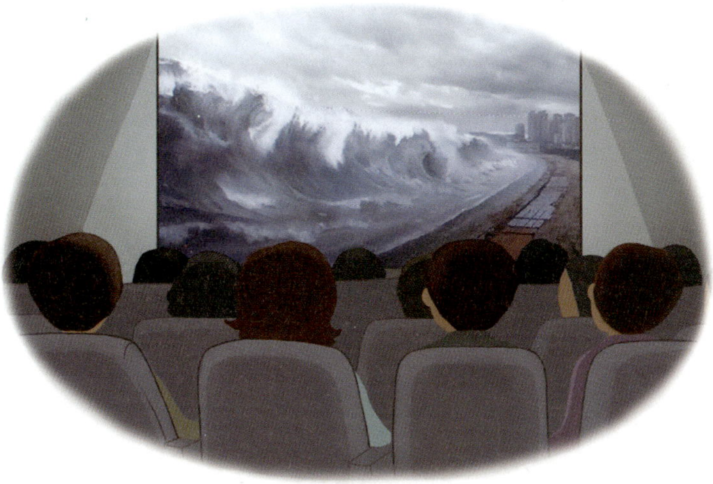

그와 같은 상황으로 신체에 다양한 반응을 유발한 마음(감정)에서 잠시나마 벗어나는 것은, 목이 말라서 음료수나 물을 마시거나 옆 좌석의 사람이 화장실에 가려고 자신의 앞을 지나갈 때이다. 그 때에서야 본인이 영화의 주인공이 아니라, 그 영화의 관람자로 인식되면서 극도로 흥분되었던 오장육부와 사지는 안정을 되찾게 된다. 즉, 자신의 마음(감정)이 현란스럽게 흔들렸었고 또한 흔들리고 있다는 것을, 제 3 자의 입장에서 차분하게 관찰할 수 있게 되는 것이다.

한의학 고서(古書) 《사암도인침구요결(舍岩道人鍼灸要結)》[1]의 서문에 "일곱 가지 감정이 뜨고 가라앉음을 유심히 관찰하라(審七情之浮沈)"고 하였다. 예를 들어 TV나 영화 관람 중 칠정이 갑자기 용솟음치고 잠시 머물다가 사라지는 과정을 실시간으로 제 3자의 입장으로 관찰

1 《사암침법으로 푼 경락의 신비》, 김홍경, 식물추장, 2001년

하는 것이다. 그리고 그러한 마음 즉 감정에 오장육부와 얼굴, 팔, 그리고 다리가, 마치 알라딘의 '지니'처럼 지극히 충성스럽게 반응하는 것을, 제 3 자의 입장, 즉 영화나 TV를 관람하는 관람자의 입장에서 찬찬히 관찰하는 것이다.

2. 상처받은 어린 나의 영혼!

어린아이가 성인으로 성장하여 직장에 취직하거나 혹은 결혼하여 가정을 이루거나 혹은 개인 사업을 운영하면서 가족 및 사회 공동체에서 생활하게 되면, 필연적으로 자라온 환경과 인생관이 다른 여러 사람들을 만나고 또한 사적 또는 공적 인간관계를 맺을 수 밖에 없다. 그와 같은 인간관계를 원만하고 성숙하게 맺어 질 수 있도록 영향을 미치는 것이, 자아이미지가 형성되는 유아기 또는 어린 시절에 형성된 '마음속 아이'이다. 즉 인간관계가 원만하지 못한 사람은, 불안, 근심, 미움, 공포 등의 감정적 상처가 많은 '마음속 아이'를 간직한 경우가 적지 않다. '마음속 아이'는 어릴 적 받았던 마음(감정)의 상처가 원만하게 해소되지 못한 상태에서 성인이 되고, 그 상처로 인하여 주변 사람들과의 관계에서 불협화음이 반복적으로 발생하고 또한 그러한 과정에서 새롭게 발생되는 상처가 겹겹이 쌓이면서, 더 한층 강화된 건강하지 못한 마음(감정)을 간직하게 된다.

다른 한편으로 상처 입은 '마음속 아이'는 보상작용을 유발하여, 부모님이나 부모님처럼 권위적 위치에 있는 직장 상급자에게 인정받기 위하여 경쟁적으로 살도록 본인을 끊임없이 자극한다. 사회적으로 성공한 사람 중에는, 어린 시절 부모님에게 관심을 받지 못했던 마음(감정)의 상처를 심리적 배경으로 깔고 있는 경우가 종종 있다. 그리하여 부모님에게 인정받고 싶어, 남들보다 더 열심히 노력한다. 그러한 노력으로 학교의 학업성적도 우수하고 결국에는 사회적으로도 성공하게 된다. 그런데 문제는 그러한 성공 후에도 심리적 안정이나 만족을 느끼지 못하고, 주변 사람들과 마찰이 끊이지 않는다. 상처 입은 '마음속 아이'는 오래 전 과거에 형성되었지만, 현재에도 계속하여 마치 배의 키잡이처럼 (자신도 모르게) 본인의 생각과 행동을 결정하고 주변사람들과 불협화음을 (자신도 모르게) 유도한다.

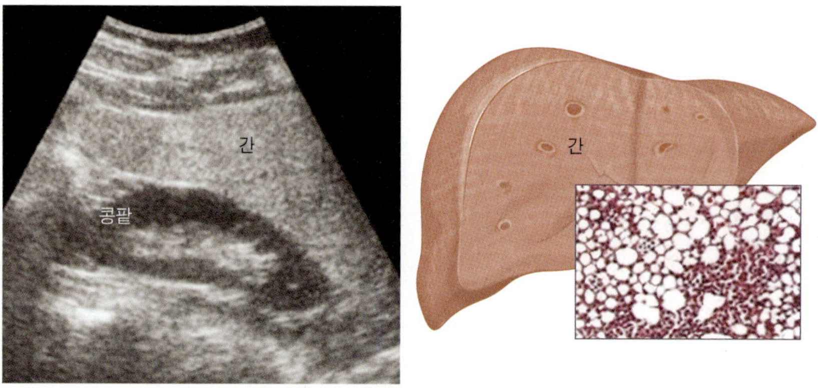

그림 3-3
지방간의 초음파검사소견(좌) 및 모식도-조직검사 소견(우)

45세 여자가 건강검진에서 간 기능이상 소견이 관찰되어, 진료가 의뢰되었다. 혈액검사에서 빌리루빈 1.6 mg/dL(정상; 0-1.2 mg/dL), AST 125 IU/L(정상; 0-40 U/L), ALT 150 U/L(정상; 0-50 U/L)으로 증가되어 있었다. A-,B-, C-형 간염 바이러스 검사에서는 모두 음성이었고, 간에 대한 초음파검사에서 지방간(fatty liver) 소견이 관찰되었다(그림 3-3).

정상 간은 지방이 차지하는 비율은 5% 정도인데, 지방간은 그보다 더 많은 지방이 축적된 상태이다. 본 환자의 검사 결과는 간에 과도한 지방 축적으로 간 세포가 괴사되는 염증 징후가 관찰되어, 지방성 간염으로 진단되었다. 지방간의 주 원인은 음주와 비만인데, 본 환자의 병력 청취에서 술은 먹지 않았고 BMI(Body Mass Index: 체질량지수) 31.2로 비만이었다. 비만은 단순 비만과 증후성 비만으로 분류하는데 단순 비만은 과식과 운동 부족이 그 원인이며, 증후성 비만은 내분비, 시상하부성, 유전, 전두엽 및 대사성 등으로 발생한다. 본 환자는 과식에 의한 단순 비만이었는데, 과식 조절을 위한 면담과정에서 다소 특이한 점이 발견되었다.

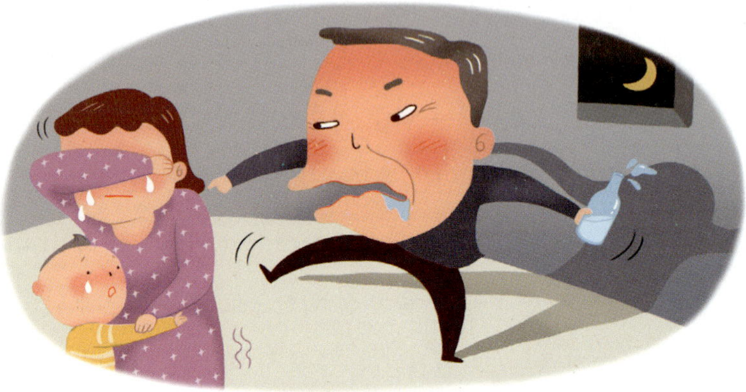

환자의 과식은 주로 음식을 한꺼번에 지나치게 많이 먹는 폭식(暴食)이었는데, 폭식은 특히 시아버지가 술을 먹은 날 심해졌다. 그런데 그러한 현상은 환자의 어린 시절에 입은 상처와 연관이 있었다. 환자는 현재의 남편을 만나서 원만하게 살았으나, 환자가 진행하였던 개인사업이 부도났었고 그것을 수습하는 과정에 시댁에 상당히 큰 경제적 손실을 입혔다. 시아버지는 평소에는 말이 없고 점잖은 데, 술만 먹으면 며느리인 환자에게 지난 날 입혔던 경제적 손실에 대한 내용을 들춰서 며느리를 구박하였고 심하면 가재도구나 부엌살림을 부수었다. 환자는 그럴 때마다 시댁과 시아버지에 대하여, 죄송하고 미안한 마음(감정)이 가득하였다. 그런데 시아버지의 그러한 행동이 자주 반복되면서, 환자의 어린 시절에 깊게 패여 졌던 상처가 되살아났다.

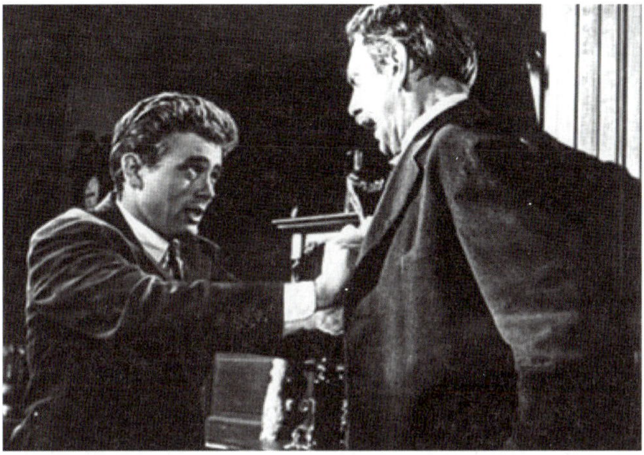

그림 3-4
아버지에 대한 분노를 다루었던 영화 ‘에덴의 동쪽’의 한 장면

현재 시아버지가 며느리인 환자에게 보여주는 행동은, 환자의 어린 시절 친정아버지가 어머니에게 하던 행동과 꼭 같았다. 어린 시절 환자는 친정아버지의 그런 행동에, 환자는 극심한 공포와 불안을 경험하였고 다른 한편으로는 친정아버지에 대한 미움과 분노도 느꼈다. 그 당시에 환자는 육체적으로 어렸기에 자신이 느꼈던 미움과 분노를 친정아버지에게 표출할 수 없었고, 그것은 그대로 가슴속 상처로 간직한 채 무의식 깊은 곳에 묻어 두었다. 그러한 와중에도 학교생활을 열심히 하였고, 성인에 되어서는 현재의 남편을 만나 결혼하였다. 그 후 부부 및 사회 생활은 원만하여 어린 시절 받았던 상처를 되살리지 않고 평온하게 지냈다. 그런데 사업 부도와 시댁의 경제적 손실에 따른 시아버지의 술 먹고 난 후 행동에서, 지난 어린 시절 경험하였던 그러나 어쩔 수 없이 감추어

두었던 친정아버지에 대한 미움과 분노가 되살아났다. 현재 환자는 그러한 미움과 분노를 충분히 표현할 수 있을 정도로 육체는 충분히 성장하였지만, 환자는 가족내의 예의범절에 대한 가르침을 잘 받아온 성인이었기에, 친정아버지에 대한 미움과 분노가 투영되었던 시아버지에 대하여 그러한 미움과 분노를 직접 행동으로 옮기지는 못했다. 하지만 그와 같이 불편했던 마음(감정)을 해소할 대상이 필요했고, 그 대상이 바로 음식에 대한 폭식이었다. 그런데 문제는 그러한 폭식으로, 미움과 분노의 마음(감정)이 근원적으로 해결되지 않았다. 그리하여 환자의 폭식은 주기적으로 장기간 반복되었고, 결국에는 환자를 비만으로 이끌었다.

환자가 진료를 받게 된 동기는 간 기능의 이상이었고, 간이라는 가시적인 육체가 손상된 간염이었다. 하지만 그 원인은 환자를 주체할 수 없는 폭식과 비만으로 몰아세웠던 시아버지에 대한 미움과 분노였고, 그 근본 뿌리는 환자의 어린 시절 권위적인 존재인 친정아버지로부터 입었으나 원숙하게 해결되지 못한 '어린 시절 상처'였다.

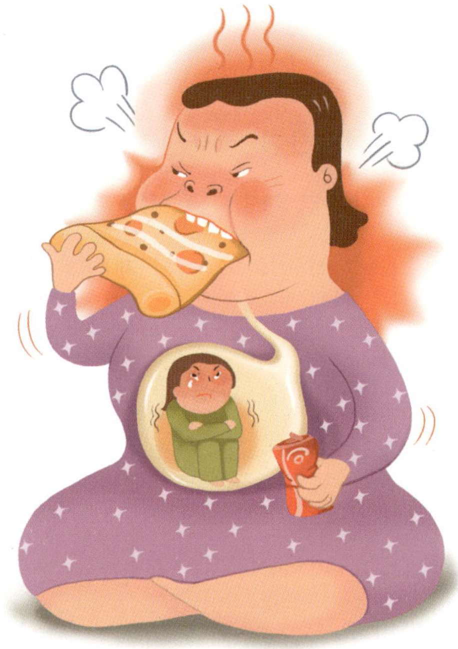

그림 3-5
폭식하는 '마음속 아이'

현대생활이 풍요로워지면서 비만이 점점 증가하고 있다. 육체를 승용차로 비유하면, 비만은 소나타급으로 태어났는데 그랜저급으로 변한 것을 의미한다. 비만이 건강에 위험한 이유는, 소나타급의 오장육부와 뼈대로 그랜저급의 육체를 움직이니 과부하가 되면서 종국에는 오장육부 및 뼈대가 손상되기 때문이다. 비만의 원인에는 과식, 칼로리 높은 음식, 운동부족, 자가용 급증 등 다양한 원인이 있는데, 일부 원인은 앞에서 소개한 환자처럼 상처 받은 '마음속 아이'가 관련되어 있다(그림 3-5).

어린 시절 아버지 또는 어머니에게서 받은 상처를 충분히 해결하지 못한 상황에서 성장하면, 직장생활 중 아버지나 어머니처럼 권위적인 존재인 직장 상사로부터 또는 결혼하여 시아버지 또는 시어머니에 의하여 '마음속 아이'의 상처가 재현될 수 있고, 그리되면 그 때의 불안, 공포, 불만, 미움, 또는 분노의 마음(감정)이 재발된다. 하지만 안타깝게도 그러한 마음(감정)을 직장상사나 시부모님에게 직접적으로 표현하여 풀어내는 것이 어려운 직장 및 가정 환경에 처하게 되면, 그러한 불편한 마음(감정)의 해결방안으로 음식을 지속적으로 (다소 병적으로 집착하여) 먹게 된다. 그런데 문제는 그러한 해결 방식은 아무리 음식을 마음껏 먹어도, 잠시 동안은 그러한 마음(감정)이 해소되는 듯 하지만 완전하게 근원적으로 처리되지 못하는 한계점을 내포하고 있다. 결국 그러한 상황의 반복으로 비만을 초래하게 되는데, 그러한 행위의 근원지는 충분하게 해결되지 못한 '마음속 아이'의 상처이다.

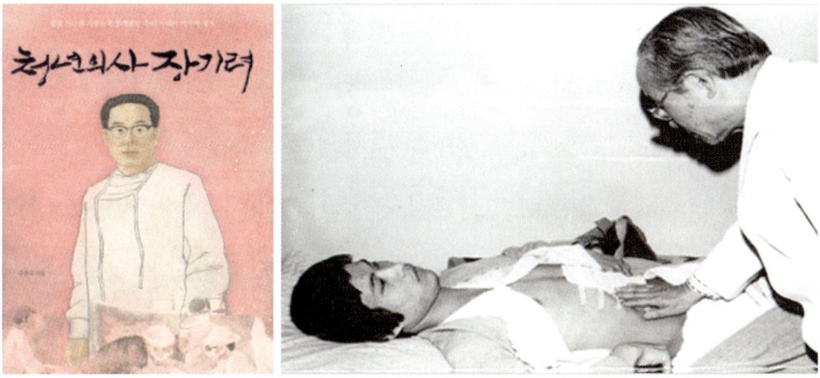

그림 3-6
《청년의사 장기려》[2]의 표지(좌)와 의사 장기려가 환자를 진료하는 모습(우)[3]

바보의사, 한국의 슈바이처로 불리는 장기려박사가 어려울 때마다 떠올리는 삶의 신조이면서 후배들에게 물려준 삶의 철학이, 환자(患者)의 정의에 대한 스승 성인제 박사의 가르침이었다. 즉 "환(患)은 꿰맬 관(串)자에 마음 심(心)자로 이루어져, 환자는 상처 받은 마음을 꿰매여야 할 사람"이라는 것이다(그림 3-6). 다시 말해서 환자는 과거에 본인의 의지나 의사에 관계없이 겪게 되었던 마음속 상처가 많은 사람이라는 뜻이다. 본인이 어찌할 수 없는 상황에서 체험한 어린 시절의 상처는, 만약 어떠한 방식으로든 원만하게 해결되지 않으면 종국에는 성인이 되어서는 여러 질환의 발병으로 연결되며, 심한 경우에는 암 발생에도 간접적으로 관여한다. 암발생에 심리적 요소의 중요성을 강조한 책 《칼 사

2 손홍규, 다산책방, 2008년
3 'www.koreahealthlog.com/582' 에서 인용

이몬튼의 마음의술》[4]에는 암환자의 유년시절에 관련된 임상심리학자 로렌스 르샨(Lawrence Le Shan) 박사의 연구 내용이 소개되었다. 암 환자의 유년시절은 고립과 무시, 절망의 감정을 두드러지게 경험하고, 곤란하고 위험한 대단히 긴장된 인간관계 속에서 생활한다. 청년기에는 의미 있는 인간관계나 온 정열을 쏟은 어떤 일을 통해 만족감을 얻는다. 그 후 성인에서 필연적으로 겪게 되는 죽음, 이주, 자녀의 출가, 은퇴 등으로 의미 있는 인간관계나 어떤 일에서 본인의 역할이 제거되거나 소외되면서, 유년시절 남아 있었던 (다시 말해서 재활성화된) '상흔'에 의해 다시 공격을 받는다.

영화 '써니(Sunny)'는 서른 중반이 훌쩍 넘은 아줌마들의 이야기이면서, 여성이면 누구나 간직하고 있는 아름답고 사연 많았던 고등학교 시절의 추억을 떠올리게 하는 영화이다. 영화에서 자신 안에 상처 받아 울고 있는 '마음속 아이'를 마주 보는 장면이 소개되었다. 영화의 주인공인 임나미(유호정 분)는 꼬막의 고장 벌교에서 서울로 상경한 유학생이었고, 같은 학년의 '써니' 그룹에 가입하면서 겪게 되는 여러 상황들이 코믹하고 때로는 진중한 내용으로 보여주었다.

4 칼 사이먼튼, 살림출판사, 2009년

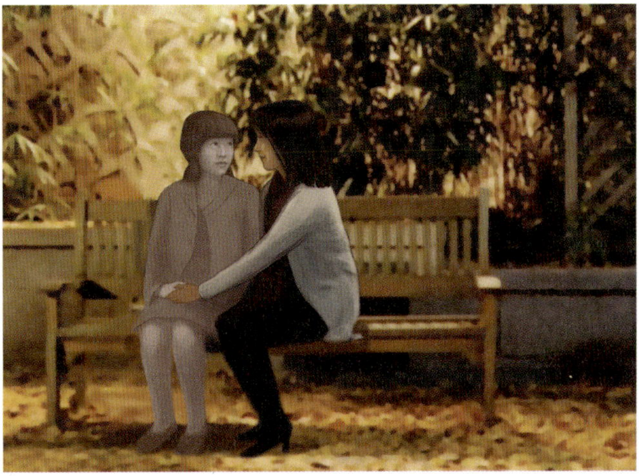

그림 3-7
영화 '써니(Sunny)' 의 한 장면

그러한 내용 중 하나가 주인공 임나미는 그룹 멤버의 오빠 친구를 짝사랑하였는데, 어느 날 친구 수진과 삼각관계로 엮어 있는 걸 알게 되어 실연의 상처를 깊게 입었다. 고교생활을 마치고 어른이 된 임나미는 현재 탄탄한 회사의 대표인 남편과 고등학교 딸을 둔 한 가정의 엄마이다. 친정 엄마가 치료받고 있는 병원에 문병 갔다가 우연히 같은 병원의 다른 병실에 입원하고 있는 써니 그룹 멤버 하춘화(진희경 분)를 만나게 되었고, 그 친구가 말기 암으로 투병중인 것을 알게 된다. 그 친구의 부탁으로 임나미는 고등학교 시절 '써니' 그룹 멤버를 찾는 과정 중 가슴 깊은 곳에 묻어두었던 실연의 상처를 마주하려는 용기를 내게 된다. 그리고는 드디어 고등학교 시절 짝사랑하였던 그 오빠(이경영 분)를 직접 찾아가서 만난다. 오랫동안 품어왔던 기대보다 다소 싱거운 만남 후 낙엽 떨어지는 돌담 길 옆 벤처에 앉아서 실연의 깊은 상처로 울고 있는 과거 고등학생 임나미를 만나게 된다. 현재의 임나미는 벤치 옆에서서 제 3 자의 눈으로 실연의 상처로 울고 있는 과거의 자신을 관찰하게 된다(그림 3-7). 그러한 관찰을 통하여 자신 안 깊숙이 숨겨져 있던, '상처 입은 마음속 아이'를 마주하게 된다. 만약 몸과 마음이 반복적으로 아프고 괴롭다면, 혹시라도 자신 안에 영화 '써니'의 임나미처럼 '상처 입은 마음속 아이'가 자리잡고 있는지 세심하게 관찰해 보아야 한다.

가시나무새

작사 · 작곡 하덕규

내 속엔 내가 너무도 많아
당신의 쉴 곳 없네
내 속엔 헛된 바램들로
당신의 편할 곳 없네

내 속엔 내가 어쩔 수 없는 어둠
당신의 쉴 자리를 뺏고
내 속엔 내가 이길 수 없는 슬픔
무성한 가시나무 숲 같네

바람만 불면 그 메마른 가지
서로 부대끼며 울어대고
쉴 곳을 찾아 지쳐 날아온
어린 새들도 가시에 찔려 날아가고
바람만 불면 외롭고 또 괴로워
슬픈 노래를 부르던 날이 많았는데
내 속엔 내가 너무도 많아서
당신의 쉴 곳 없네

3. 마음(감정)의 변비

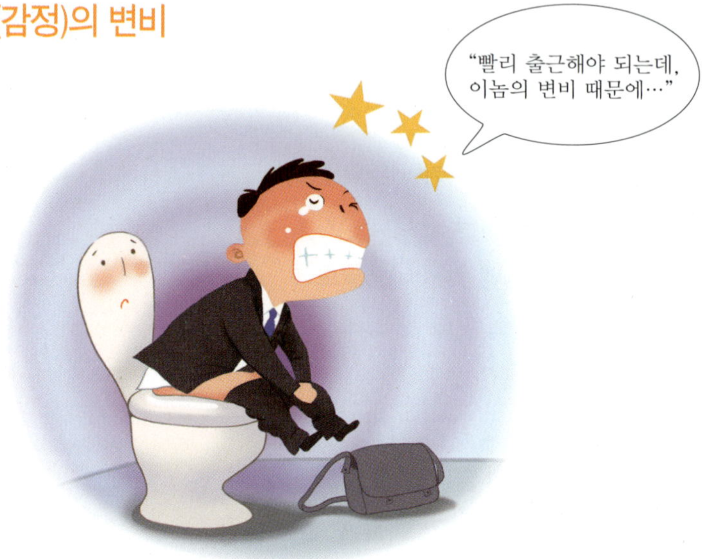

변비(constipation)는 음식물과 신체세포 대사 후 산물인 분(糞, 대변)을 몸 밖으로 버리지 못하고 체내에 쌓아놓은 것이다. 대변을 몸 밖으로 내보내는 것은 자연스럽고도 건강에 지극히 중요한 행위이다. 전날 국내 최고급 한우고기를 곁들인, 세계 최상급의 음식을, 세계 최고급 프랑스산 최고급 와인과 함께 먹었다고, 거기에서 형성된 대변마저도 국내 또는 세계 최고급이라 여겨 몸 안에 오랫동안 간직하는 사람은 없을 것이다. 즉 대변은 버려야 하며, 그것이 원활하지 못하면 변비가 된다.

변비의 또 다른 형태는 마음(감정)의 변비이다. 변비는 '대변이라는 물질을 버리지 못하는 것'이며, 마음(감정)의 변비는 '마음속 감정의 앙금들이 버려지지 않고 남아있는 경우'이다. 매일 매 순간 느끼는 기쁜 감정, 성난 감정, 우울한 감정, 걱정스런 감정, 슬픈 감정, 무서운 감정, 놀란 감정 등은 대부분은 일시적으로 일어났다가 사라진다. 그러나 어떤 감정들은 자신의 머리와 가슴 속에 맴돌아, 걷거나 뛰거나 일하거나 쉬거나 서있거나 누워있거나 등 어떤 자세를 취하여도 마음속의 감정은 지속적으로 남아있다. 친한 친구나 친지에게 돈을 사기 당한 분한 마음, 일편단심을 주었던 연인의 변심에 따른 질투 및 분노, 시어머니에 대한 미운 마음, 마음 씀씀이가 부족한 며느리에 대한 섭섭한 마음, 먼저 간 자식이나 배우자에 대한 슬픔, 남편이나 부인의 외도(外道)에 의한 분노와 허망함, 부모님 뜻에 따라주지 않는 자식에 대한 미움과 섭섭함, 남보다 못난 자신이나 자식에 대한 실망감, 수명의 한계로 결국 죽을 수 밖에 없는 인간숙명으로 인한 슬픔과 허망함 등의 마음이 잠시도 떠나지 않고 마음속에 남아있다면, 이것은 명확히 마음(감정)의 변비이다.

생명유지에 필요한 대사과정 후 생산되는 대변은, 그 냄새가 지독하여 아무리 친해지려고 노력하여도 가까이 하기 어려운 독특함이 있다. 위장이 지극히 편한 다음 날 마주하는 대변이라도, 세상의 그 누구보다 인내가 강한 사람이라도 그 냄새를 친숙하게 대하기는 어렵다. 그 냄새는 당대의 절세 미인이라고, 세계 최고 인기 연예인이라고, 정부기관의 고관대작이라고, 국내 최고가의 피부관리를 받은 사람이라도, 일반 사람들보다 훨씬 고상하거나 향수처럼 향기롭지는 못하다. 술 먹은 다음날이나 속이 불편할 때의 대변 냄새를 직접 체험해 본 사람은, 그 지독함과 불쾌함을 충분히 동감할 것이다. 만약 이러한 대변이 오랫동안 큰 창자(대장, 大腸)에 머물고 있으면, 그것을 자식인양 품고 있는 큰 창자입장에서는 가히 고문이다.

육체 변비의 해로움이 이러하다면, 마음(감정) 변비의 해로움도 이해할 수 있을 것이다. 마음(감정)의 변비에 걸리면 (변비의 지독한 냄새로) 마음(감정)이 안정되기 어렵고, 장기간 지속되는 경우에는 마음(감정)과 핫라인으로 연결된 오장육부가 여지 없이 손상된다. 불교경전 법구경(法句經)에는 다음과 같은 내용이 있다. '분노와 어리석음은 몸을 상하게 한다. 마치 녹이 쇠를 망가트리듯이 …….' 마음(감정)의 변비가 초래하는 해가 결코 만만하지 않다. 사람에 대한 믿음이 없어지고, 세상을 부정적인 시각으로 보게 되고, 모든 일에 불만과 불평이 가득하게 쌓인다. 이에 따라 얼굴의 모양은 불만스럽고 신경질적인 모습으로 변하여, 주위 사람과의 관계도 원만하지 못하게 된다. 마음(감정)의 변비로 신체(몸)에서 악취가 나는 것은 아니지만, 얼굴에는 점점 웃음이 없어지고 몸은 경직된 사람으로 변해간다. 마음(감정) 변비의 합병증은 대변 냄새처럼 코로 맡을 수 있는 것이 아니어서, 본인이 직접 느끼는 강도가 약할 뿐이지 그 해독성은 절대로 약하지 않다. 마음(감정) 변비의 또 다른 문제는 육체 변비는 매일 또는 일주일 정도의 시간만 지나면, 자신의 대변 횟수나 양을 점검하여 변비여부를 인지하고 대처할 수 있다. 하지만 마음(감정) 변비의 심각성은, 마음(감정)의 변비가 심한데도 전혀 그 문제의 존재 자체도 인식하기가 어렵다는 것이다. 따라서 그와 같은 우를 범하지 않기 위하여서는, 자신의 내부에 마음(감정)의 변비가 존재하는지 냉정하게 관찰하여야 한다.

4. 자식에게 무엇이 대물림 되고 있는가?

다음과 같은 질문은 누구나 한번쯤 진지하게 생각하게 될 것이다. "나는 분노, 질투심, 미움, 증오, 기쁨, 절망, 공포 등을 과연 어디에서 배웠을까?" 자신의 모든 행동, 특히 건강에 중요한 마음(감정)-육체 축의 출발점인 마음(감정)과 그 마음(감정)의 처리 방식을 유심히 관찰해보면 아주 흥미로운 점을 발견하게 된다. 삶의 다양한 상황에서 비롯된 마음(감정)을 처리하는 방식은 자신의 부모님과 너무나도 흡사하다. 더욱 재미있는 것은 부모님의 마음(감정) 처리 방식을 본인이 병적으로 싫어하면서도, 자신도 무의식적이고 습관적으로 부모님과 유사한 방식으로 마음(감정)을 처리한다는 것이다. 즉, 자식은 본인이 의식하지 못한 사이 부모님의 방식을 여과 없이 받아들인다.

어린 아이가 세상에 나올 때에는 마치 텅 빈 백지 도화지와 같다. 그 어린 아이가 세상에 첫 발을 내디디면서 만나는 사람은 부모님이며, 부모님의 모든 언행과 마음(감정) 처리 방식은 백지와 같은 아이의 뇌에 그대로 각인되면서, 아이 삶의 교과서가 되어 버린다. 또한 어린 아이는 마치 공장에서 갓 출고된 PC 컴퓨터와 같아서, 입력되는 정보와 프로그램에 대하여 좋고 나쁨을 판단하지 못하고 자신의 중앙기억장치(CPU)에 저장시킨다. 여기에 저장된 정보 및 프로그램은 아이의 성장 중 부닥치는 여러 상황에서, 아이에게 안내자(guide)로 작용한다. 살면서 마주치는 문제에 대한 부모님의 마음(감정) 표현이나 마음(감정)의 처리방식은, 아이의 입장에서는 마치 새로 생산된 PC 컴퓨터에 입력되는 정보이고 프로그램이다. 결국 부모님의 마음(감정) 처리방식은 자식에게 부지불식 중 입력되어, 마음(감정)의 대응 방식이 본인도 인식하지 못하고 무의식적으로 고착화된다. 마치 어린 자식의 신선한 머리에 부모님 방식의 도로를 구축하는 것이다. 그 도로는 출발점과 종착점은 이미 정해져 있는 고정화된 도로이다.

예를 들어 고속도로 경부선은 출발이 서울이고 종착지는 부산으로 정해져 있다. 어떤 식으로든 그 고속도로에 진입하기만 하면, 종착지는 부산을 향하게 되어 있다. 양재에서 진입하든, 수원에서 진입하든, 천안에서 진입하든, 대전에서 진입하든, 종착지는 부산으로 고정되어 있다. 따라서 세상 사람들과 섞여 살면서 필연적으로 어떤 마음(감정)이 발생되면, 그 처리 방식은 언제나 부모님의 방식을 그대로 답습할 수 밖에 없다.

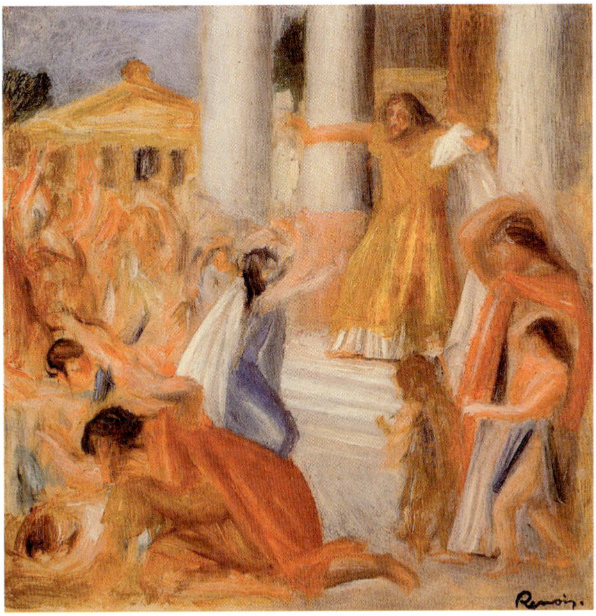

그림 3-8
'오이티프스(Oedipus)', 피에르 오귀스트 르누아르 (Pierr-Auguste Renoir, 1841-1919)

부모와 자식 사이에는 '공격자와의 동일시'라는 다소 아이러니한 정신역동학적 현상이 발현된다. 흔히 동일시(identification)라고 하면 외부의 대상을 닮아가려는 무의식적 소망을 말하는데, 이러한 소망은 긍정적인 마음(감정)을 가진 사람뿐만 아니라 자신을 공격하는 사람에게도 일어날 수가 있다. 가장 근원적인 동일시는 프로이드가 언급한 '오이디푸스 콤플렉스(Oedipus complex)'이다. 유아기 아들은 아버지를 죽인 후 어머니를 차지하고 싶은 욕망을 가지고 있지만, 아버지가 이를 막기 위해서 자신을 공격(거세)하지는 않을까 불안하게 된다. 이 갈등을 해결하기 위해서 아이는 자신을 공격하려는 아버지와 자신을 동일시함으로써, 불안감을 해소하게 된다. 강력한 힘을 가진 사람과 자신을 동일시함으로써 자신도 그러한 권한을 가지려는 무의식적인 소망을 이루는 것이다. 또 다른 예로는 어렸을 때 폭력적인 아버지에게서 자란 아들이, 자라서 아버지와 비슷한 폭력적인 가장이 되기 쉽다는 것이다. 어렸을 때 자신이 느꼈던 무섭고 공격적인 정서를 자신의 통제 하에 둠으로써, 또 다시 공격의 대상이 되지는 않을까 하는 두려움과 불안을 해소하는 것이다. 쉽게 말하면 미워하면서 닮아가는 것이다. 고된 시집살이를 한 며느리가 나중에 보면 자신도 모르게 혹독한 시어머니가 되어 있는 것이다.

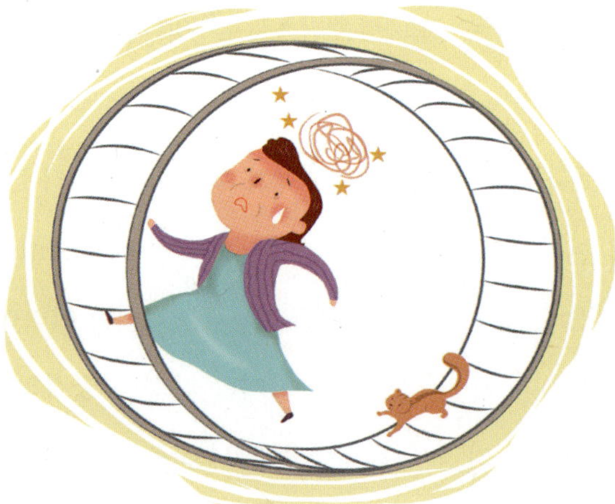

마음(감정)처리 방식이 미숙하여 심인성 질환으로 고생하거나 더 나아가 가정불화와 사회 부적응의 고초를 겪고 있다면, 자신의 그러한

방식이 부모님의 방식과 유사한지 세심히 관찰해야 한다. 그러한 과정이 필요하고 중요한 이유는, 본인의 사랑스런 아들과 딸에게도 그대로 전달될 가능성이 높기 때문이다. 다시 말해서 본인이 겪는 현재의 고초를 사랑스런 아들과 딸이 그대로 답습하게 될 수 있다는 뜻이다. 본인이 그러하듯이 아들, 딸도 부모님에게 배운 대로 나름 정말 열심히 살고 있는데, 가정 및 사회 생활에서 어려움을 반복해서 겪게 된다. 비지땀을 흘리면서 똥오줌 못 가리고 열심히 살고 있는데, 마치 쳇바퀴에 걸린 다람쥐처럼 삶의 고초라는 쳇바퀴에서 벗어나지 못한다.

자신의 정신역동적 사주팔자가 다음 세대에게 대물림 되는 것을 멈추게 하려면, 자신을 객관적으로 바라보는 능력을 키우는 것이 무엇보다 중요하다. 현재 자신의 마음(감정) 조절 방식을 유심히 관찰하여, 그 방식이 자신의 부모님과 어떻게 비슷한지 관찰해보자. 또한 사랑스런 자식의 마음(감정) 조절 방식도 제 3 자의 입장에서 냉정히 관찰하여, 자신과 어떻게 비슷한지 관찰해야 된다.

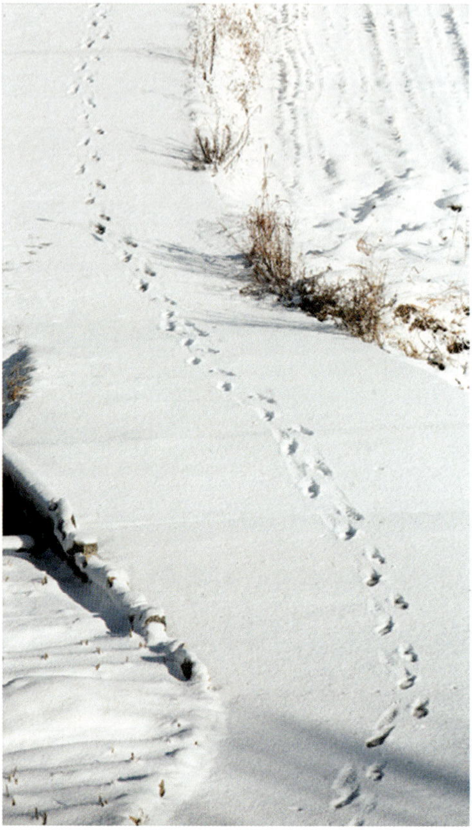

5

눈 덮인 들판을 걸어갈 때 踏雪野中去
함부로 걷지 마라 不須胡亂行
오늘 내가 걸어간 발자국은 今日我行跡
뒷사람의 이정표가 된다 遂作後人程

\- 서산대사 -

5 《전북일보》, 2010년 12월 12일

〈어머니 III〉

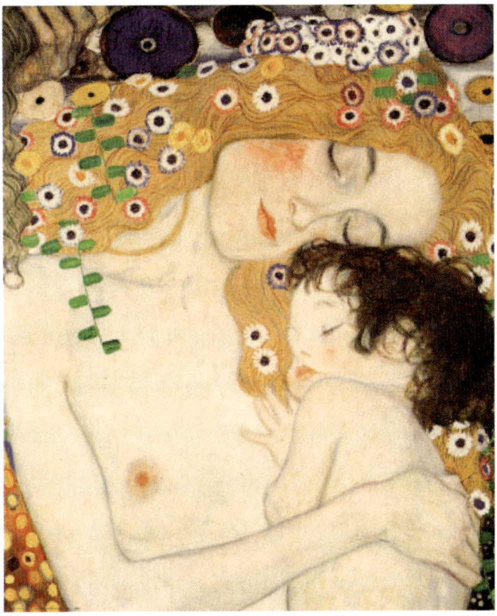

그림 3-9
'엄마와 아이(Mother and Child)' , 구스타프 클림트(Gustav Klimt, 1862-1918)

"애한테 엄마의 존재는 신이지 인간이 아니에요.
여자가 인간이지 엄마는 인간이 아닙니다.
아이한테 엄마는 신이에요. 여신입니다"

〈월간 정토(2007년 6월)〉

아이는 태생학적으로 아빠 유전자(xy)와 엄마 유전자(xx)를 공유한다. 즉, 아빠 및 엄마 유전자의 성(聖)스러운 조합 과정을 통하여, 아이 몸의 기본 설계도가 만들어진다. 그 설계도에 의거하여 아이의 앙증스러운 몸이 만들어지는데, 주목할 사실은 아이 몸을 만드는 기본 물질은 100% 엄마에게서 받는다. 즉, 엄마와 아이 몸의 물질적 성분은 동일하다. 그리고 그와 같은 아이를 엄마는 출산하기 전까지 약 10개월 동안 자신의 몸 속에 품고 있으면서, 둘이 아닌 하나, 즉 한 몸으로 지낸다. 그러한 과정에 엄마와 아이 몸은 물질적인 모든 성품이 하나가 된다.

양자 물리학(Quantum Physics)에서 물질의 기본은 입자와 파동으로 이루어져 있는데, 엄마 몸과 아이 몸은 입자와 파동이 같다. 그리하여 엄마 몸을 떠나 세상에 나온 아이는, 비록 몸은 공간적으로 이제 엄마와 떨어져 있지만 아이 몸은 항시 엄마와 공명(resonance)하게 된다. 그리하여 엄마 몸의 변화를 초래하는 엄마 마음(감정)의 변화는 아이에게 그대로 전달된다. 즉, 엄마의 마음(감정)이 불안·걱정 등으로 흔들릴 때마다 마음(감정)과 직결된 엄마 몸이 흔들리고, 그리 되면 엄마 몸과 공명하는 아이 몸이 흔들리고, 결국에는 아이 몸과 직결되어 있는 아이 마음(감정)이 흔들릴 수 밖에 없다. 또한 만약 아이가 어떤 상황에 의하여 마음(감정)이 심하게 흔들리더라도, 엄마가 마음(감정)의 흔들림 없이 고요하고 안정되어 있으면, 그러한 엄마의 파동이 엄마 몸과 아이 몸의 공명을 통하여 아이의 마음(감정)을 고요하고 안정하게 만든다.

엄마와 아이 관계에서 일어나는 이와 같은 현상은, 아이의 성장에 엄마의 마음(감정) 안정이 무척 중요하다는 것을 의미한다. 세상의 엄마들께서는 〈월간 정토(2007년 6월)〉 법륜스님의 "가족의 힘과 행복을 품고 있는 그 이름, 어머니" 를 꼭 읽어보시기를 권합니다.

5. 마음(감정)의 흐름: 원활한가 혹은 정체되어 있는가?

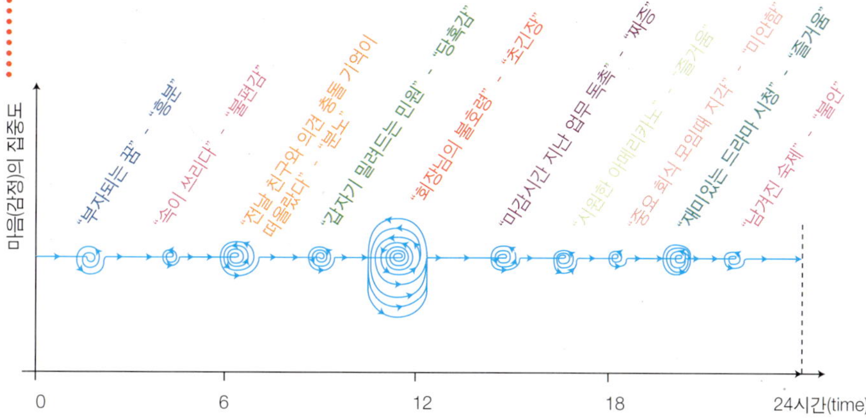

그림 3-10
하루 중 마음(감정)의 흐름을 가정을 모식도

사람이 일상적으로 아침에 잠에서 깨어나 낮과 저녁을 지나 다시 잠에 빠져들 때까지, 다양한 마음(감정)들이 스쳐간다. 잠에서 깨어나 다시 잠에 빠져들 때까지 이성과 오욕칠정의 마음(감정)은 일초의 쉼도 없이 끊임없이 생김과 사라짐, 즉 생멸(生滅)을 반복한다. 하루 동안 마음(감정)의 흐름을 시간에 따라 일정한 방향으로 움직이는 화살표의 흐름으로 표시하면, 그 흐름은 어떤 마음(감정)이 일어나면 그 지점에 잠시 멈추고 다른 마음(감정)이 일어나면 다시 그 마음(감정)으로 흐름이 이어질 것이다(그림 3-10). 마음(감정)이 팥죽 끓듯이 자주 변하면, 그 변화만큼 마음(감정)의 흐름에는 마치 대나무처럼 마디가 생길 것이다.

마음(감정)의 흐름에 발생되는 마디는 각 마음(감정)의 집중 정도에 따라서 다양한 마디가 형성될 것이다. 만약 마음(감정)의 집중이 짧으면 짧은 마디가 생기지만, 마음(감정)의 집중이 오래되면 넓은 마디가 형성될 것이다. 더 나아가 장기간 한 마음(감정)에만 집중한다면, 마음(감정)의 흐름은 더 이상 진행하지 못하고 거기에서 머물게 될 것이다. 예를 들어 활동하는 낮이나 잠자는 밤이나, 밥 먹을 때나 대-소변 볼 때나, 걸어가거나 차를 타고 갈 때나, TV-영화 볼 때나 일을 할 때, 언제나 마음이 항상 타인에 대한 미움-분노 또는 삶에 대한 절망-우울증에 머물러 있다고 가정하자. 그리고 그러한 마음(감정)이 하루 이틀이 아니고 수개월이나 수년에 걸쳐서 지속된다면, 마음(감정)은 순조롭게 흐르지 못하고 어느 특정 마음(감정)에만 머물 것이다.

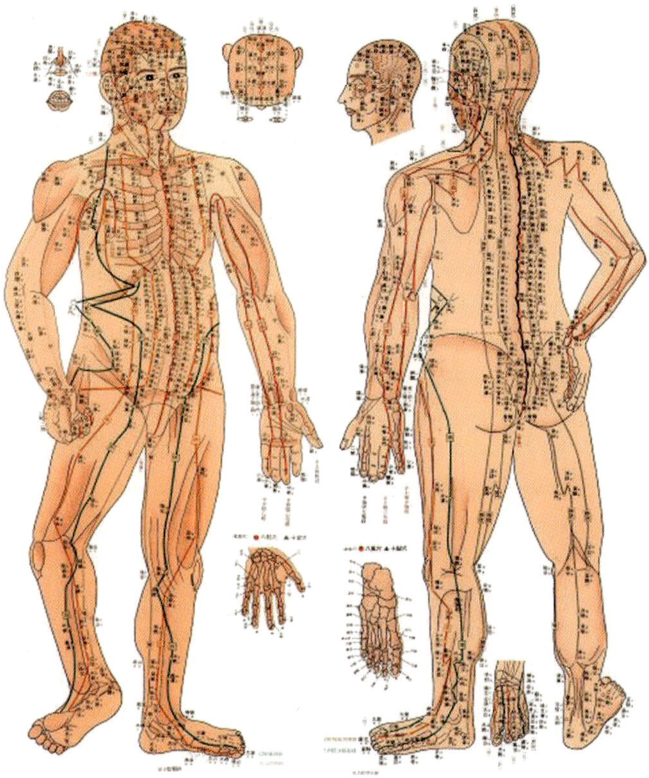

그림 3-11
인체 경락도(經絡圖)

《사암침법으로 푼 경락의 신비》[6]에서 '경락(經絡)은 사체(死體)에서는 관찰되지 않고 살아 있는 생명체에만 존재하는 것'으로, '살아 움직이는 의식과 감정의 통로'라고 소개하였다(그림 3-11). 다시 말해서 경락은 의식과 감정이 흐르는 길이다. 각 경락에는 수십 개의 경혈(經穴)

6 김홍경, 식물추장, 2001년

을 포함하고 있는데, 경락과 경혈을 철도노선과 정거장으로 비교하면 이해하기 쉽다. 즉 경락은 철도노선(예, 경부선)이고, 경혈은 그 철도노선의 정거장(예, 천안역)에 해당된다. 인체에는 팔과 다리로 흐르는 경락이 각각 6 개씩 총 12 경락이 존재하며, 인간이 건강하기 위해서는 전체적인 경락의 흐름이 막힘이나 정체 없이 원활해야 한다. 경락의 흐름은 인간이 일으키는 욕망의 성쇠에 따라, 그에 해당하는 경락의 성쇠가 결정된다.

	바이오리듬 (biorhythm)	욕망	육경(六經)	
			만족상태 (음陰)	불만족상태 (양陽)
유애 (有愛)	1차 욕망 (신체리듬)	재물욕 – 상 심 식 욕 – 배고픔 음 욕 – 갈 증	태음 太陰 (안심)	양명 陽明 (초조감)
	2차 욕망 (감성리듬)	성욕 예술	소음 小陰 (쾌락)	태양 太陽 (공포감)
무유애 (無有愛)	3차 욕망 (지성리듬)	명예 – 우월감 권력 – 귀천 지식 – 안다, 모른다	궐음 厥陰 (칭찬)	소양 小陽 (분노감)

표 3-1
인간의 욕망과 육경의 배속 및 바이오리듬[7]

표 3-1은 인간의 바이오리듬, 욕망과 육경(六經)과의 연관성을 설

7 《동의에의 초대》, 금오 김홍경, 신농백초, 1991년

명한 것이다. 인간의 욕망, 즉 재물욕, 식욕, 성욕, 명예욕, 권력욕, 지식욕 등 오욕의 충족 여부에 따라서 만족상태(음, 陰)와 불만족상태(양, 陽)의 마음(감정)이 발생한다. 각각의 경락은 특정 마음(감정)에 대한 흐름을 담당하는데, 인간 욕망에 따라서 발생된 마음(감정)은 해당 경락의 흐름을 자극한다. 만약 어떤 특정 마음(감정)만이 편향적으로 발생한다면, 즉 분노, 공포, 미움 등만의 마음(감정)이 과도하게 집중적으로 발생된다면, 해당 경락만이 지나치게 편협하여 성하게 되면서 전체적인 흐름이 조화롭지 못하게 될 것이다.

의식과 감정의 통로인 경락을 자극하면, 과연 생명유지에 중요한 오장육부에 어떠한 변화를 유발할까? 경락과 오장육부와의 밀접한 연관성을 보여주는 논문이 소화기기관련 최고 학술잡지 Gastrointestinal Endoscopy에 발표되었다.[8] 내용은 침술(acupuncture) 자극 후 십이지장에서 췌장액과 담즙의 배출을 조절하는 오디괄약근(sphincter of Oddi)의 반응을 연구한 것이다.

8 Electric acupuncture may relax the sphincter of Oddi in human. Gastrointest Endosc 2001;53:211-216.

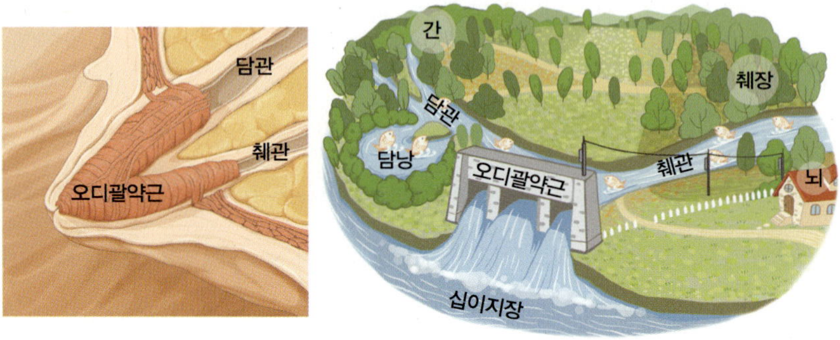

그림 3-12
오디괄약근의 모식도(좌) 및 댐으로 비유한 그림(우)

오디괄약근은 이탈리아 의사 루게로 오디(Ruggero Oddi, 1864-1913)에 의해 밝혀진 평활근육(smooth muscle)으로, 마치 강(江)의 댐문이 강물의 흐름을 조절하듯이 각각 하루에 700-1,000 ml 및 500-600 ml 분비되는 췌장액과 담즙을 십이지장으로 배출하는 것을 조절한다(그림 3-12).

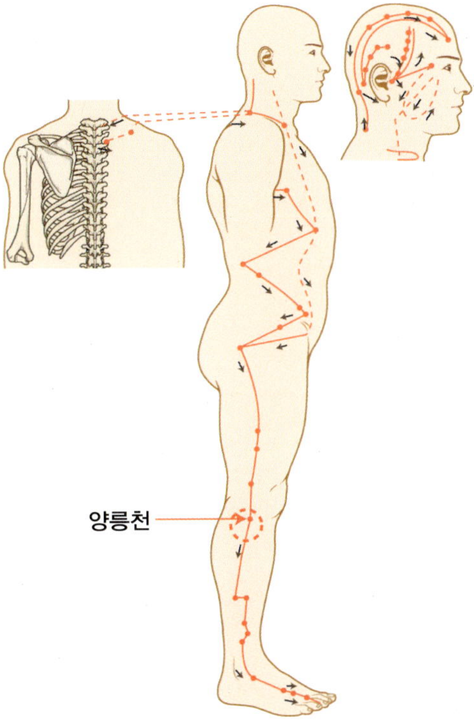

그림 3-13
경락 족소양담경과 경혈 양릉천(陽陵泉)

경락 족소양담경의 경혈인 양릉천(그림 3-13)을 전기 침 자극 후 오디괄약근 변화를 압력계(manometry)로 기록하고, 동시에 혈중 콜레시스토키닌 (choleystokinin, CCK)을 측정하여 그 의미를 분석하였다.

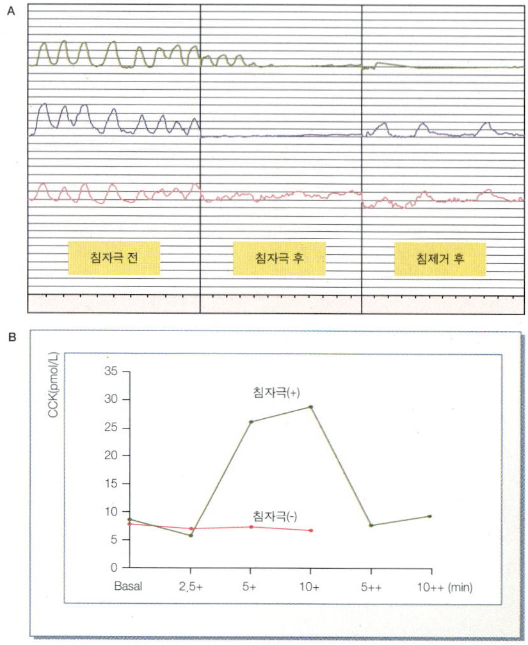

그림 3-14

양릉천 침 자극 후 관찰되는 오디괄약근 압력(A) 및 혈중 콜레시스토키닌(CCK, B)의 변화

하지(다리)의 경혈 양릉천을 전기 침으로 자극하였을 때 오디괄약근의 이완이 확연하게 관찰되었고, 그러한 변화는 혈중 콜레시스토키닌의 증가와 동반되어 나타났다(그림 3-14). 콜레시스토키닌은 식사 후 혈중에 증가하는 소화기관련의 호르몬으로, 주요 작용은 담낭을 수축시키고 오디괄약근을 이완시켜 담즙 및 췌장액을 십이지장으로 배출시킨다. 결국 다리의 경혈인 양릉천을 자극하면 내분비계를 자극하여 콜레시스토키닌이 분비되고, 그 호르몬이 십이지장의 오디괄약근을 이완시

킨 것이다.

본 연구와 《사암침법으로 푼 경락의 신비》의 내용을 연계 지으면, 특정 마음(감정)은 특정 경락을 자극하고, 특정 경락은 관련 호르몬 분비를 유도하여, 종국에는 해당 오장육부에 영향을 미친다. 따라서 특정 마음(감정)에 장기간 휩싸여 있다면, 해당 경락의 흐름이 성해지면서 연관된 호르몬이 오랫동안 지속적으로 분비된다. 그리하여 오장육부의 특정 장기가 지속적이고 반복적으로 자극될 수 밖에 없다. 앞 장에서 소개하였듯이 오장육부를 포함한 육체는 근본적으로 물질이며, 지속적이고 반복적인 자극에 필연적으로 손상된다. 따라서 오장육부의 손상을 예방하기 위하여서는, 현재 자신이 어떤 특정 마음(감정)에 편중적으로 정체되어 있는지를 관찰하는 것이 필요하다.

6. '자학용 보물의 즐감'에 빠져 있나?

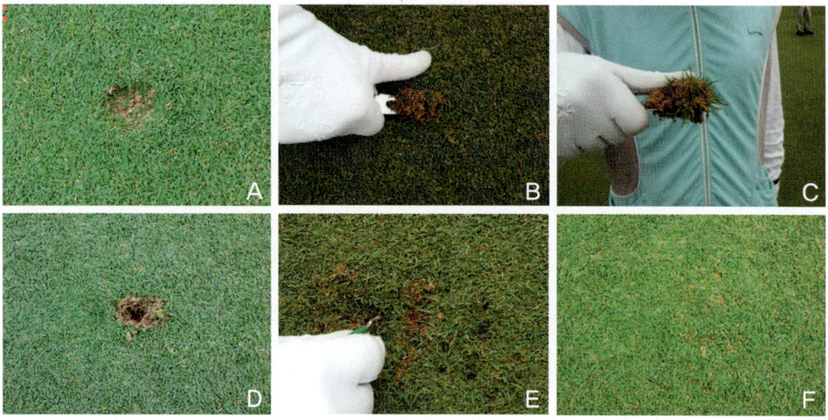

그림 3-15
골프게임 중 그린에 발생한 디보트(디봇, divot) 보수과정

골프게임 중 그린(green)[9]에는 골프 공이 떨어질 때 만들어진 디보트가 필연적으로 발생한다(그림 3-15-A). 그린은 승패를 결정짓는 중요한 장소이기에, 골프장에서 다른 무엇보다도 가장 심혈을 기울여 관리된다. 따라서 마치 최상급 페르시안 양탄자를 깔아 놓고 관리하듯이, 최고급의 잔디가 깔리고 그 잔디도 일정한 높이가 유지되도록 주기적으로 깎고 보수한다. 그와 같은 그린에 (게임 중) 발생한 디보트는, 마치 최고의 정성으로 가꾸어온 피부에 발생한 상처처럼 느껴진다. 만약 디보트를 그대로 남겨두면 그 부위의 잔디는 죽어버려서, 마치 피부의 흉터

9 홀 주변에 만든, 퍼팅(putting)를 하기 위한 잔디밭.

(scar)처럼 남게 되어 그린이 매끄럽지 못하고 제 기능을 유지하지 못한다. 그래서 그러한 디보트를 보수하는 것이 그린 관리의 중요항목인데, 그 과정이 무척 흥미롭다. 일단 마치 작은 이지창 같은 기구를 이용하여, 그 디보트 부위 전체를 마치 수박 먹기 전 수박 씨를 뽑아내듯이 파낸다 (그림 3-15-B, C). 그리고는 파내어 움푹 패인 곳(그림 3-15-D)은 이지창 같은 기구를 이용하여 패인 곳 주변의 그린을 조금씩 끌어다 메운다(그림 3-15-E). 그리고 그 자리를 몇 차례 밟아 주면, 마치 언제 디보트가 있었는가 의심이 될 정도로 완벽하게 보수된다 (그림 3-15-F). 즉, 디보트를 그대로 남겨두고 보수하는 것이 아니라, 그 디보트 자체를 일단 완벽하게 제거하는 것이다.

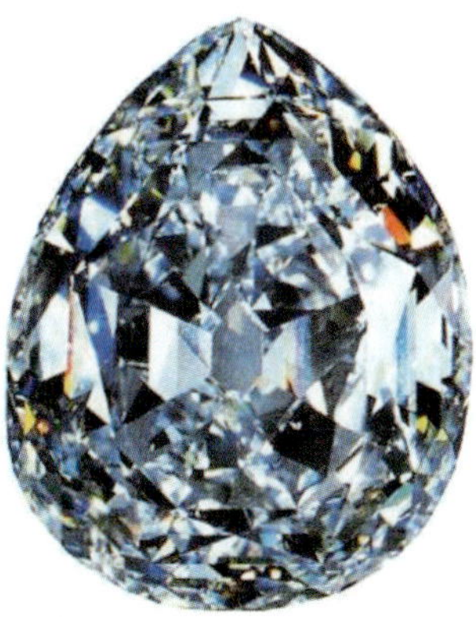

그림 3-16
아프리카의 별(Star of Africa)로 유명한 다이아몬드, 'The Cullinan'

'자학용 보물'이란 마치 골프 그린에 생긴 디보트같은 과거 자신에게 심한 정신적 및 심리적 상처를 주었던 사안과 그 사안에 관련된 마음(감정)을 다이아몬드와 같이 귀중하게 간직하고 있는 것을 말한다. '자학용 보물의 즐감'은 마치 골프 그린의 디보트를 파내 버리지 않은 상태에서 게임하듯이, 그 보물을 수시로 현재로 끄집어내서 과거와 똑같은 마음(감정)을 반복적으로 겪으면서 이를 역설적으로 즐기는 것이다. 그러한 사안은 짧게는 몇 주 또는 몇 달 전에서부터, 길게는 몇 십 년 전에 벌어진 일이다. 사안의 내용은 자신의 자존심을 심하게 손상시키거나 자신의 철석 같은 믿음을 배반하였던 사건이다. 어릴 적 칭찬과 격려보다는 항상 부족하다고 꾸짖었던 부모님, 여러 학급 친구들 앞에서 이해되지 않는 체벌을 주었던 학교선생님, 고집불통이고 배려가 부족하였던 남편, 남편 또는 부인의 외도, 수십 년 신의를 무참히 짓밟아버린 친구 등등이다. 해당 사안은 가깝게는 수주에서 멀게는 수십 년 전에 일어난 일인데, 그 일과 그에 따른 마음(감정)에 대한 기억은 피해자의 뇌리에서 떠나지 못한다. 그리하여 현재 생활 중 그 사안이 불현듯 떠오르면, 과거의 내용이 다시 현재로 되살아나 마치 마른 풀이 순식간에 불타오르듯, 동일한 마음(감정)에 갑자기 휩싸이면서 자신의 오장육부와 사지를 해당 마음(감정)에 내맡긴다.

지난 세월 남편 또는 부인의 외도에 '용서는 하지만, 잃어버리지는 않는다'면서, 그 사안이 생각날 때마다 현재 실시간으로 되살려내 반복적으로 자신의 오장육부를 '미움'과 '분노'에 맡겨버린다. 어린 시절 정신적 상처를 깊게 주었던 부모님에게는, 그 당시에는 육체도 어리고 또한 경제적으로도 자립하기 어려워, 부모님에게 감히 자신의 마음(감정)을 표출하지 못하고 자신의 무의식에 차곡차곡 쌓아 놓는다. 당사자는 세월이 지나 성인이 되어 체격도 충분히 성장하였고, 회사에 취직하거나 자영업을 운영하면서 경제적으로도 부모님에게 자립이 가능하게 된다. 그리 되면 어릴 적 부모님에게 감히 표출하지 못하였던 마음(감정)이 쇠사슬이 풀린 맹수처럼 맹렬히 노출되어, 부모님에게 통제되지 않은 마음(감정)을 쏟아내게 된다. 그런데 그 부모님은 이제는 늙어 옛날의 강건한 육체는 온데 간데 없다. 더 나아가 정년 퇴직하여 경제적으로도 빈궁하여, 이빨 빠진 사자나 다름없다. 그런데 그러한 부모님의 현실적인 사정을 직시하지 못하고, 자신에게 상처를 주었던 과거의 부모님을 기회가 될 때마다 현실로 불러낸다. 그리고는 과거에 쌓아두었던 마음(감정)을 생생한 현실로 끌어내면서, 반복적으로 자신의 오장육부를 해당 마음(감정)에 맡겨버린다. 깊게 패인 과거의 상처가 잘 아물어 딱지가 거의 형성될 때쯤, 그 상처를 다시 과거의 상태로 넓게 벌려서 그 아픔을 뼈저리게 느끼고 동시에 거기에서 파생되는 미움, 분노, 우울 등의 마음(감정)을 폭풍처럼 품어낸다.

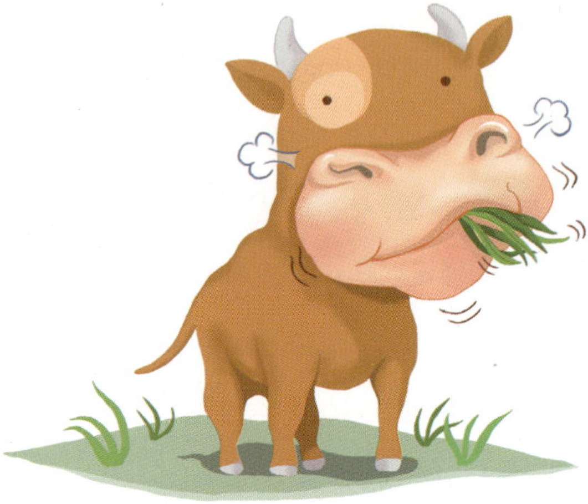

마치 되새김질하는 소처럼 과거의 사안과 거기에서 발생되었던 마음(감정)을 되새김위(반추위)에 담아놓고는, 기억이 날 때마다 다시 토해내서 질겅질겅 씹으면서 현재의 사안으로 되돌려 놓고는 그에 연관된 마음(감정)에 푹 빠져버린다.

그런데 문제는 그러한 마음(감정)은 오장육부를 반복적으로 자극하여, 결국에는 손상시키는 파괴적인 마음(감정)이라는 것이다. 때로는 그러한 내용을 전혀 모르는 자신의 가족이나 자식, 그리고 제 3 자에게도 직접 또는 간접적으로 부정적이고 파괴적인 영향을 미치게 된다. 또 하나의 문제는 그러한 상황으로 자신의 오장육부가 점점 망가지는 데도, 마치 알코올중독자가 자신의 위, 심장, 췌장이 손상되는 데도 반복적으로 술을 찾듯이 자기 파괴적 마음(감정)을 반복적으로 표출한다. 전문적인 용어로 '병적인 쾌락'이라고 하며, 골프 그린의 디보트 같은 자신의 상처를 보석처럼 간직하였다가, 그 느낌을 즐기듯이 반복적으로 꺼내고 되씹는 것이다. 다소 오랫동안 소모적인 마음(감정)으로 몸과 마음이 힘들다면, 혹시라도 자신이 마치 눈을 지긋이 감고 콧구멍 벌렁거리며 되새김질을 은밀히 즐기는 소처럼, '자학용 보물'을 반복적으로 되씹는 즐거움에 빠져 있는 것은 아닌지, 즉 '자학용 보물 지킴이' 또는 '자학용 보물 즐김이'가 아닌지 냉철하게 관찰해야 된다.

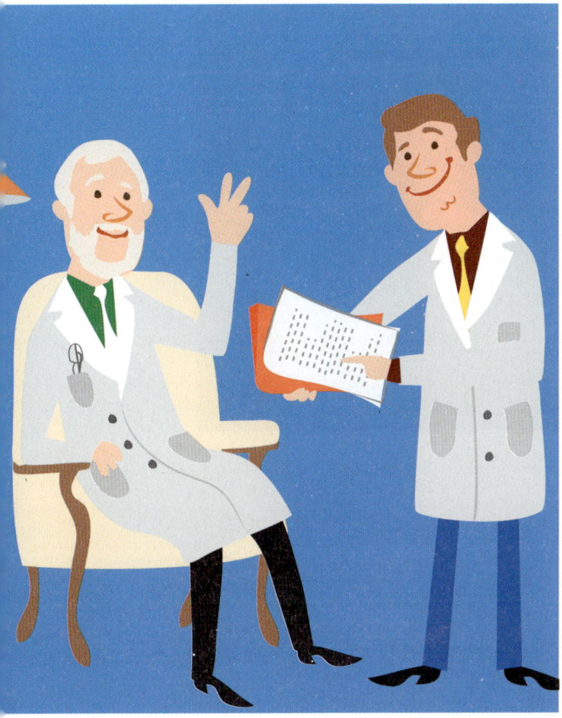

제4장

마음경영 제 3 단계

空

(비울 공)

1. 마음(감정)의 변비를 해결하면 황금을 얻는다.
2. 기억을 버리자.
3. 이해(understanding): 마음(감정)을 비우는 지름길
4. 내관(內觀): 보는 순간, 바로 사라집니다!
5. 분출하라! 단, 상대방에게 절대로 피해를 주지 말고…

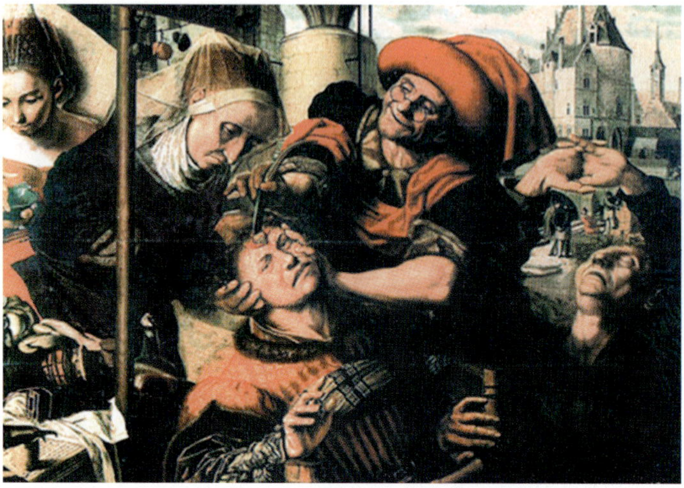

그림 4-1
'수술', 얀 산데르스 반 헤메센(jan Sanders van Hemessen, 1500-1556), 1555년[1]

정신의학의 역사를 살펴보면 정신질환에 대한 이해와 그 이해를 바탕으로 시술되었던 치료는, 시대에 따라서 커다란 변화를 보여왔다. 중세 시대에는 광인(정신이상환자)의 발병원인이 머리 속에 존재하는 '광기의 돌' 때문이라고 믿어, 머리를 직접 절개하여 그 돌을 꺼내는 외과적 수술을 시행했다(그림 4-1). 지금 생각하면 비과학적이고 황당한 시술이지만, 그 당시에는 정신질환에 대한 이해가 절대적으로 부족하였고 또한 실증적 증거를 통한 과학적 방법으로 연구할 수 없었기 때문이다.

1 《정신의학의 역사》, 에드워드 쇼터, 바다출판사, 2009년

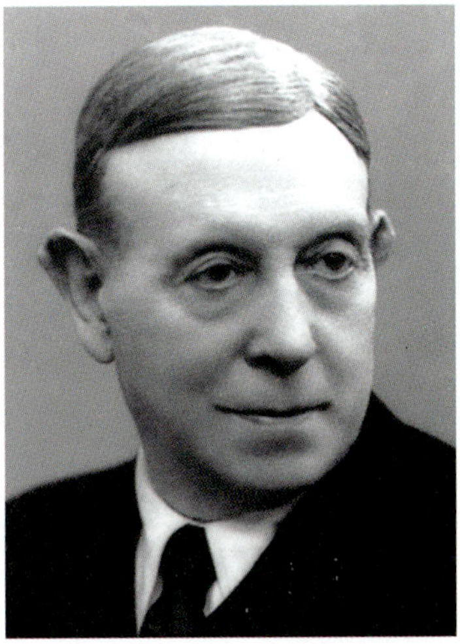

그림 4-2
안토니오 에가스 모니즈(António Egas Moniz, 1874-1955)

정신질환의 원인이 뇌의 특정부위 이상으로 발병하는 것으로 이해되어, 그 부분을 수술로 제거하는 치료도 시행되었다. 1935년 포르투갈 의사 안토니오 에가스 모니즈(그림 4-2)는 심각한 우울증과 불안 증세를 보이는 환자의 뇌엽의 일부를 제거하는 극단적인 시술(뇌엽 절제술)을 시행하였다. 그 후 1940년대 당시 2만여건이나 시술되었고 1949년 노벨 생리의학상까지 수상하였지만, 수술 위험성이 크고 기억력 상실 등의 합병증으로 최근에는 거의 시술되지 않는다.

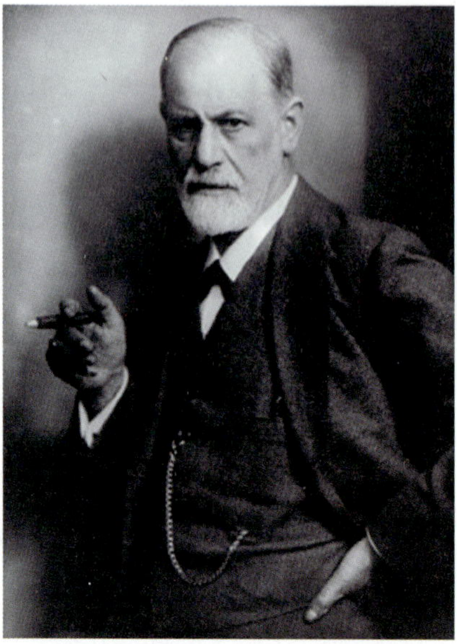

그림 4-3
지그문트 프로이드(Sigmund Freud, 1856-1939)

정신의학은 1890년대 프로이드(그림 4-3)가 등장하면서, 다윈과 아인슈타인에 비견할 만한 혁명적 진보를 이루었다. 그는 유아기와 유년기에 벌어진 사건이 사람의 평생을 좌우한다고 강조하였다. 성적 충동(리비도, libido)이 유아부터 성인에 이르기까지 모든 인간의 중요한 본능 가운데 하나이며, 히스테리의 원인은 보통 어린 시절 성(性)과 연관된 충격적 경험(트라우마, trauma)이라고 주장하였다. 무의식(unconsciousness), 이드(id, 본능)-에고(ego, 자아)-슈퍼에고(superego, 초자아)의 인격구조, 생의 본능과 죽음의 본능, 오이디푸스 콤플렉스(Oedipus complex), 자유 연상(free association), 꿈 분석 등의 개념을 소개하였고, 그리고 너무나도 유명한 '정신분석(psychoanalysis)'을 창시하였다.

최근 생리학, 생화학, 약리학 등 기초과학이 비약적으로 발전하면서, 정신질환에 관여하는 효소(enzyme), 매개물(mediator) 및 생물학적 병리현상(biologic pathogenesis)이 속속들이 밝혀졌다. 또한 프로작(prozarc) 같은 효과가 출중한 항정신병 약물이 개발되면서, 정신질환에 대한 치료는 수술보다는 약물치료가 중요치료법으로 대두되었다. 최근 일부 정신질환에서 '마음 수술'이라 하여, 뇌의 특정부위를 수술적으로 파괴하는 치료가 조심스럽게 시행되고 있다.[2] 강박장애는 하루 종일 손을 씻거나 외출할 때 수십 번씩 문이 잠겼는가를 확인하는 정신 질환으로, 뇌 전두엽과 그 아래 변연계, 기저핵 등 뇌의 특정부위를 연결하는 회로에 문제가 생겨 생각이 회로를 빠져 나오지 못하고 맴돌기 때문에 발생한다. 하버드의대에서는 본 시술을 시행하여 5년간의 추적관찰에서 45%의 환자에서 강박증상이 크게 호전되었다고 보고하였다. 하지만 '마음 수술'이 보편적인 치료로 자리 잡기 위하여서는, 더 많은 증례와 장기의 추적관찰이 필요하다. 또한 본 시술의 한계점은, 정신분열병과 같이 뇌 전체에 광범위하게 연관돼 있는 경우에는 적용할 수 없다는 것이다.

---

2 〈조선일보〉, '뇌수술로 마음 누른다', 2007년 4월 25일

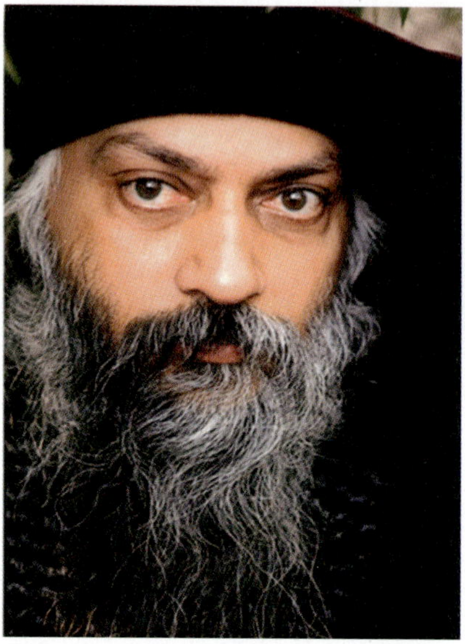

그림 4-4
오쇼 라즈니쉬(Osho Rajneesh, 1931-1990)

마음(감정)과 연관된 심인성 질환을 근본적으로 해결하기 위하여서는, 물질로 이루어진 육체를 조정하는 마음(감정)에 얽혀있는 상처와 응어리가 우선 해결되어야 한다. 그러한 과정에 다양한 방법이 시도될 수 있지만, 유의할 점은 그 방법은 명확하게 질병의 (발병)기전에 근거해야 한다. 《명상건강》[3]에서 '어떤 화학물질을 통해서도 인간의 내면 깊숙한 존재 속으로 들어갈 수 없다'라고 하였다. 다시 말해서 마음(감정) 속 상처와 응어리는 근본적으로 화학물질, 즉 약물 치료만으로 충분하게 해결하기 어렵다는 것이다. 따라서 육체의 운전수이며 질병의 근원인

3 오쇼 라즈니쉬, 정신세계사, 1996년

마음(감정)을 치료하기 위하여서는, 약물보다 더 근원적인 방법으로 마음(감정)에 마치 돌 조각의 문양처럼 단단하게 각인되어 있는 상처와 응어리들을 비워내야 한다. 마음경영의 세 번째 키워드는 마치 추수한 쌀에 섞여 있는 뉘와 돌을 골라내듯, 상처받고 응어리진 마음(감정)을 의식적으로 비워내는 공(空)이다.

1. 마음(감정)의 변비를 해결하면 황금을 얻는다.

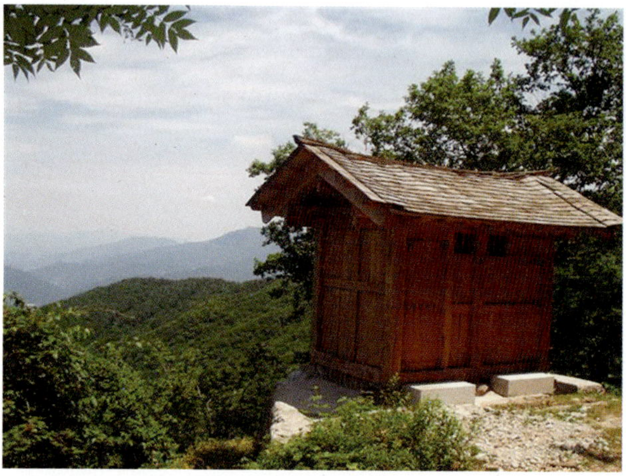

그림 4-5
지리산 삼정산 문수암의 해우소(解憂所)[4]

불가에서는 화장실을 해우소라고 하는데, 그 뜻은 '근심을 푸는 곳'이다(그림 4-5). 일반적으로 화장실은 육체에서 발생한 오줌과 대변을 버리는 곳, 즉 육체에 쌓여있는 오줌과 대변을 밖으로 내보내 비우는 장소이다. 음식 소화 후 발생한 찌꺼기, 특히 대변을 몸 밖으로 밀어내기 위하여서는, (항문이 과도하게 밀려나오지 않도록) 하복부 근육에 적정한 힘을 가하고, 내 뱉는 숨과 조화를 이루면서 항문 괄약근을 적시에 이완시키는 과정은, 온 신경의 집중이 요구되는 마치 예술을 창작하는 과정과 다를 바 없다. 그러한 각고의 노력 후 엄습하는 느낌, 즉 쾌감은

4 〈http://blog.joinsmsn.com/choys56〉에서 인용함.

세상의 그 어떤 즐거움에 결코 뒤지지 않는다. 그 즐거움이 얼마나 컸으면 쾌변(快便, 바나나똥)이라는 신조어가 형성되고, 그것이 대중적인 단어로 자리매김 하였을까! 현재 쾌변을 만드는데 도움이 되는 건강식품과 여러 운동들이 큰 인기를 얻고 있는데, 그것은 그러한 즐거움을 하루라도 거르지 않고 매일 즐기기 싶은 강렬한 희망 때문일 것이다.

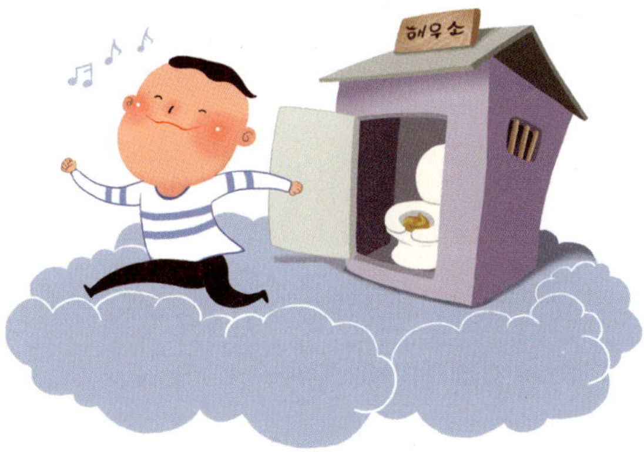

앞 장에서 마음(감정)의 변비로 유발되는 여러 부작용을 소개하였는데, 그것은 역으로 마음(감정)의 변비를 해결하면 쾌변에 버금가는 절대적 시원함을 즐길 수 있는 확실한 증표이기도 하다. 쾌변 후 느껴지는 편안함과 즐거움은 육체의 변비에만 국한되지 않고, 마음(감정)의 변비에도 그대로 적용된다. 육체변비 해결에 투자하는 관심과 시간을 마음(감정)의 변비에도 배려하면, 쾌변(바나나똥)을 마주할 때와 비견할 수 있는 마음(감정)의 시원함을 경험할 수 있다. 그와 같은 시원함을 몸소 체험하게 되면, 해우소의 의미에 자연스럽게 고개를 끄덕이게 만든다.

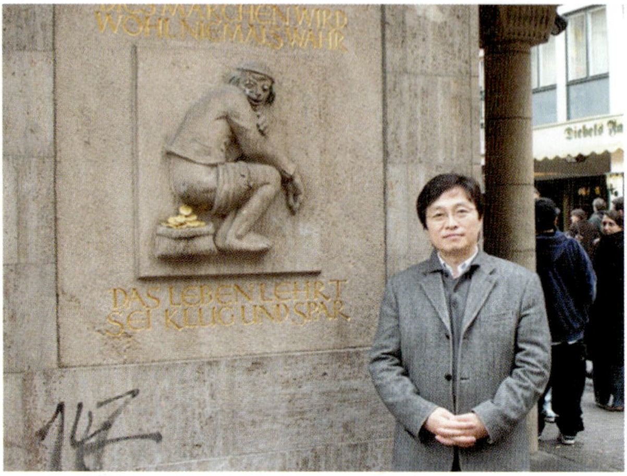

그림 4-6

독일 듀셀도르프(Dusseldorf)의 한 은행 벽에서

마음(감정)의 변비를 해결하는 것이 더욱 중요한 이유는, 마음(감정)의 시원함이 곧 심신의 건강을 보장하고 더 나아가 장기적으로는 경제적 부(富)도 보장받을 수 있기 때문이다. 그림 4-6는 2006년 2월 독일 듀셀도르프의 한 은행 벽에서 찍었던 사진이다. 벽에 새겨진 조각 내용이 매우 특이하였는데, 어떤 사람이 대변으로 금화(gold coin)를 쏟아내는 장면이다. 그 당시에는 조각 내용이 인상적이고 또한 해학적이어서, 독일인은 대단한 기술력(?)과 특이한 작품세계(?)를 지녔다고 생각하면서 가볍게 웃고만 말았다. 그러나 그 은행 벽에 새겨진 조각내용을 마음(감정)의 변비와 연관 지어보니 다음의 메시지로 해석할 수 있었다. 즉, 마음(감정)의 변비는 그 해독이 심하여 심신의 건강을 악화시키는 병적 요인이다. 따라서 마음(감정)의 변비를 해결하면 마음(감정)의 쾌감과

함께 육체의 건강도 얻게 되니, 결국에는 육체 건강유지 및 치료에 소요되는 결코 적지 않은 의료비를 확실하게 절약할 수 있다. 개인 및 가정생활 경제에서 육체질환에 대한 의료비 지출이 반복되고 빈도가 많아질수록, 개인 및 가정의 경제적 건실성과 자립도는 점점 부실해질 수 밖에 없다. 한마디로 일생 동안 빈곤에서 벗어나기 어렵다. 따라서 육체 건강은 재정적으로는 곧 황금을 얻는 효과와 같다. 따라서 마음(감정)의 변비를 해결하게 되면, 이는 육체 건강 및 경제적 안정으로 이어지면서 결과적으로는 황금을 얻는 것이다.

2. 기억을 버리자.

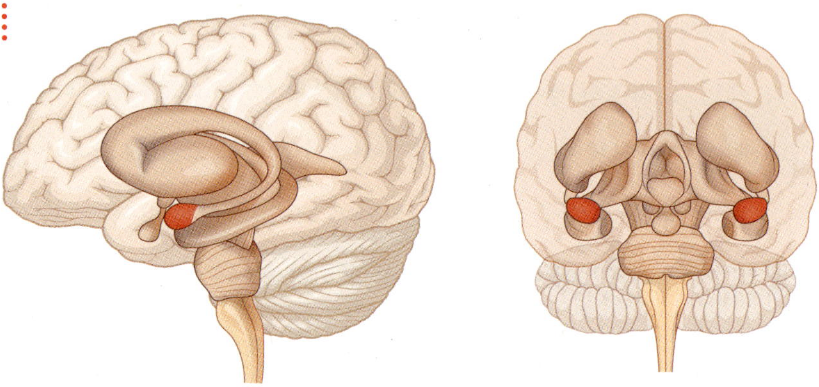

그림 4-7
뇌의 편도체(빨간부위)

편도체(amygdala, 扁桃體)는 대뇌변연계에 존재하며, 모양이 아몬드(almond, 扁桃)와 비슷하여 붙여진 이름이다(그림 4-7). 편도체의 주된 역할은 원초적 생명보존에 중요한 공포에 대한 학습 및 기억을 담당한다. 공포는 생명을 위협하는 두려운 존재를 마주치면, 재빨리 도망치게 하여 인간의 목숨을 연장시키는 중요한 마음(감정)이다. 만약 과거에 극도로 무서운 일을 겪었을 경우, 공포 상황에 대한 기억은 편도체에 매우 선명하고 또한 오랫동안 남기게 된다. 그리하면 그 이후에 같은 상황에 처했을 때, 과거 공포에 대한 기억을 바탕으로 그 상황에서 재빨리 벗어날 수 있는 것이다.

동물에서 공포를 담당하는 편도체를 파괴하면, 본능적인 두려움 또는 공격성 등이 사라진다. 실험적으로 쥐의 편도체를 파괴하면 천적인 고양이를 두려워하지 않으며, 야생 스라소니의 편도체를 파괴하면 공격성이 없어지면서 얌전해진다. 사람에서 편도체가 손상될 경우에는, 지능은 정상이지만 두려움을 느끼지 못한다. 우르바흐-비테 병(Urbach-Wiethe disease)은 편도체가 유전적으로 파괴되는 희귀질환인데, 이 질환에 걸린 사람은 공포에 대한 감정 인식이 없다. 반대로 편도체를 자극하면 공포를 느낄 때의 현상들이 나타나는 데, 눈동자가 커지고, 심박수가 빨라지고, 피부의 통증감각이 둔화되어 아픔을 덜 느끼게 되며, 에피네프린과 같은 호르몬의 분비량이 높아진다. 이와 같은 현상은 절체절명의 위기 상황에서 생존을 위한 본능적인 변화들이다.

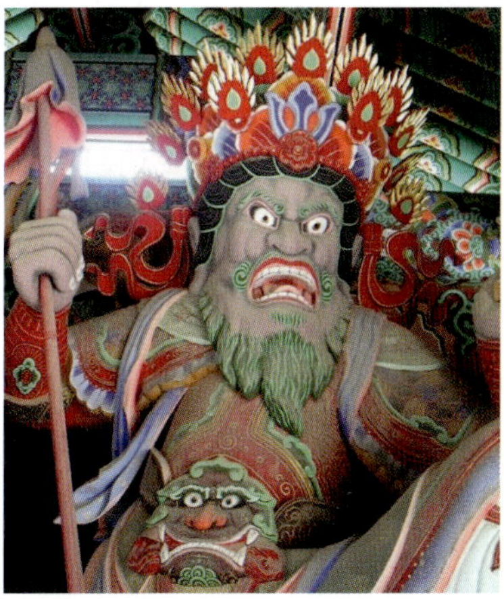

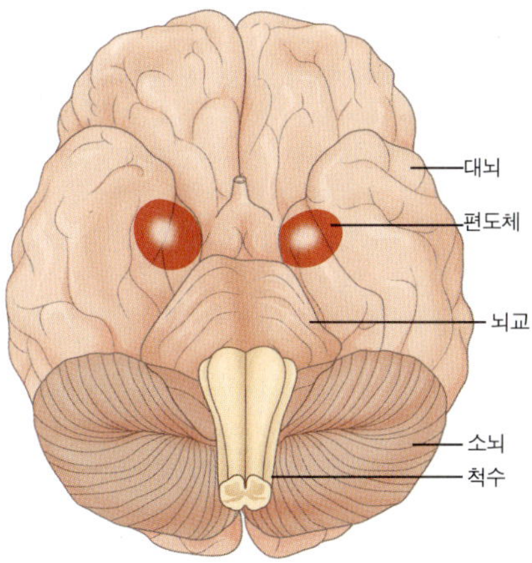

그림 4-8
사대천왕(좌)과 뇌를 하부에서 관찰한 모습(우)

공포를 담당하는 편도체의 크기에 관한 실험에서, 공격적인 성격의 초등학교학생이 비공격적인 학생과 비교하여 편도체가 의미 있게 더 커져있다. 어린 시절 부모의 사랑, 관심 그리고 보호를 받지 못하거나 또는 지속적인 공포와 불안을 받게 되면, 편도체가 비정상적으로 커지게 된다. 그와 같은 사람은 과거 공포에 대한 기억으로, 본능적인 방어태세가 과도하여 성격이 공격적인 성향을 지니게 된다. 편도체에 기록된 마음(감정)은 그 뿌리가 과거의 경험이지만, 살아가면서 비슷한 상황이 재현되면 동일한 마음(감정)이 현실 세계에서 반복적으로 재생된다.

기억은 과거의 경험과 그 경험에서 파생된 마음(감정)이 기록된 것이다. 그러한 기억은 본인이 전혀 의식하지 못하는 잠재의식(무의식)에 그대로 기록되어, 현재 가정 및 사회 생활의 인간관계에서 발생하는 여러 문제에 대한 본인의 반응과 행동을 조정하고 결정한다. 본인은 의식적이고 이성적으로 판단하고 반응하였다고 생각하지만, 미리 주입된 명령에 반응하는 로봇(robot)처럼 반응한다. 기억은 마치 미리 정해진 미로, 빵 틀, 그리고 컴퓨터의 프로그램으로 작용한다.

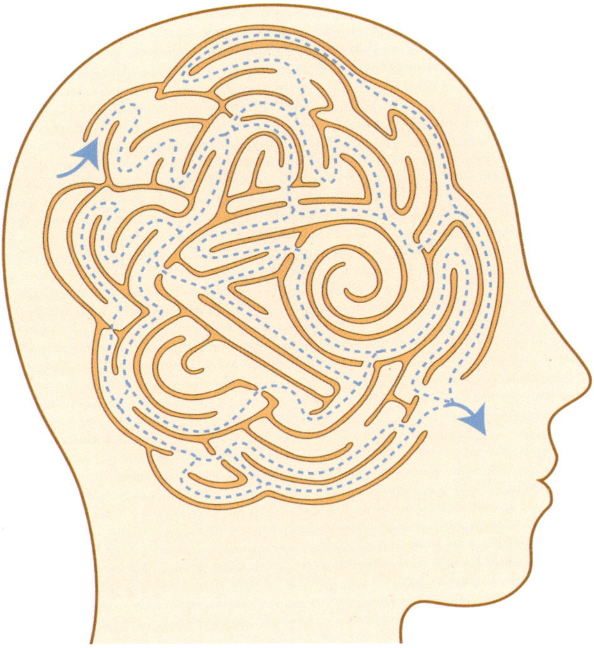

그림 4-9
미로

기억은 입구와 출구가 일정하게 정해져 있는 미로(labyrinth)(그림 4-9)처럼 작용한다. 동일한 입구를 통과하여 본인은 나름 수십 - 수백의 다양한 경로를 거친다고 생각하지만, 결국에는 동일한 출구로 나갈 수 밖에 없다. 즉, 입구가 같으면 출구가 언제나 같다. 사람과 얽혀 살면서 어떤 특정한 상황을 마주치게 되면, 미리 정해진 해당 미로에 진입하게 되고 결국에는 그 입구를 지나 동일한 출구로 나오게 된다.

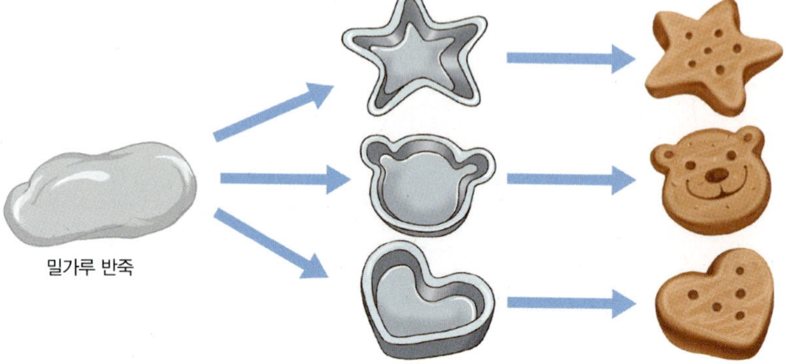

그림 4-10
다양한 빵틀

기억은 마치 고정된 빵 틀처럼 작용한다. 세계 여러 나라에서 수입된 다양한 밀가루와 재료를 이용하고 다양한 레시피(recipe)를 참고하였더라도, 빵 틀이 미리 정해져 있으면 항상 일정한 모양의 빵을 만들어 내게 된다. 세모 빵 틀은 세모 빵, 네모 빵 틀은 네모 빵, 원형의 빵 틀은 원형 빵, 별 모양의 빵 틀은 별 빵, 그리고 하트 모양의 빵 틀은 하트 빵(그림 4-10)! 세계 최고급의 밀가루와 세계 최고의 재료를 사용하고, 세계 최고의 주방장(chef)이 최대의 정성을 들여 만들어 놓은 빵 반죽이라도, 일단 빵 틀이 정해져 있으면 최종적으로 만들어지는 빵의 모양은 언제나 똑같다.

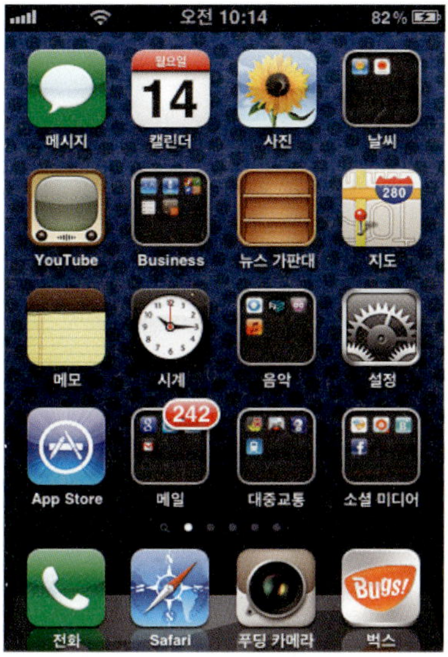

그림 4-11
스마트 폰(Smart phone)에 설치된 다양한 프로그램

기억은 어떤 상황에서는 어떻게 행동하는 지를 미리 규정지어 놓은 프로그램(program)이다. 그림 4-11은 스마트 폰에 설치해 놓은 여러 앱(App) 프로그램들이다. 현재 스마트 폰은 다양한 프로그램을 설치하여, 해당 프로그램이 제공하는 여러 정보와 게임을 즐길 수 있다. 그러한 프로그램의 공통점은 일단 해당 프로그램을 접속하게 되면, 그 프로그램에서 운영되는 진행과정을 벗어날 수 없다는 것이다. 본인이 그 프로그램에 놀아나고 있다는 것을 인식하고 의식적으로 빠져 나오기 전까지는, 그 프로그램이 설정해 놓은 여러 과정을 그대로 답습해야 된다. 즉, 프로그램의 결과는 이미 설정된 범위를 피할 수 없다.

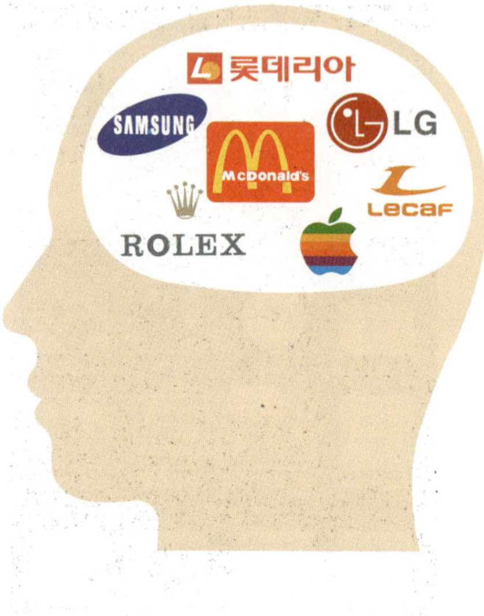

앞에서 열거한 기억의 특성, 즉 미로, 빵 틀, 그리고 프로그램의 특성을 판매전략에 이용한 것이 뉴로마케팅(Neuromarketing)이다. 뉴로마케팅은 뇌 속에서 정보를 전달하는 뉴런(neuron)과 마케팅(marketing)을 결합한 단어로, 소비자가 자각하지 못하는 무의식적 반응과 같은 두뇌자극 활동을 분석하여 마케팅에 접목시키는 새로운 마케팅 부류이다. TV, 라디오, 신문, 잡지 등의 광고에 소개된 제품들은 본인이 인식하지 못하는 사이에 뇌에 기억되고, 뇌에 기억된 제품에 대한 정보는 구매결정에 무의식적인 그리고 결정적인 영향을 미친다. 그 이유는 소비자의 구매결정은 이성적 판단보다는 과거의 기억, 욕망 및 감정 등이 저장되어 있는 잠재의식에서 이루어지기 때문이다.

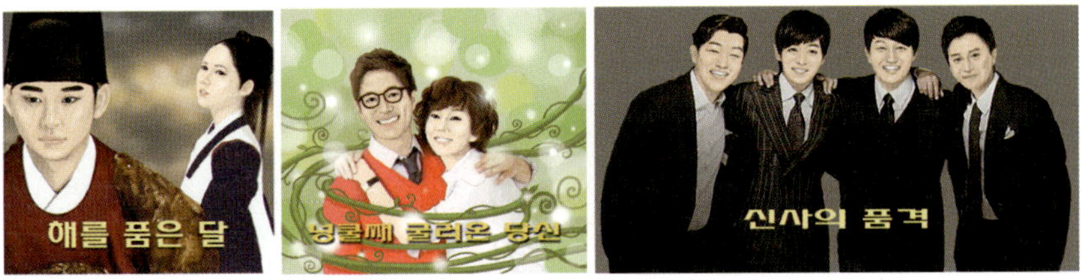

그림 4-12
TV드라마 '해를 품은 달(좌)', '넝쿨째 굴러온 당신(중)', '신사의 품격(우)'

TV, 잡지 등의 대중 매체에 빈번하게 소개되는 회사 제품의 광고에는, 인기가 많은 연예인이나 스포츠맨이 자주 등장한다. 특히 시청률이 남달리 높았던 TV 드라마에 출연하였던 주연급 탤런트는, 해당 드라마가 끝나기도 전에 여러 회사 제품 광고 모델로 바로 발탁이 된다. 그러한 이유는 그와 같이 대중 인기가 높았던 탤런트는, 시청자이면서 동시에 제품 구매자인 대중의 기억에 오랫동안 남아 있게 된다. 그리고 해당 드라마를 통하여 느꼈던 긍정적인 마음(감정)도, 시청자들의 기억에 깊게 각인된다. 그리하여 그 들이 소개하는 제품에 대하여서는, 이성적으로 분석하고 판단하는 것이 아니라 과거의 기억과 마음(감정)에 이끌려 지갑을 열게 되고 결국에는 구매를 결정하게 된다. 최근에 시청자들로부터 커다란 인기를 받았던 TV 드라마 '해를 품은 달', '넝쿨째 굴러온 당신', '신사의 품격' (그림 4-12)등에 출연하였던 연기자들이, 여러 회사 제품의 광고에서 자주 볼 수 있는 것이 뉴로마케팅의 좋은 예이다.

기억에 의하여 소비자의 구매가 자동적으로 결정되듯이, 기억, 즉 프로그램처럼 미리 주입된 상황을 다시 접하게 되면, 동일한 마음(감정) 및 신체 반응이 자동적으로 나타나게 된다. 예를 들어 어린 시절 잘한 일이 있는데도 그것을 부모나 주위에서 인정하고 격려해주지 않으면, 스스로의 가치를 의심하여 자아상이 손상 받게 되고 부정적인 프로그램이 입력되어 버린다. 그렇게 되면 어린 아이가 성장하여 사지 및 오장육부가 건장한 성인으로 변하였더라도, 특정 상황에서 또는 매사에 표현하는 마음(감정) 반응은 어린 시절의 그것과 비슷하다. 즉 육체는 성숙하였지만, 어떤 상황에 대한 마음(감정) 및 행동은 미리 주입된 프로그램에 의하여 어린 아이처럼 자동적으로 반응한다.

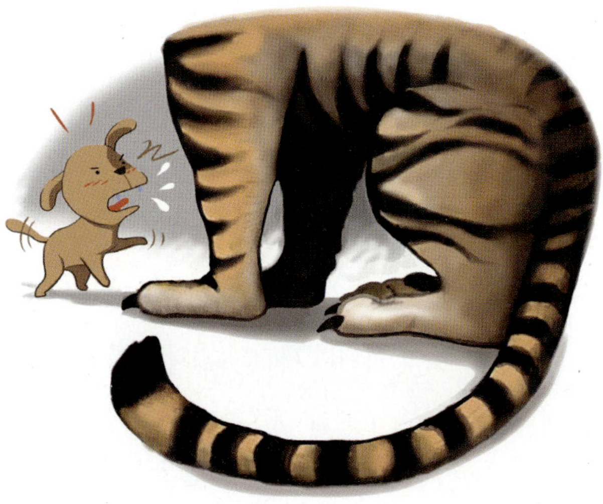

기억은 현재의 육체가 긴장하게 되는 원인이다. '하룻강아지 범 무서운 줄 모른다'는 옛말이 있다. 호랑이의 무서움을 경험하지 못한 하룻강아지, 즉 호랑이의 무서움에 대한 기억이 전혀 없는 하룻강아지는 호랑이를 두려워하지 않는다. 사람이 호랑이를 처음 마주쳤을 때 무서워하는 이유는, 과거에 어른들이 들려준 이야기, 책, TV, 또는 영화 등에서 호랑이가 무서웠던 경험이 너무나 강렬하여 기억에 선명하게 저장되었기 때문이다. 그러한 상태에서 실제 호랑이를 마주하면, 이전에 주입되었던 무서움과 공포의 기억이 현재 진행형으로 되살아나면서, 죽음의 두려움으로 긴장이 극도에 달하게 된다. 예를 들면 어린 시절 권위적 존재인 아버지가 주사가 심하여, 즉 술에 취할 때마다 가재도구를 부수고 어머니나 본인에게 신체적 및 언어적 폭력을 가하면, 그 과정에서 두려움, 공포, 미움, 분노, 그리고 절망 등을 경험하게 된다. 그 경험은 어린 아이에게는 매우 강렬하여, 그러한 경험과 그에 유발된 긴장이 무의식에 깊게 각인되고 기억된다. 혹시 그렇다 하더라도 다행히 성인으로 성장하면서 과거의 경험과 연관된 상황을 마주치지 않으면, 그럭저럭 무탈하게 지낸다. 그러나 만약 과거 어린 시절과 비슷한 상황을 접하게 되면, 과거의 경험, 즉 깊은 상처로 남아 있던 기억이 되살아나면서 두려움, 공포, 미움, 분노, 그리고 절망 등이 재현되면서 긴장이 유발된다.

이와 같이 마치 정밀기계에 주입된 프로그램처럼 작용하는 기억이 건강에 중요한 이유는, 일생 동안 여러 인간들과 엮여 살면서 과거와 비슷한 상황을 마주할 때마다 반복적으로 동일한 반응을 유도하기 때문이다. 그러한 반응이 긍정적이고 생산적이면, 당사자는 원숙한 인간관계와 건강을 보장받는다. 하지만 그 반응이 부정적이고 파괴적이라면, 미숙한 인간관계와 질병의 위험성이 높아진다. 다시 말해서 인간관계와 건강을 해치는 족쇄이다. 이러한 기억과 건강과의 관계에 대한 이해가 중요한 것은, 당사자는 나름 최선을 다하며 노력하고 있다고 생각한다는 것이다. 즉, 본인으로써는 프로그램의 명령에 따라 젖 먹던 힘까지 동원하고 또한 혼신의 힘을 다하여 반응하는 것이다. 마치 야구에서 타석으로 날아 들어오는 야구공을, 자신에 내장된 프로그램의 명령에 따라서 온 힘을 쏟아 정확하게 때린다. 그런데 배트를 떠난 야구공은 항상 파울존에 떨어진다. 타자는 분명히 고도의 집중력을 유지하여 정확하게 타격하였다고 판단하지만, 결과는 반복적으로 파울이다.

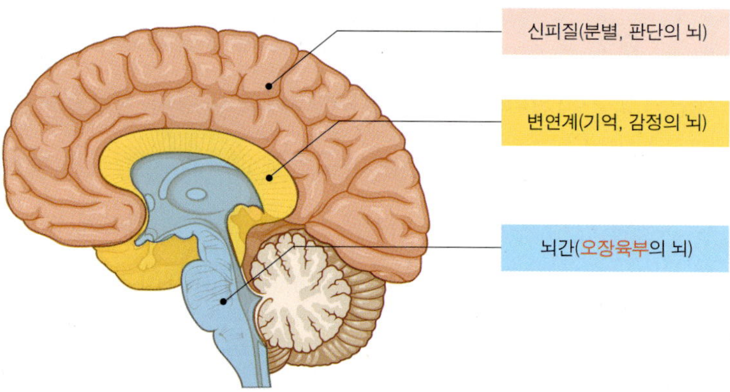

그림 4-13
뇌의 3 겹 구조 및 기능

기억이 그 내용에 따라서 오장육부의 건강에 해가 되는 이유는, 뇌의 구조 때문이다. 인간의 뇌는 진화 과정에서 뇌간(brainstem), 변연계(limbic system), 신피질(neo-cortex)의 3 겹 구조로 발달되었다(그림

4-13). 뇌간은 가장 먼저 형성되었고 일명 파충류의 뇌라고도 불린다. 뇌간은 인간의 기계적인 생명 유지에 가장 중요한 오장육부의 건강을 담당하여, 생명의 뇌라고도 칭한다. 인체 안팎의 환경이 수시로 변하여도, 자율신경계와 내분비계를 자동으로 조절하여 인체의 생체항상성(homeostasis)을 유지시킨다. 마치 변덕스러운 날씨에도 집안의 온도를 일정하게 유지시키는 자동 온도 조절기이다. 변연계는 일명 포유류의 뇌라고도 불리며, 뇌간을 밀접하게 둘러싸고 있으면서 주로 기억과 감정을 주관한다. 신피질은 제일 나중에 발달된 뇌로서, 주로 판단, 분별, 기획 등을 담당하며, 인간이 만물의 영장일 수 있게 하는 뇌이다. 전기한 3겹 뇌 구조는 건강에 마음경영이 왜 중요한지를 이해할 수 있는 중요한 자료이다. 오장육부의 활동을 자동시스템으로 관장하는 뇌간은, 해부학적으로 변연계 및 신피질과 너무도 밀접하게 위치하고 있다. 변연계 및 신피질은 뇌간과 시냅스로 연결되어 있고, 변연계 및 신피질은 뇌간의 활동을 간섭할 수 있다. 그리 하여 마치 시어머니의 꾸지람을 듣는 며느리 입장인 뇌간은 오장육부를 원초적 생명력만을 위하여 자동적으로 운영하는 것이 아니라, 기억, 감정, 판단, 분별 등에 의하여 영향을 받게 된다.

예를 들면 음식물을 위-소장-대장에서 소화시킨 후 발생한 가스를 항문을 통하여 배출하는 것은, 지극히 자연스러운 현상이고 그러한 과정을 통해서 오장육부의 건강을 유지한다. 그런데 만약 여러 사람이 모여있는 중요 회의 중에는 가스를 배출할 수 없다. 왜냐하면 그러한 상황에서 가스를 배출하여 과거 집안 어른 또는 학교 선생님으로부터 심한 꾸중을 들었던 기억, 과거 살며시 내보냈던 가스의 냄새가 지독하여 창피하고 난처하였던 기억, 가스를 배출하면 좋지 않은 상황이 일어날 것이라는 분별 및 판단 등으로 항문을 감히 열지 못하고 혹시라도 실수할까 두려워 더욱 꽉 조이게 된다. 가스를 내보내는 것은 소화기관의 원초적 건강을 지키기 위한 자동시스템인 뇌간의 작용이다. 하지만 그와 같은 자동시스템은 변연계의 기억과 감정, 그리고 신피질의 분별과 판단에 의하여 반사적으로 차단되면서 간섭을 받는다. 결국 배출 못한 가스가 장에 점점 쌓이게 되면, 종국에는 소화기관은 건강하지 못한 상황에 처하게 된다.

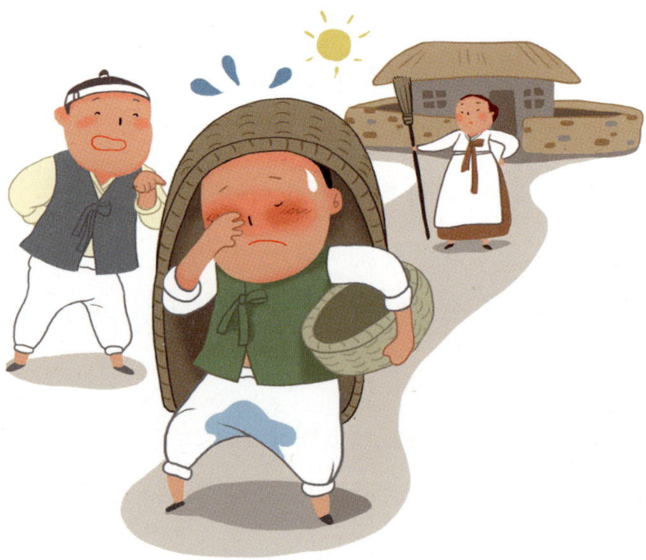

최근에는 보기 힘들고 주로 전래동화에 간간히 등장하는 것이, 오줌싸개에게 키를 씌워 온 동네를 돌아다니면서 소금을 얻어오게 하는 내용이다. 그런 과정은 공개적인 망신으로 유발되는 수치감과 창피함의 마음(감정)과 기억이 변연계 및 신피질에 깊게 각인되면, 방광에 오줌이 가득 차서 생리적으로 소변을 볼 상황에서도 (인위적으로 조절하여) 함부로 요도괄약근을 열지 않게 된다. 따라서 그와 같은 뼈아픈 기억 및 감정 경험을 통하여 어린 아이 같은 실수를 줄이게 되어, 변연계와 신피질은 어린 아이가 어른으로 성장하는 과정에 긍정적인 역할을 담당한다. 하지만 변연계에 저장된 과거의 부정적인 기억이나 평화롭지 못한 감정, 그리고 그러한 기억과 감정을 바탕으로 사람들과 엉켜 사는 중 마주치는 매 상황마다 분별과 판단을 하는 신피질은, 자율신경계와 내분비계를 통하여 오장육부의 건강을 자동시스템으로 관리하는 뇌간에 지대한 영향을 미친다. 이러한 과정이 오랜 기간 반복되고 지속되면, 물질로 이루어진 오장육부는 자동조절 기능을 상실하고 마침내 손상되면서 질병이 찾아온다. 따라서 자신의 무의식에 잠재하여 끊임없이 부정적이고 소모적인 명령을 내리는 기억(과 그 기억에 연관된 감정, 그리고 그 기억과 감정을 통하여 형성된 판단과 분별)을 버리고 비워야 한다.

3. 이해(understanding): 마음(감정)을 비우는 지름길

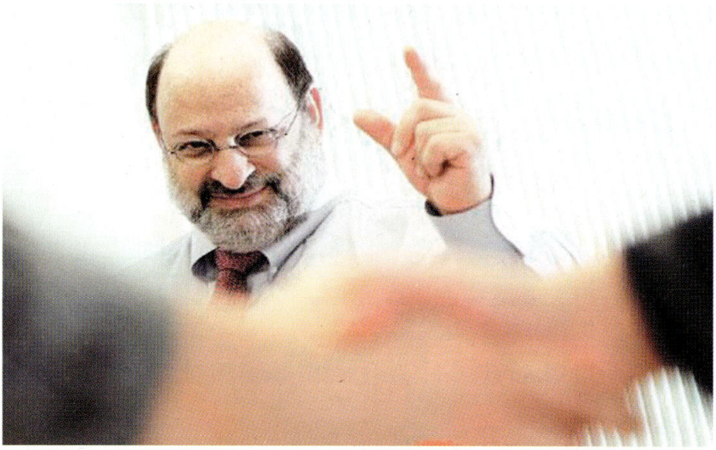

그림 4-14
스튜어트 다이아몬드(Stuart Diamond) 교수[5]

미국 펜실베이니아대 경영대학원 와튼스쿨의 스튜어트 다이아몬드교수(그림 4-14)는 이 시대 최고 협상 달인 중 한 명이다.[6] 와튼스쿨은 영국 파이낸셜 타임스(FT)가 선정한 경영대학원(MBA) 순위평가에서, 지난해까지 최근 11년간 단 한 번을 제외하고 열 번이나 1등을 차지했다. 다이아몬드 교수 강의는 이 학교에서 10 여년간 최고 인기강좌 자리를 지키고 있고, 그는 와튼스쿨의 아이콘(icon)이다.

다이아몬드 교수는 숫자와 재무 지식을 중심으로 돌아가는 경영에서 '감성(感性) 협상론'을 강조한다. "협상 상대방의 입장이 돼 그의 머릿속을 읽고 그가 중요하게 여기는 원칙을 파고들라"면서, 협상은 힘과

5, 6 〈조선일보〉 2012년 2월 18일

논리가 아니라 상대방을 이해하는 자세가 중요하다고 강조한다. 즉 협상이 성공적이기 위하여서는, 다른 무엇보다도 중요한 것이 '상대방에 대한 이해'라는 것이다.

《속 당신도 완전 건강할 수 있다》[7]에서 '자신에게 어려움을 주었던 상대방을 용서하여 미움과 분노로 야기되었던 긴장을 해소해야 하고, 과거에 상처를 주었던 상대방과 연계된 사건에 대하여 통찰력 가득하게 이해하여, 무의식으로 만들어졌던 긴장을 없애야 한다'고 하였다. 공자가 말씀하시길 "군자가 일생 동안 실천할 오직 한 글자는 恕(용서할 서)"라고 하셨다.[8] '서(恕)'를 파자 하면 '같을 여(如)'와 '마음 심(心)'으로, 즉 '마음이 같다'라는 뜻이다. 즉, 매사에 상대방의 입장에 관심과 배려가 요구된다는 뜻이다. 옛말에 모든 일의 원만한 해결 방법으로 '역지사지(易地思之)'를 강조하였다. 역지사지의 뜻은 '처지를 바꾸어서 생각하여 봄'이다. '서' 또는 '역지사지' 모두 나와 생각이 다른 사람의 입장에서 보고 그 사람의 마음을 '이해'하는 것이다.

'서' 또는 '역지사지'는 상대방과 나는 육체적으로 분리된 존재이지만 심리적으로 하나가 되는 것을 의미한다. 심리적으로 하나가 되어 두 사람 사이에 존재하였던 장벽과 긴장을 없애는 것이다. 마치 쌀 한가마니를 어깨에 지려면 무겁지만, 그 쌀을 먹어 자신과 하나, 즉 일체가 되면 쌀가마의 무게는 더 이상 느껴지지 않는 것과 같은 이치이다.

---

7 윤성혁, 창생당한의원, 2009년
8 《내 몸은 내가 고친다》, 금오 김홍경, 식물추장, 2000년

1) 배우자에 대한 이해: "당신은 나와 다르구나!"

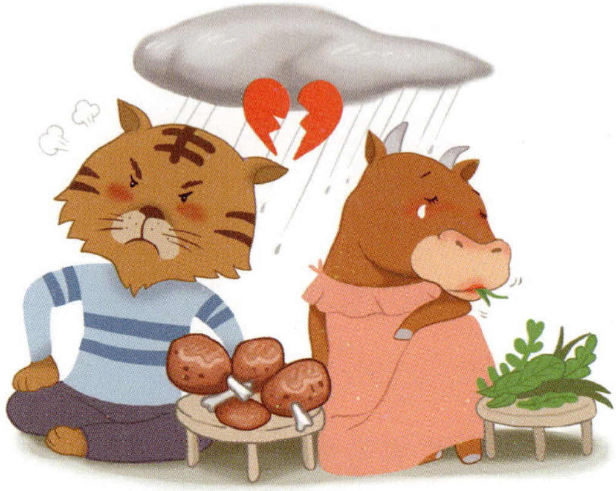

'호랑이 남편, 암소 부인'은 EBS-TV에서 방영된 어느 프로그램의 제목이고, 개략적인 내용은 다음과 같다. 호랑이 남편과 암소 부인은 절대로 어울릴 수 없다는 주위의 반대를 무릅쓰고 마침내 결혼에 골인한다. 처음 몇 년간은 여느 신혼부부처럼 알콩달콩 그리고 다소 황홀하게 잘 살았다. 그런데 꿀맛 같은 신혼초기가 지나고, 시간이 지날수록 서로가 다르다는 것이 확연히 드러나게 된다. 한 예로 호랑이는 육식이 주식이었고, 사냥에서 잡은 고기중 제일 좋은 부위를 남겨두었다가 사랑하는 부인인 암소에게 주었다. 호랑이는 그러한 행동이 사랑하는 부인 암소를 위한 최선의 행동이라고 굳게 믿었다. 그런데 부인 암소는 주식이 채식이었고, 남편 호랑이가 어렵게 잡아서 선물한 고기에 감사하지 않았다. 역으로 채식이 주식인 부인 암소는 사랑하는 남편 호랑이를 위하여 좋은 풀을 남겨두었는데, 남편 호랑이는 '나는 풀을 먹지 않는다'라고 하면서 그러한 부인의 행동에 고마움을 느끼지 못했다. 하지만 부인 암소에게는 남편에 대한 애정과 사랑의 표현이 '풀'이었다. 남편 호랑이와 부인 암소 부부는 생활 중 이와 비슷한 여러 상황들이 반복되면서, 결국 남편 호랑이와 부인 암소는 서로에게 깊은 상처를 주는 표현과 불만이 점점 쌓이게 되었다.

남편 호랑이와 부인 암소의 갈등은 일반적 부부의 갈등을 은유적으로 표현한 것이다. 태생과 자라온 환경이 서로 다른 사람이 부부가 되었을 때 겪게 되는 갈등이다. 남편과 부인은 자신의 태생과 자라온 환경에 따라서, 각자 최선의 방식으로 노력한다. 즉, 자신의 입장에서 전력투구하는 것이다. 하지만 그러한 노력의 대상인 배우자는, 그러한 노력을 전혀 다른 입장에서 해석하면서 갈등이 야기된다. 다시 말해서 그러한 갈등의 근본 원인은, 남편과 부인은 자라온 환경, 취미, 인생관, 식습관 등이 각자 다르다는 것이다. 각자의 방식만이 옳다고 고집하고, 상대방을 자신의 방식으로 바꾸려 하고, 그러한 방식에 적극적으로 따라오지 않는 상대방에 대하여 실망과 미움을 품게 된다.

그러한 갈등을 원만히 그리고 확실하게 해소하기 위하여서는, '남편이 (또는 부인이) 나하고 다르다'는 것을 이해하는 것이다. 사람은 기계가 절대 아니다. 기계는 동일한 틀을 기본으로 동일한 장소에서 만들어지기 때문에, 동일한 과정으로 생산된 기계는 동일한 시스템으로 똑같이 작동된다. 하지만 사람은 태어난 지역이 다르고, 어릴 적 부모님이 다르고, 신장 및 체중이 다르고, 공부한 학교가 다르고, 살아온 경제적

조건이 다르고, 식습관이 다르고, 취미가 다르고, 좋아하는 연예인이 다르고, 즐기는 소설 및 영화 장르가 다르고, 추구하는 이상이 다르다. 그 이외에도 배우자가 본인이 다른 것은 수백 가지가 넘을 것이다. 이러한 여러 가지 다른 것들로 인하여, 배우자에 대한 불만, 미움, 분노 등의 감정이 쌓이며, 심한 경우 별거 또는 이혼으로 이어지기도 한다. 그러나 문제는 별거 또는 이혼으로 배우자를 매일 마주하는 고통은 없어졌지만, 그 배우자와 연계되어 발생된 불만, 미움, 분노 등은 쉽게 없어지는 않는다는 것이다.

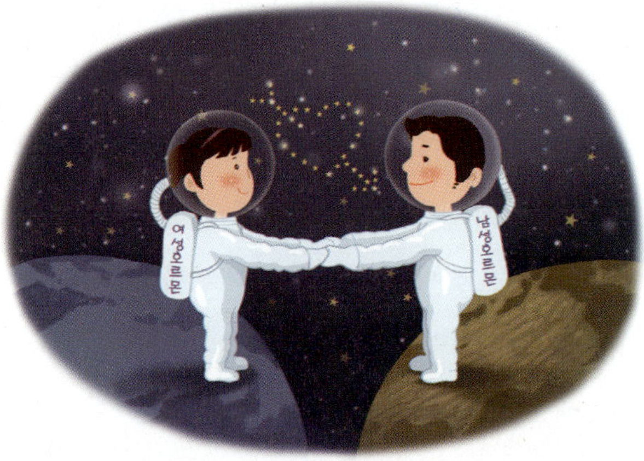

성경의 창세기에 의하면, 태초에 하느님께서 남자인 아담을 먼저 만드시고, 아담의 갈비뼈로 여자인 이브를 만드셨다. 이브의 몸(육체)은 아담의 몸(육체)를 이용하여 만들었기에, (성경에 의하면) 남자와 여자는 물질적으로는 동일할 것이다. 그런데 그와 같이 동일한 물질로 이루어진 남자와 여자임에도 불구하고, 각자의 성품, 즉 품고 있는 기운은 마치 불과 물처럼 확연하게 다르다.

	남자	여자
모든 문제 및 사안에 대하여 지향하는 것은?	목표	인간 관계
모든 문제 및 사안에 중요하게 생각하는 것은?	사실	느낌
상대방에 대한 본인의 역할이 무엇이라고 생각하는가?	만능해결사	기능 및 능력 향상을 위한 조언자
(실수와 실패까지를 포함한) 모든 문제와 사안에서 상대방에게 바라는 것은 무엇인가?	노력과 능력에 대한 격려와 인정	자신의 문제와 느낌에 대한 관심, 이해와 공감
본인의 마음은 어떨 때 움직이나?	누군가 자신을 필요로 할 때	누군가 자신을 사랑 한다고 느낄 때
충족감은 언제 느끼나?	성과, 성공 및 성취	남들과 자신의 느낌을 함께 나누고 공유
표현하고 싶은 것은?	능률, 힘	따뜻함, 사랑, 관심
의견을 전달하는 방법은?	직설적	우회적
어떤 문제에 대하여 상대방에게 조언을 구하거나 또는 상대방이 일방적으로 조언하는 것에 대하여 어떻게 생각하는가?	자신이 무능력하다는 것을 인정하거나 또는 지적하는 것	자신의 문제에 대하여 관심, 이해와 공감을 구하는 극히 자연스러운 과정

	남자	여자
상대방이 고민 또는 문제를 털어놓는 것에 대하여 어떻게 생각하는가?	본인에게 책임이 있다고 비난하고 공격하는 것이며, 또한 그 고민과 문제를 해결할 방법을 찾아내야 함 (비호감)	호의, 애정 및 친근의 표시로 해석 (호감)
이야기의 전개는 어떠한가?	논리적	비논리적 (핵심과 두서가 없음)
사안 진행에서 주안점은 무엇인가?	효율성, 업적	(가능한 풍요롭게) 즐기기
사안이 어떻게 진행되기를 기대하는가?	계획적, 고정적	즉흥적, 가변적
고민 및 문제 발생시에 어떻게 하는가?	• 자신 만의 마음속 또는 주거 공간에 칩거 • 해결되기 전까지 침묵하고, 주위에 냉랭하고 무관심 • 주위 사람들로부터 조언을 구하지 않고 혼자 해결하려고 함	• 주위 사람들로부터 조언과 공감을 구함 • 그 동안 가슴에 묻어두었던 다른 (심지어 아무런 대책이 없는) 문제까지 모두 들추고 쏟아냄
고민 및 문제에 따른 스트레스는 어떻게 해소하는가?	잠시라도 잊기 위하여 다른 것에 몰두 (예: 컴퓨터 게임, 신문읽기, 스포츠 관람, 운동, 영화보기, 드라이브)	다양한 감정 표현을 총 동원하여 모두 털어 놓고 이야기하기
좋아하는 것은?	컴퓨터, 게임기, 자동차	옷, 구두, 가방
선호하는 TV 프로그램은?	뉴스, 스포츠 중계, 다큐멘터리, 르포	드라마, 연예가 중계, 예능, 패션

표 4-1

남자와 여자의 차이

표 4-1은 《화성에서 온 남자, 금성에서 온 여자》[9]에서 인용한 남자와 여자의 차이이다. 그 내용을 하나 하나 살펴보면, 남자와 여자는 정말로 서로 다른 별에서 온 우주인과 다를 바 없다. 남자와 여자 사이에 관찰되는 그와 같은 심한 차이점은, 오랜 옛날 야생 동물이 넘쳐나고 주거환경이 척박한 상황에서 살아남는 과정에서 자연스럽게 형성되었다. 수렵생활 시절 남자의 역할은 식량을 안정적으로 확보하는 '사냥꾼'이었으며, 또한 외부의 적으로부터 자신 및 가족의 생명을 지켜야 하는 '전사(戰士)'였다. 따라서 남자의 모든 기능은 뛰어난 사냥꾼과 전사가 되기 위한 것에 초점에 맞추어져 있다. 사냥과 전투에 관련된 정보와 장비가 중요하며, 정보도 사실적이고 명확한 내용만 선호하였다. 왜냐하면 두리뭉실한 정보로는, 자신과 가족의 생명을 보장할 수 없다. 마주하는 문제는 대부분 자신과 가족의 생존과 연관되어 있기 때문에, 문제 해결 방안을 반드시 찾아내야 한다. 따라서 그 문제 이외의 다른 사안에는 관심이 없고, 주위의 어떠한 방해도 받지 않는 자신만의 공간에서 오직 그 문제에만 온 정신을 모아 숙고하고 재고한다. 문제 해결 방안을 찾기 전까지는 긴장을 늦추지 않으며, 마침내 해결 방안이 도출되면 그 것은 곧 (자신과 가족의 생존을 위하여) 꼭 이루어야 할 목표가 된다. 그 목표를 달성하기 위한 행동은 집요하게 그리고 (사냥감이나 적이 알지 못하게) 극도로 간략한 과정을 찾아서 신속하게 진행한다.

9 존 그레이, 친구미디어, 2006년

여자의 주된 역할은 자신의 영역을 보호하는 '집 지킴이'이였다. 가족이 안전하고 그리고 가능한 평안하게 지낼 수 있는 보금자리를 조성하고 또한 자식의 안위와 자손의 보존을 담당하였다. 그와 같은 역할에 필요한 덕목은 보금자리와 그 주변에 대한 넓은 시야와 인간관계를 끈끈하게 유지하는 것이다. 다른 무엇보다도 가족구성원과의 원활한 소통이 중요하며, 그러한 과정에 그들에 대한 이해, 관심 그리고 공감이 긴요하다. 보금자리와 가족의 안전을 위협하는 문제는, 육체적 약점으로 혼자서 해결하기 보다는 여러 사람으로부터 도움과 조언을 적극적으로 요구하고 또한 받아들인다.

남자와 여자의 여러 차이점 중 유별나게 두드러진 것은, 그들은 동일한 언어로 구성된 동일한 문장도 그 해석은 전혀 다르다는 것이다. 즉, 단어 순서가 같고 토씨까지도 100%도 동일하게 구성된 문장이더라도, 그 문장을 이해하고 해석하는 방식이 전혀 다르다. 예를 들어 남자와 여자가 데이트 중 여자가 '오늘따라 달이 무척 밝다'라고 말하였다고 가정해보자. 남자는 '오늘', '달' 그리고 '밝다'라는 사실 자체에만 의미를 부여하고, 여자는 '무척 밝다'라는 그 느낌을 중요시한다. 즉 여자는 '나는 오늘 기분이 너무 좋다'라는 느낌의 표현이었는데, 남자는 '음력으로 보름날이 가까워졌구나' 또는 '오늘은 구름이 없구나'라고 해석한다. 부부생활에서 배우자를 이해하기 위하여, 표 4-1에 나열된 남자와 여자의 차이점을 이해하는 것이 필요하다. 왜냐하면 부부 사이 갈등의 대부분은 남자와 여자 사이에 존재하는 그와 같은 원초적인 차이점에 대한 이

해부족으로 발생하기 때문이다.

그러나 만약 배우자가 여러 면에서 본인과 다르다는 것을 확실하게 이해하게 되면, 배우자와의 갈등과 그에 따른 불유쾌한 마음(감정)의 발생도 점점 줄어들게 된다. 배우자의 말과 행동에 짜증이 나고 분노가 쌓이면서 종국에는 미워하게 되는데, 그 이유는 배우자가 본인의 방식에 동감하지 않거나 구체적인 행동으로 옮기지 않기 때문이다. 그러나 만약 '나는 호랑이이고 나의 배우자는 암소'라고 이해하면, 혹은 '나는 금성인이고 나의 배우자는 화성인'이라고 이해하면, 다시 말해서 '배우자는 나와 상당히 다르다'라고 이해하면, 배우자의 생각과 행동이 그럴 수밖에 없는 상황에 공감할 수 있다. 배우자는 자신 나름대로 마치 호랑이 남편 또는 암소 부인의 입장에서 혹은 화성인 남편 또는 금성인 부인의 입장에서 최선을 다하고 있다고 이해하면, 그 동안 품었던 배우자에 대한 오해가 엉킨 실타래 풀리듯 조금씩 풀어지고, 그 동안 쌓아두었던 배우자에 대한 불만, 미움, 분노 등의 마음(감정)을 비워낼 수 있다.

2) 상대방에 대한 이해
: "상처 받은 마음속 아이를 품고 있구나!"

오장육부를 부정적으로 자극하는 미움, 원한, 분노 등의 마음(감정)이 형성된 원인은, 대부분 자신에게 물질적 또는 정신적으로 깊은 상처를 주었던 어떤 사건이나 사람이다. 국가나 조직의 정책 변화(예를 들면 택지 재개발, 댐 건설 등)나 갑작스러운 자연 재해 등은 구체적으로 어떤 사람과 얽혀있지 않지만, 그 이외의 대부분의 경우에는 어떤 특정 사람과 연관되어 형성된 마음(감정)이다. 그 사람은 이런 저런 상황이나 사건으로, (과거에) 마주쳤거나 또는 현재 가깝게 마주하고 있는 사람이다. 이러한 사건이나 사람이 존재한다는 것을 명확히 인식하는 것은, 자신 가슴속에 짊어지고 있는 부정적인 마음(감정)을 비우는 과정에 필연적으로 거쳐야 할 부분이다. 어떤 경우에는 현재에는 종결된 사건이거나 현존하지 않은 사람이다. 아니면 멀리 떨어져 있지만 자신의 기억 속에 꺼지지 않은 불씨처럼 남아, 어떤 조건만 형성되면 커다란 불기둥이 만들어지듯이 반복적으로 과거의 상황과 그에 유발된 마음(감정)을 마치 현재에서 일어나는 것처럼 생생하게 머리 속에서 재현할 수 있다. 따라서 자신 속에 쌓인 부정적인 마음(감정)을 해결하려면, 자신 안에 그러한 마음(감정)을 솟아나게 하는 상대방을 해결하지 않고는 긍정적인 결과를 기대하기가 어렵다. 왜냐하면 상대방은 자신에게 부정적인 마음(감정)을 유발하는 데 결정적으로 기여하였지만, 동시에 그 마음(감정)을 근본적으로 해결할 수 있는 열쇠도 함께 쥐고 있기 때문이다.

다시 말해서 자신에게 그러한 마음(감정)을 일으키게 만들었던 상대방에 대한 깊은 이해가 없으면, 본인은 그러한 마음(감정)에서 원초적으로 벗어나기가 어렵다. 다음은 《기도(Prayer)》[10]에서 소개한 '트라우마를 치유하는 명상'이다. 이것은 본인에게 어린 날 깊은 상처와 그에 의한 미움, 공포, 분노, 절망 등의 마음(감정)을 심어 주었던 부모와의 관계를 회복하는 데 도움되는 명상수행 법이다. 많은 젊은이들이 이 방법을 통해 어린 시절 형성된 정신적 트라우마를 치유할 수 있었다고 소개하였다. 그 내용을 자세히 들여다 보면, 자신에게 부정적인 마음(감정)을 품게 만들었던 상대방에 대한 이해가 본인의 부정적인 마음(감정)을 해결하는 데 매우 중요하다는 것을 알 수 있다.

10 틱낫한, 명진출판, 2006년

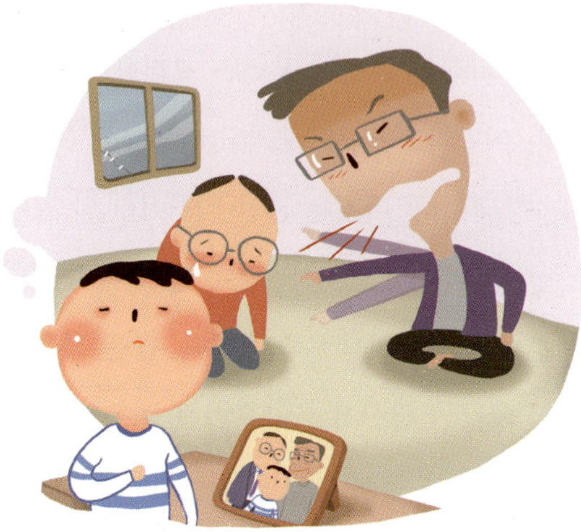

"숨을 들이쉬며, 나는 아버지를 다섯 살짜리 아이로 본다.

숨을 내쉬며, 나는 아버지에게 미소 짓는다.

아버지는 다섯 살

나는 미소 짓는다.

숨을 들이쉬며, 나는 아버지의 고통을 본다.

숨을 내쉬며, 나는 아버지의 고통을 이해한다.

다섯 살이었을 때 아버지의 고통

나는 아버지를 이해한다.

숨을 들이쉬며, 나는 내 안의 아버지를 본다.

숨을 내쉬며, 나는 내 안의 아버지를 끌어안는다.

내 안의 아버지

나는 아버지와 화해한다."

다섯 살짜리 아이는 상처받기 쉬운 존재다.
이때 아버지와 어머니가 서로에게 고통을 안긴다면,
그 고통의 씨앗은 아이에게 심어지고,
아이와 함께 고통의 씨앗도 성장한다.
그 과정에서 부모의 엄격하고 무서운 표정,
호된 말들은 아이의 영혼에 깊은 상처를 남긴다.
결국, 많은 상처를 안고 어른이 된 아이는
부모를 향한 비난과 분노의 감정을 품은 채 살아가게 된다.
이러한 상처를 극복하기 위해서는
고통의 씨앗이 심어졌던 근원으로 돌아가야 한다.
아버지나 어머니를 다섯 살짜리 아이로 상상해본다.
우리에게 부모는 어렵고 무서운 어른 그 자체지만,
어른이 되기 전 그들 역시 나와 같이 상처받기 쉽고
연약한 다섯 살짜리 아이였다.
명상을 통해 다섯 살 때의 아버지와 마주하면,
그 어린 소년의 아버지가 불호령을 내릴 때
아이가 얼마나 겁에 질려 숨죽이고 있었는지,
그리고 그 아이도 자기 부모의 노여움과 성난 얼굴,
짜증과 심술의 희생양이었음을 확인할 수 있다.
만일 당신에게 아주 오래 된 가족 앨범이 있어서
아버지나 어머니가 다섯 살짜리 아이였을 때의 사진을

> 기적적으로 찾을 수 있다면,
>
> 그 사진의 이미지를 머릿속에 떠올려보라.
>
> 이 명상수행 법을 실천하기가 한결 쉬울 것이다.

갓 태어나 방긋 웃고 있는 신생아나 엄마나 할머니의 등에 업혀있는 어린 아이의 밝고 해맑은 눈과 때 묻지 않은 얼굴에서는, 미움, 원한, 실망 등의 삶을 소모시키는 마음(감정)은 결단코 느낄 수 없다. 하지만 그토록 귀엽고 순수한 아이도 세월이 지나 어른이 되면, 그 중의 극히 일부는 현재 자신에게 미움, 원한, 그리고 실망을 주는 사람처럼 변해있을 것이다. 그러면 과연 어떤 과정이 지나면서, 그토록 해맑았던 아이가 그처럼 남에게 피해를 주는 사람으로 변했을까? 어떤 일이 있어도 타인에게 신체적-정신적 손상을 가하는 것은, 사회 공동체 생활에서는 도덕적으로나 법적으로 용납될 수 없다. 하지만 피해를 입힌 사람이나 피해를 입은 사람도, 이 세상에 처음 태어났을 때에는 해맑은 웃음을 지녔던 귀여운 갓난아기였을 것이다.

"애처로운 듯 푸른 아이들에 눈에는, 거짓을 새긴 눈물은 아마 흐르지 않을 거야! 세상사에 시달려가며 자꾸 흐려지는 ………"의 어느 노래 가사처럼, 세상사에 시달리면서 어린 아이의 순수하고 맑은 마음이 점점 변했을 것이다. 마치 세찬 비바람을 여러 번 맞은 나무가 부러지고 새로운 가지가 생기면서, 나무의 모양이 변형된 것과 비슷하리라. 혹시 타인과의 비교에 따른 자존심의 상처, 지나치게 성적위주로 편중되었던 교육환경, 순탄하지 못했던 가정, 부모님의 한 풀이 대상이었던 어린 시절, 상업주의에 편승한 무책임한 언론의 유혹, 친한 친구에 의한 치명적인 경제손실 등으로, 맑은 웃음을 지녔던 아이가 어른으로 커가면서 웃음도 잃어가고 타인에게 피해를 입히는 왜곡된 사람으로 변한 것은 아닐까?

여러 성현들께서 "사람의 행동은 미워해도, 사람 자체는 미워하지 말라"라고 말씀하셨고, 불경 천수경(千手經)에 '죄는 본래 실체 없어 마음 따라 일어난다(罪無自性從心起)'고 하였다. 즉 자동차 충돌사고의 원인이 자동차의 진정한 주인이 아닌 운전수의 과잉행동으로 유발되었으니, 상대방을 넓은 이해심으로 포용하라는 내용이다. 이러한 말씀은 깊은 상처를 받았던 당사자에게는, 너무나도 황당하고 지극히 서운한 이야기이다. 하지만 인간 삶의 성찰이 남다르게 높은 분들은, 100층 이상의 높이에서 (삶의 여정 같은) 자동차도로의 상황을 손바닥 보듯이 파악하고 계시다. 그 분들은 충돌사고가 발생하기 이전부터 자동차의 전후 사정을 훤히 들여다보고 하시는 말씀이지, 피해 당사자의 입장을 전혀 모르시는 것은 절대로 아닐 것이다.

마음속에 어릴 때 형성된 '상처 받은 어린 영혼'이 원만하게 해결되지 못하면, 육체는 건장하게 성장한 성인이지만 인간 관계에서는 충분하게 성숙하지 못하다. 그리하여 어린 시절 상처로 다람쥐 쳇바퀴 돌듯이 동일하고도 반복적인 마음(감정)반응을 (본인도 모르게) 자연스럽게 표출한다. 혹시 자신에게 미움과 분노심을 유발시킨 사람이, 무의식적으로 고정화된 마음(감정)반응의 쳇바퀴에서 지금도 여전히 열심히 달리고 있는 다람쥐인지 모른다. 하지만 그 다람쥐 입장에서는 나름 자신의 두뇌에 입력된 프로그램에 준하여 열심히 노력하고 있는 것이다. 여러 현인들의 말씀은 그 다람쥐에 대한 이해가 선행되지 않으면, 다람쥐도 다치고 다람쥐와 상대하는 자신도 다친다는 것이다. 다람쥐의 반복적인 쳇바퀴를 멈추게 하고, 그 다람쥐를 쳇바퀴에서 끄집어 내는 것은 당사자의 객관적인 인지나 해당분야 전문가의 도움이 필요하다. 하지만 쳇바퀴에서 열심히 뛰고 있는 상대방 때문에 괴로움을 겪고 있다면, 본인의 건강을 위하여 상대방에 대한 이해가 필요하다. 앞에서 소개한 방법은 부모님에게 받았던 상처나 그에 관련된 부정적인 마음(감정)을 해소, 즉 비워내는 데에 도움이 된다고 소개하였다. 이러한 방법을 부모님과의 관계에만 국한시키지 말고, 과거나 현재 자신에게 정신적 또는 물질적으로 깊은 상처를 주었던 사람에게도 적용하면, 자신의 깊은 잠재의식에 박혀 있던 과거 상황 및 마음(감정)의 기억을 밖으로 끄집어내고 종국에 깨끗이 비워내는 데 효과가 있다.

3) 세상을 향한 깊은 이해

: "모든 것은 내가 만든 작품이구나!"

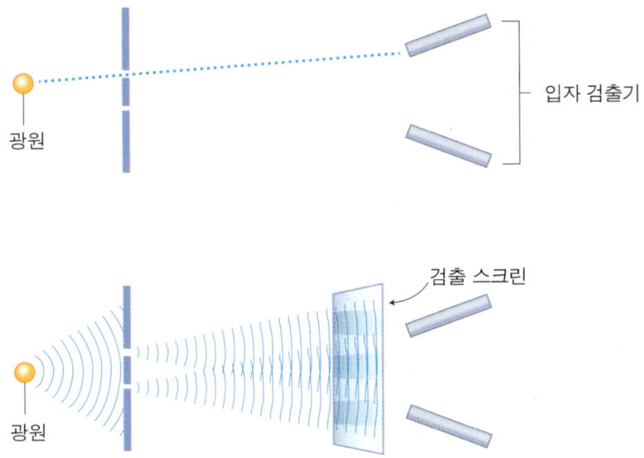

그림 4-15
이중 슬릿 실험(double slits experiment)[11]

물질을 세분하면 분자 → 원자 → 원자핵에 이르고, 원자핵은 양성자, 중성자 등의 소립자(elementary particle; 또는 미립자)로 이루어져 있다. 소립자는 현재 물질의 가장 기본적인 입자이며, 그 크기가 10^{-12}~10^{-18}m 이하이다. 이와 같은 지극히 작은 미시세계(微視世界)에서는 특이한 현상이 나타나는데, 그러한 현상 중 하나가 '이중 슬릿 실험'에서 밝혀진 존재의 이중성이다(그림 4-15). 실험장치는 소립자를 방출하는 광원과 그 앞에 두 개의 슬릿이 뚫린 스크린을 빛이 통과하도록 위치한다.

11 《왓칭(WATCHING)》, 김상운, 정신세계사, 2011년

스크린의 오른쪽에 두 개의 입자검출기를 놓으면, 소립자는 하나의 슬릿과 하나의 입자검출기를 향하는 일정한 통로를 따라 움직이는 하나의 입자처럼 행동한다. 그런데 만약 소립자의 검출을 위하여 스크린을 이중슬릿과 입자검출기 사이에 설치하면, 소립자는 이번에는 파동처럼 반응한다. 즉, 소립자는 두 개의 슬릿을 동시에 통과하여, 서로 간섭한 후 검출 스크린 위에 간섭무늬를 만들어낸다. 이 실험에서 소립자라는 물질은 마치 실험자의 행위나 의도 자체를 미리 알고 그에 상응한 반응과 행동을 보인다. 다시 말해서 물질은 관찰자의 의도(의지)에 따라 반응하고, 그에 상응하는 결과물을 만들어 낸다.

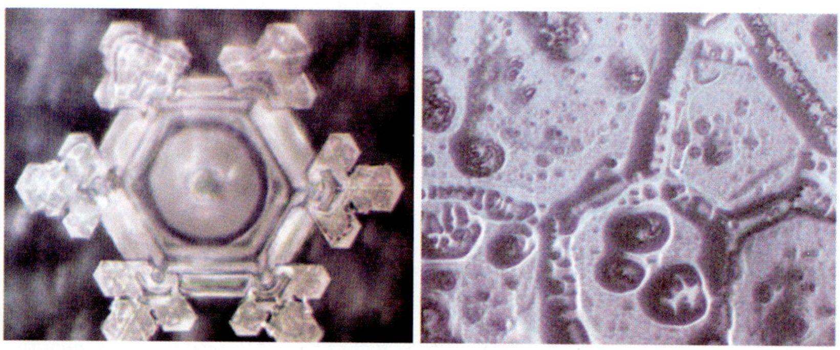

그림 4-16
'고맙습니다(좌)' 및 '망할 놈(우)' 라는 말에 대한 물의 반응

《물은 답을 알고 있다》[12]에서 물에게 다양한 말을 들려준 후 특수 장치로 촬영하였는데, 물의 형상이 외부에서 들려주는 말의 내용에 따라 여러 형태로 변화되었다(그림 4-16). 물은 '감사합니다', '고맙습

12 에모토 마사루, 나무심는사람, 2002년

니다', '사랑합니다', '너 정말 예뻐' 등의 긍정적인 말에, 수정체처럼 곱고 정결하고 명확한 형체를 만들었다. 하지만 '망할 놈', '짜증나네', '너는 바보야' 등과 같은 부정적인 말에는 일정하지 않고 비호감적인 형체를 만들었다. 인간 육체의 70-80%는 물로 이루어져 있고, 그러한 물이 말의 내용에 따라 그에 상응하는 대조적인 형체를 만들어 낸다. 즉, 물이라는 물질이 외부의 어떤 의도(의지)에 상응한다는 것이다. 다시 말해서 관찰자의 의도(의지)를 알고, 그에 상응하게 변한다.

"세상의 여러 현상은 마음의 '끌어당김의 법칙(law of attraction)'에 의하여 만들어진 것, 즉 다시 말해서 본인이 만들어낸 것"이라고 소개하는 문헌을 쉽게 접할 수 있다. 《시크릿》[13]의 '당신의 인생에서 나타나는 모든 현상은 당신이 끌어당긴 것이다', 《연금술사》[14]의 '무언가를 간절히 원할 때 온 우주는 실현되도록 도와준다', 그리고 《화엄경(華嚴經)》의 '일체의 사물은 모두, 마음에 의해 만들어진 것이다 (一切唯心造)'라 하였다.

소립자의 이중 슬릿 실험, 물에 대한 실험, 또는 여러 문헌에서 시사하는 내용은, 세상의 일체현상은 단지 당사자의 의도, 즉 자신의 마음에 상응한 작품이라는 것이다. 다시 말해서 현재의 어떠한 상황도 자신의 작품이지, 상대방이나 타인의 의도에 의하여 조작된 것이 아니라는 것이다. 현재 자신이 처한 상황, 즉 자신에게 희, 노, 애, 락, 애, 오, 욕의

13 론다 번, 살림출판사, 2007년
14 파울로 코엘료, 문학동네, 2001년

마음(감정)을 일으키게 하는 모든 상황의 책임은 100% 자신에게서 비롯되었다는 것이다.

과연 본인에게 깊은 상처를 주고 부정적인 마음(감정)을 유발하게 하는 상대방과 어떤 이유로 엮였을까? 지구에 사는 약 70억 사람 중 왜 하필 그 사람과 그리고 왜 하필 같은 시기에 생존하여 이와 같이 엉켜있게 되었을까? 이와 같은 질문에 대한 여러 현인들의 대답은, 평범한 공부 또는 눈·코·귀·입·피부 등의 오관으로 얻은 소지(小知, 작은 지혜)로는 파악하기 어렵다고 말씀하신다. '소지로 인식된 것만으로 모든 진실은 결코 알 수 없으며, 콩 심은 데 콩 나고 팥 심은 데 팥이 난다'라고[15] 말씀하시며, 소지를 뛰어넘어서는 대지(大智, 큰 지혜)가 필요하다고 강조하신다.

현재 겪고 있는 어려움이 너무나 힘든 경우에, 박복한 자신의 운명이나 팔자를 한탄하고 타인과 연관된 경우에는 타인을 원망하는 것이 일반적이다. 자신을 감당하기 힘든 상황으로 내몰아버린 시대적 상황이나 특정한 사람을 반복적으로 떠 올리면서, 그 대상에 대한 분노와 미움 그리고 실망감을 가슴속 깊이 간직하거나 말이나 행동을 통하여 구체적으로 드러내놓게 된다. 정신적 및 경제적으로 심한 타격을 입은 피해자나 그 상황과 전혀 이해관계가 없는 제 3 자가 판단하여도, 그와 같은 마음(감정)을 품고 또한 그 마음(감정)에 걸맞는 언행을 구체적으로 표현하는 것은 자연스러운 현상이다. 그런데 여러 성인과 현인들은 전혀

15 《속(續) 당신도 완전 건강할 수 있다》, 윤성혁, 창생당한의원, 2009년

반대로 말씀하시니, 당사자 입장에서는 순순히 받아들이기가 너무나 어렵다. 또한 그 분들은 '자업자득(自業自得)이라, 모든 일은 내 탓이요' 라고 받아들이고, 더 나아가 자신에게 피해를 준 상대방을 '용서하라'고 하면서 마음(감정)과 기억을 비워낼 것을 반복적으로 강조하신다.

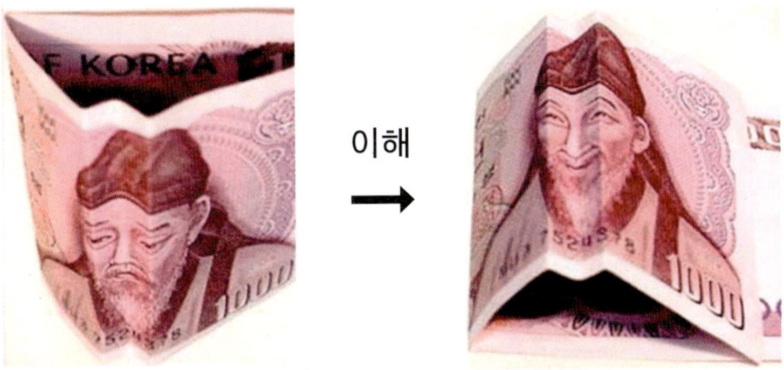

[16]

범인들로써는 도저히 이해하기가 어렵고, 또한 매우 당황스럽고 심지어 그 분들의 말씀이 서운하기까지 하다. 하지만 성인과 현인들은 최신식 컴퓨터의 용량보다 뛰어난 역량을 지니고 세상에서 최고의 교육을 받은 해박한 사람도, 감히 접근할 수 없는 전혀 다른 차원의 지혜로운 영역에 도달하신 분들이다. 사람 또는 사람에 얽힌 사연들에 대한 그 분들의 식견은 결단코 3차원 이상이며, 100 층 이상의 높이에서 지상에서 벌어지는 상황의 과거, 현재, 미래를 일목요연하게 꿰뚫은 분들이다.

---

16 'http://blog.naver.com/PostView.nhn?blogId=viewsmile&logNo=50138222066&redirect=Dlog&widgetTypeCall=true' 에서 인용.

결코, 현재의 상황만을 감안한 이기적이고 근시안적인 말씀은 아닐 것이다. 그분들이 제시한 내용은 보다 근본적인 해결방식일 것이고, 손상을 당한 사람들을 그 손상에게 영원히 벗어나게끔 도와주는 실질적인 방법일 것이다. 또한 그분들은 자신들의 조언을 믿는 사람들에게, 사심 없는 확실한 보증수표도 같이 제시한다. 그들이 제시한 방법을 확실한 믿음과 인내심을 가지고 충실하게 따르면, '피해자들이 이해하지 못하는 지나간 시간의 빚 덩어리가 풀어지면서 앞날이 평안할 것이다'라는 것이다.[17] 범인의 머리로 아무리 이해하려도 이해하기 어렵다. 하지만 성인 및 현인들의 말씀이 절대로 헛되지 않을 것이라는 굳은 믿음으로, 육체를 광폭하게 몰고 다니는 운전수의 부정적인 마음(감정)을 비워내야 한다. 왜냐 하면 성인과 현인들께서 그렇게 따라 하면 미래가 훨씬 좋아진다고 확실하게 보장하시니까!

17 《아름다운 우리말 경전 금강경》, 우룡큰스님, 효림, 2002년

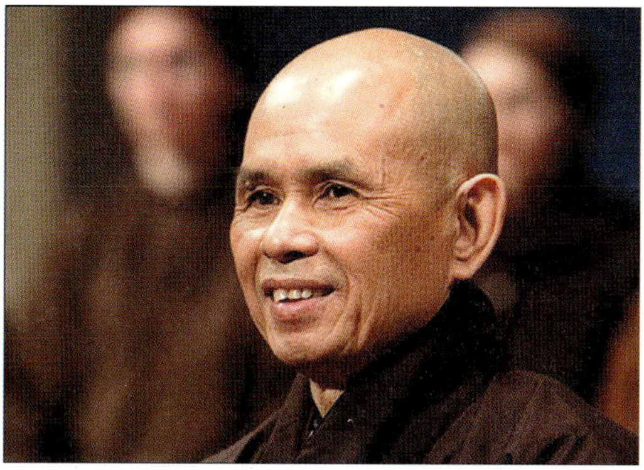

그림 4-17
'틱낫한' 스님

"세상을 향한 깊은 이해와

고요의 힘을

지닌 자는

세상의 고통에

압도되지 않는다"

《힘》[18]

18 틱낫한, 진우기, 명진출판, 2003년

4) 하늘의 뜻을 이해
: "내가 모르는 깊은 의미가 있구나!"

가정 및 사회 생활 중 마주하는 어려움은 대부분 특정 사람이나 특정 상황과 연관되어 있다. 그러한 경우에 그 사람이나 그 상황을 이해하는 방식에 따라서, 당사자의 반응은 전혀 다르게 된다. 마치 마른 하늘에 날벼락처럼 당사자와는 아무런 연고가 없이 그 사람을 만났고 그 상황을 겪게 되었다고 느껴지면, 그 사람과 그 상황이 불편하고 속상하고 또한 참기 어렵다. 그러나 만약 그 사람을 만나고 그 상황이 벌어진 것은 당사자의 시각으로는 알 수 없지만, 분명히 연관이 있고 남 모를 뜻을 담고 있다고 이해되면 그 사람과 그 상황이 다소 어렵지만 그래도 감내할 용기를 가지게 된다.

당사자에게 어려움을 주는 사람을 만나거나 심한 고초가 요구되는 상황을 마주하게 되었을 때, 현인들은 한 목소리로 다음과 같은 이해가 필요하다고 반복적으로 강조한다.

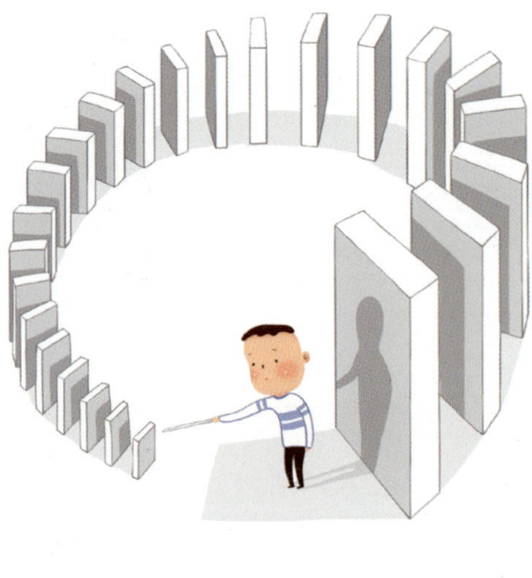

첫째는 세상 만물과 현상의 만남은 한 치의 오차도 없이 운영되는데, 즉 '콩 심은 데 콩 나고 팥 심은 데 팥 난다'는 것이다. 다음은 '전생(前生)에 빚이 많은 분들께'[19]라는 제목의 내용이다.

> "보시를 하고
> 봉사활동을 하고
> 신행생활을 열심히 하고 있는데,
> 삶이 불행하다구요.
>
> 그대는 전생에 많은 빚이 있었나 봅니다.
> 꼭 갚아야 할 빚들이 있었나 봅니다.
> 그 누군가 장부를 가지고 있다가 하나하나 공제하고 있나 봅니다.
> 그러나 지금은 빚을 갚고 있다고 생각하세요.
> 전생에 죄를 지은 사람은 그 죄값을 치뤄야되므로
> 다소 발복(發福)이 늦어지지만 언젠가는 좋은 날이 옵니다.
> 이 생에 못 누리면 다음 생애라도 꼭 누리게 됩니다.
> 이 세상에 헛수고란 없습니다.
> 선업(善業)이 자꾸자꾸 쌓이면 언젠가는 좋은 결실이 옵니다.
>
> 이 세상에 공짜는 없습니다.

19 cafe.daum.net/amtb/ZEB/34221에서 인용.

> 열심히 노력했는데 불행하다거나
> 빈둥빈둥 노는 이에게 행복과 재물이 굴러들어 오는 것은
> 나름대로 다 묵은 계산을 하고 있는 것입니다.
> 지금은 마음이 아프고 절망이지만
> 때가 되면 훨훨 날아 오를 것입니다.
> 온간 만물은 오르다가 내려가고 내려가다 올라가지요.
> 한없는 행복만이 있는 것도 아니고
> 한없는 불운과 고통만이 있는 것도 아니지요.
> 따라서 오늘도 내일도 묵묵히
> 좋은 업(善業)만 쌓을 일입니다"

눈에 넣어도 안 아플 것 같은 자식마저도 '내 집에 든 손님일 뿐이고, 부모에게 영원한 채권자'[20]라고 한다. '세상의 어떤 만남도 만나지 않아야 될 만남은 없다'고 하며, '좋은 인연이든 나쁜 인연이든, 만나야 될 인연이 금생에 친구로, 배우자로, 부모 자식으로 만난다'는 것이다. 그리고 현재 '비록 빚으로, 원수로 만난 인연이라 하더라도 우리가 금생에 밝은 마음으로 원한을 은혜로 갚고 빚을 정성껏 청산한다면, 지금은 비록 어둡고 아픈 만남이지만 결국에는 모두 좋은 인연이 된다'는 것이다.[21]

---

20 《영혼산책-두 번째 이야기》, 차길진, 후암. 2008년
21 cafe.daum.net/bohhyun에서 인용.

둘째는 현재의 어려움을 긍정적으로 해석하여, 발전할 수 있는 배움의 기회로 이용하라는 조언이다. 다음은 '삶의 문제'[22]라는 제목의 내용이다.

> "내 삶에 어떤 문제가 생겨났다면
> 그것은 내가 삶에서 배워야 할
> 어떤 것이 생겨났다는 것을 의미합니다.
> 지금 이 순간 내게 일어나는 일이야말로
> 내가 지금 체험하고 깨달아야 할 바로 그것입니다.
>
> 좋든 나쁘든 내게 일어나는 모든 일들은
> 나를 배움으로 이끌기 위한 목적으로 나타납니다.
> 배움과 경험을 회피할 때 삶은 둔화되지만
> 적극적으로 받아들이고 배울 때 삶은 성장합니다."

인간이 성장하기 위하여서는 배움은 필수이다. 배움에는 초등-중등-고등-대학교에서 선생님과 책을 통하여 배우는 정규적인 교육과정이 통상적인 방법이다. 하지만 보다 원숙하게 성장하기 위하여서는, 정규교육과정의 공부만으로 충분하지 못하다. 책이나 책상에 앉아서는 결코 배울 수 없는 공부가, 오욕칠정 가득한 인간들과 섞여서 사는 일상 생활

22 풍경소리(www.pgsori.net)에서 인용.

을 통해서 배우는 공부이다. '인생이란 육체적 삶을 통해 얼마나 성숙한 영혼을 수확해 가느냐 하는 끊임없는 수행의 여정'이라고 하며, 실패마저도 '영혼을 성숙시키기 좋은 방법 중 하나'라고 하였다.[23]

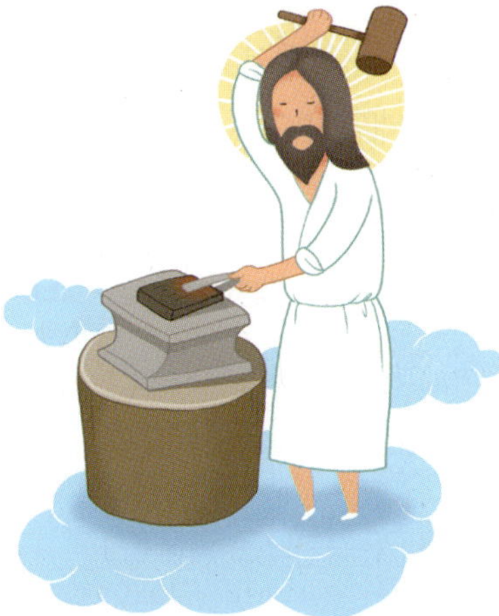

셋째는 현재의 어려움은 단련의 과정이라는 것이다. 농사에 필요한 농기구나 소기의 목적을 위한 칼을 만들기 위하여서는, 무엇보다도 쇠가 좋아야 한다. 그러한 쇠를 만들기 위하여서는, 남다른 단련이 필요하다. 수십 번 고온에서 달구고, 다시 단단한 쇠망치로 수백 번을 내리친다. 그러한 과정을 무사히 마친 쇠는, 최고 역량의 농기구나 칼로 탈바꿈하게 된다. 최고의 쇠를 만드는 과정의 필요성에 대한 맹자(孟子, BC 372?- BC 289?)의 말씀이다.

23 《영혼산책-두번째 이야기》, 차길진, 후암, 2008년

"하늘이 장차 어떤 사람에게 큰 일을 맡기려 할 때에는 天將降大任於是人也

먼저 그의 마음과 뜻을 흔들어 고통스럽게 만들고 必先勞其心志

뼈마디가 꺾어지는 고난을 당하게 하며 苦其筋骨

그 몸을 굶주리게 하고 餓其體膚

그 생활은 빈궁에 빠뜨려 窮乏其身

그가 하는 일마다 되는 일이 별로 없이 자꾸 꼬이게 만든다 行拂亂其所爲

그런데 그것은 是故

그의 마음을 다듬고 천성을 끈질기게 하여 動心忍性

지금까지 할 수 없었던 일도 할 수 있게 하기 위함이니라 增益其所不能"

4. 내관(內觀): "보는 순간, 바로 사라집니다!"

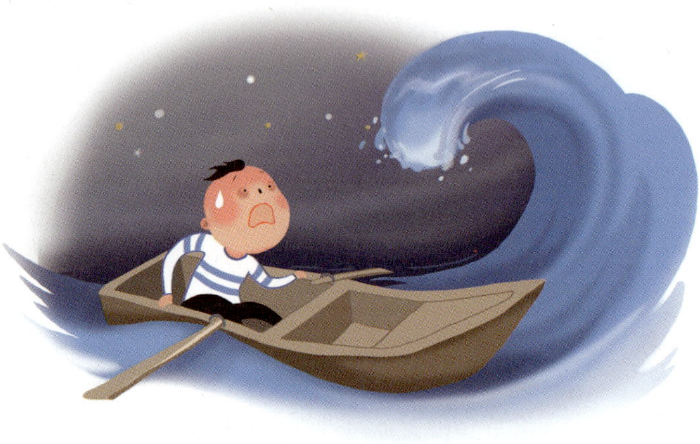

오장육부를 지속적으로 자극하는 오욕칠정을 버리는 방법 중 하나가 자신을 제 3 자의 입장에서 바라보는 것이다. 다음과 같이 상상해 보자. 칠흑같은 어두운 밤 폭풍우가 거세게 몰아치는 풍랑 속에 배가 낙엽처럼 위태롭게 떠다니고, 그 배 안에는 본인이 타고 있다. 장대비가 쉴 새 없이 내려서 눈 앞을 가늠하기 힘들고, 간간히 거센 파도가 배를 때려 흔들리니 반드시 서 있기 힘들고, 집채만한 파도로 배가 5-6 층 높이로 올라갔다가 갑자기 골짜기처럼 깊은 파도 골 속으로 떨어지면서 뱃멀미로 인한 구토는 쉼 없이 올라오고, 짠 바닷물이 입과 코에 밀려 들어와 숨 쉬기가 힘들다.

배 안에서 상기 상황에 처하게 되면 죽음의 공포와 두려움이 곧바로 자율신경계와 내분비계로 전달되면서, 사지 근육과 오장육부는 초

강력 슈퍼파워로 긴장하고 극도로 예민해져 체력소모가 극에 달한다. 온 몸에서는 식은 땀이 비 오듯 하고 똥오줌 가리기가 어렵다. 한마디로 아비규환으로 혼백이 빠져나간다. 세상의 어떤 사람이든 그와 같은 배 안이 있는 한 그러한 상황을 벗어나기는 불가능하다.

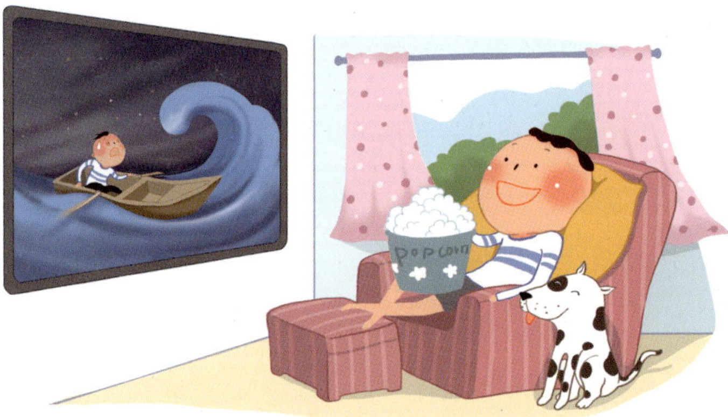

그런데 만약 상기 상황이 단지 TV 드라마 또는 영화의 한 장면으로 스크린에 비추어 지고 있고, 본인은 편안한 집안 소파 또는 영화관 객석에 앉아 있는 관람객이라면 상황은 급반전이 될 것이다. 메가톤급 폭풍우의 한 가운데에 있는 배 안에서는, 어떠한 사람이라도 마음(감정)의 평화를 얻기는 극히 어렵고 사지근육이나 오장육부의 긴장을 늦출 수 없다. 하지만 만약 그 상황이 단지 TV 드라마 또는 영화에서 보여지는 장면이고 본인은 집안 소파 또는 영화관 객석에서 팝콘을 먹으면서 관람하는 장면이라고 인식하게 되면, 안도의 한숨과 함께 오장육부나 사지근육의 과도한 긴장은 풀어지게 된다. 즉 자신의 상황과 마음(감정)을 제 3 자, 다시 말해서 관찰자의 입장에서 바라보는 순간, 바로 공포, 두려움, 불안, 초조 등의 감정과 극도의 긴장은 더 이상 존재하지 않고 바로 사라지게 된다.

정신분석 이론에 따르면 자아에는 두 가지 종류가 있는데, 경험하는 자아와 관찰하는 자아이다. 관찰하는 자아란 말 그대로 자신의 행동이나 정신작용을 제 3자의 입장에서 관찰하고 잘못된 것이 있으면 수정하는 자아를 말한다. 관찰하는 자아가 중요한 이유는, 이것이 있어야만 자신의 내적 갈등을 이해하고 정신적인 성장을 이룰 수 있기 때문이다. 자신의 내면에서 무슨 일이 일어나고 있는지, 객관적으로 관찰하는 것은 익숙하거나 쉬운 일은 아니다. 그렇기 때문에 평소에 우리는 행동하는 자아에 모든 것을 맡기고, 생각 없이 행동하며 같은 실수를 반복하곤 한다. 감정에 압도당하면 사리판단을 제대로 할 수 없는데, 그것은 자신의 일이기 때문에 객관적 입장을 유지하기가 어렵기 때문이다. 그러나 정신치료에서는 치료자가 내담자에게 질문을 던짐으로서 관찰하는 자아로서의 역할을 하게 되고, 궁극적으로는 내담자 스스로가 자신의 행동을 반성할 수 있는 능력을 키워주는 것이다. 그리하여 본인 자신이 친구 또는 동생에게 조언하듯이, 관찰자 시각에서 자신을 바라보는 법을 배우게 된다.

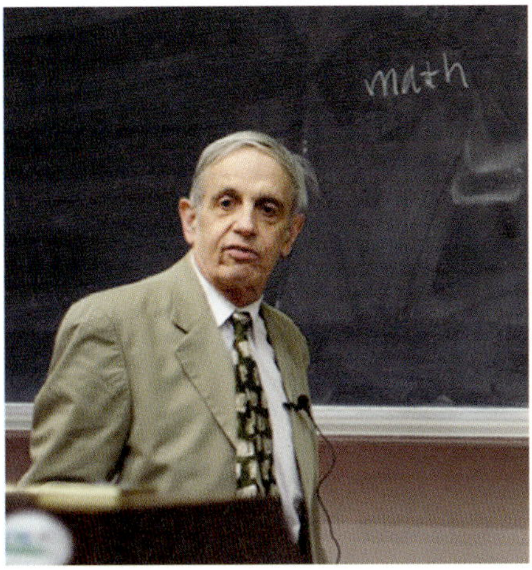

그림 4-18
영화 '뷰티불 마인드(A beautiful mind)' 의 실제 주인공 존 내쉬(John Nach)

영화 '뷰티풀 마인드'는, 천재 수학자 '존 내쉬(그림 4-18)'의 일대기를 영화화한 실제 이야기이다. 존 내쉬는 프린스턴 대학 재학시절에 얻은 아이디어를 논문으로 발표한 '게임 이론(Game theory)'으로, 노년에 노벨상을 받는 영광을 얻게 된다. 하지만 이 천재수학자는 그 이전에 정신분열증 특히 '환상'으로, 정신병원 입원 및 치료, 가정불화, 그리고 사회적응 장애 등의 생활고로 고생한다. 영화에서는 존 내쉬가 '환상'으로 고생하는 장면과 그 환상에서 벗어나는 장면을 인상 깊은 연기로 보여주었다. 자신이 철석같이 진실이라고 믿었던 '상'이 실제로 존재하지 않는 '허상'이라고 인식한 후, 제 3자의 입장에서 그 허상을 명확히 볼 수 있게 된다. 그 후로는 그러한 허상에게 더 이상 휘둘리지 않게 되었고, 그 질병으로부터 서서히 벗어나는 장면이 감동적으로 표현되었다.

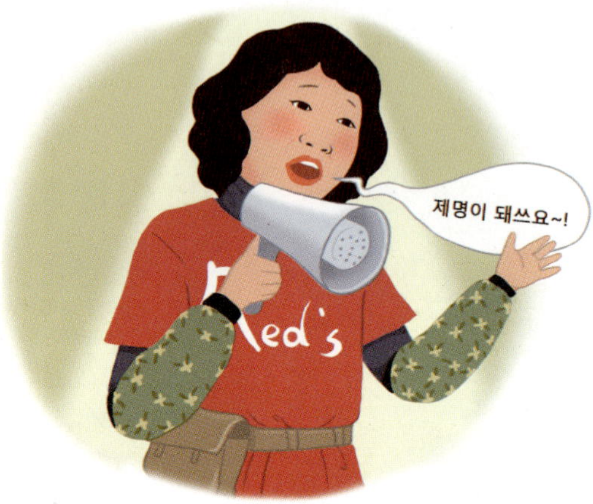

그림 4-19
KBS-2TV '개그콘서트' 의 한 장면.

KBS -2 TV의 주말 인기 프로 '개그콘서트'에 '봉숭아 학당'이라는 코너가 있었다(그림 4-19). 그 코너에서는 산악회 회장이 독백하는 부문이 있고, 그 회장의 인기 대사가 "그 순간, 바로 제명입니다"이다. 비슷하게 오욕칠정과 그것에 휩싸여 쉴 새 없이 반응하는 오장육부를, TV 드라마 또는 영화를 감상하는 관람객처럼 제 3 자의 입장으로 먼발치에서 바라 보게 되면, 그 순간 바로 오욕칠정과 그에 연관된 오장육부의 반응이 사라지게 된다.

5. 분출하라! 단, 상대방에게 절대로 피해를 주지 말고…

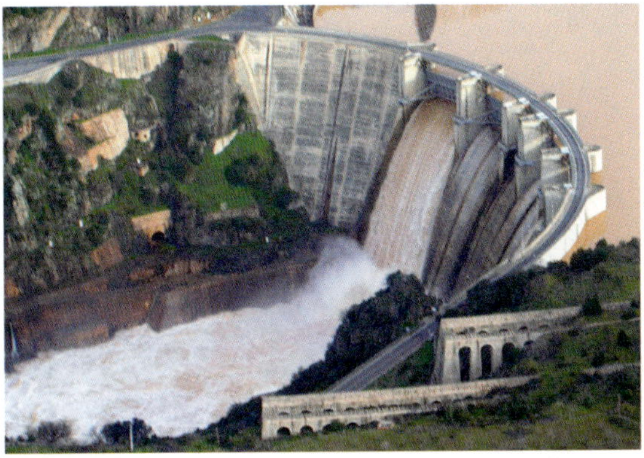

그림 4-20
댐의 물 방류

물을 담고 있는 댐에 집중호우나 홍수 등으로 수량이 급증하면, 댐 문을 열어 주어야 한다(그림 4-20). 그렇지 않으면 댐과 연계된 강의 상부에 물이 넘쳐 홍수피해가 속출하고 심한 경우에는 댐 자체가 무너진다. 비슷한 이치로 오랫동안 차곡차곡 쌓인 마음(감정)을 비워내지 않으면, 자율신경계와 내분비계를 끊임없이 자극하여 종국에는 오장육부, 즉 육체가 손상된다. 하지만 집중호우나 홍수로 넘쳐난 물을 방류할 때 주의할 점은, 댐 문을 여는 시기와 그 방법이 적정해야 된다. 만약 그러하지 못하면 댐 주변 지역에 막대한 인명 및 재산 피해를 피할 수 없다. 댐 물 방류와 비슷하게 쌓여 있는 마음(감정)의 배출도, 적절한 시기에 그리고 적정한 방법으로 진행되어야 한다. 적절한 시기를 놓쳐버리면 육체가 회복력을 잃고 망가지게 되고, 방법이 적정하지 못하면 자신과 상대방에 모두에게 마음(감정)을 분출하기 전보다 더욱 배가된 상처와 후유증을 남기게 된다.

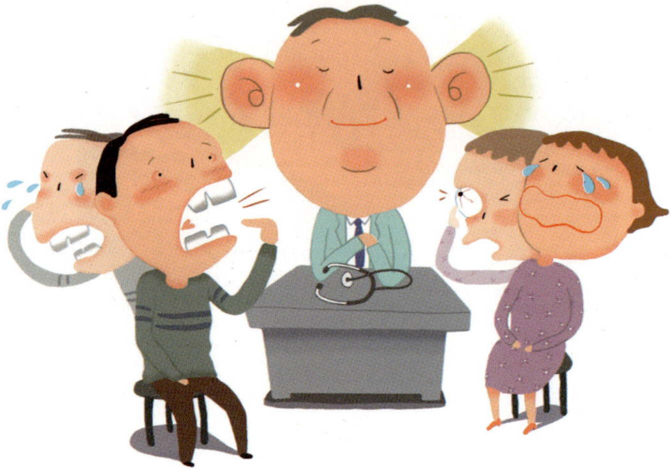

그림 4-21
경청

진료실에서 환자의 말을 주의 깊게 듣는 경청(그림 4-21)은 치료 과정의 중요부문이다. 그런 과정을 통하여 환자는 자신 내부에 행여 누가 알까 노심초사하며 꽉꽉 쌓아 놓았던 마음(감정)을 입 밖으로 쏟아 놓는다. 어떤 사연은 친한 친구 또는 가족에게도 털어놓기 힘든 내용을 담고 있다. 내용에 따라서는 듣는 담당의사 입장에서도, 너무나 안타까워 가슴이 먹먹해지기도 한다. 내용이 그러하다 보니 환자는 말하는 도중 얼굴에는 슬픈 표정이 가득하고 결국에는 눈물을 흘리는 경우가 흔하다. 그런데 흥미로운 것은 그렇게 말을 통하여 장기간 쌓아 놓았던 마음(감정)을 쏟아버리고 나면, 환자는 처음 진료실을 들어올 때 굳어 있던 얼굴은 어느새 풀어지면서 밝은 웃음을 되찾는다. 입을 통한 단순 대화만으로도 (환자들의 표현대로) 묵은 체증이 뻥 뚫리면서, 가슴속에 오랫동안 묵혀두었던 마음(감정)이 텅 비워진다.

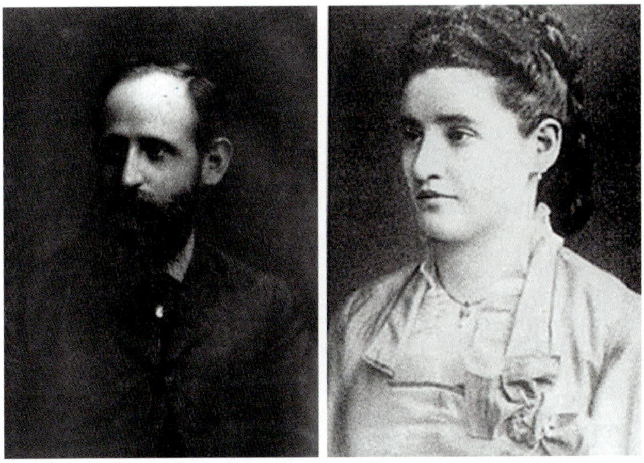

그림 4-22
정신과 의사 요셉 브로이어(Jesef Breuer, 1842-1925)(좌)와 그의 환자였던 안나 O (Anna O., 1859-1936)(우)

오스트리아 정신과 의사 요셉 브로이어는 히스테리(hysteria) 환자 안나 O의 다양한 증상들이, 최면 치료 중 그녀 자신 스스로 인식하지 못했던 불편한 감정을 떠올리며 그것에 대한 불평과 혐오감을 털어놓으면 호전되는 것이 관찰하였다(그림 4-22). 그는 이와 같이 마음속 억눌린 감정의 응어리를 언어나 행동을 통해서 외부에 표출함으로써 정신적 안정을 얻는 것을 '카타르시스(catharsis, 정화법)'라고 명하였다. 당시에는 심리적인 원인으로 신체적인 증상이 나타날 수 있다는 개념이 일반화되기 전이었다. 하지만 의사 브로이어는 오른팔 마비, 만성 기침, 물 공포증 등의 증상을 앓고 있던 안나 O라는 젊은 여성을 치료하면서, 증상의 원인이 되는 심리적인 갈등을 최면상태에서 이야기하는 것만으로도 증상이 좋아지는 것을 경험하였다. 즉, 억압된 감정이 말을 통하여 해소되면서, 그녀가 고통 받고 있던 다양한 증상들이 모두 사라졌던 것이다.

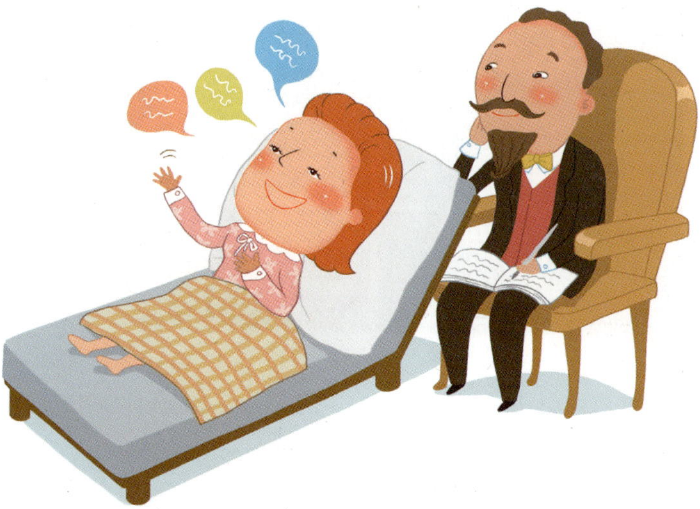

그림 4-23
자유연상(free association) 진료

요셉 브로이어와 친분이 있었던 지그문트 프로이트는 안나 O의 증례를 통하여 사람들에게는 스스로 깨닫지 못하는 '무의식(unconsciousness)'이라는 정신작용이 있으며, 무의식적인 갈등이 일상적인 삶에서 반복적으로 문제를 유발한다는 것을 알게 되었다. 이를 바탕으로 프로이트는 '무의식'을 의도적으로 일깨우고 들여다보는 '자유연상'이라는 방법(그림 4-23)을 이용하여 환자를 치료하였고, 그러한 경험을 바탕으로 의학사에 길이 빛날 '정신분석'을 창안하였다.

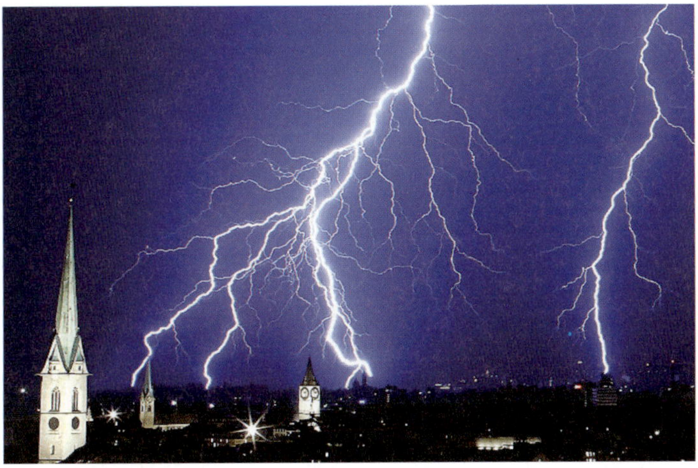

그림 4-24
벼락[24]

쌓인 마음(감정)을 어떠한 형식으로든 비워내는 것은 심신건강을 위하여 적극 추천된다. 하지만 그 과정에 무엇보다도 중요한 것은, 해당 상대방이나 약간이라도 관련된 타인에게 절대로 피해를 주지 말아야 한다. 《영혼산책》[25]에서 감정을 배출하는 방법으로 '화를 벼락처럼 내라'고 소개하였다. '벼락이 쳐도 허공엔 흔적이 없고 새가 공중을 날아도

24. 'blog.daum.net/leekh6242leekh6242/7404849' 에서 인용
25 차길진, 맑음, 2005년

발자국은 남지 않듯이', 벼락처럼 새처럼 흔적이 없게 화를 내는 것이다. 만약 흔적을 남기게 되면 자신의 자율신경계와 내분비계에 과도한 부하가 반복적이고 장기간 지속되고, 종국에는 오장육부의 손상을 피할 수 없다. 또한 간혹 돌발적이고 충동적으로 사지가 작동되어, 해당 상황에 관계된 상대방에게 육체 및 재산 손상을 주게 된다. 화를 분출하는 것과 관련하여 또 하나 명심해야 할 사항은, 불가(佛家)에서 전해지는 다음의 내용이다: '한 번 화를 내면, 백 만가지 장애가 몰려온다'. 만약 화를 풀어내는 방식이 적정하지 못하면, 더 많은 그리고 이전보다 더 어려운 상황을 맞게 된다는 것이다.

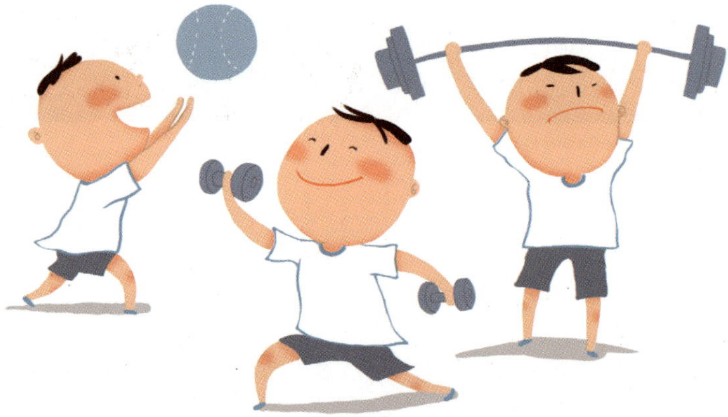

그림 4-25
여러 가지 사지 육체 운동

그와 반대로 대들보에 쌓인 먼지처럼 오랜 기간 축적된 마음(감정)을 긍정적이고 창조적인 방법으로 뿜어내면, 당사자에게는 건강이 보장되는 것은 물론 더 나아가 동시대 및 후대의 많은 사람들에게 감동과 기쁨을 전해준다. 체증처럼 얹혀있던 마음(감정)을 시원히 비워내면서 자신에게 건강을 확실히 보장하는 방법 중 대표적인 것이, 사지를 이용하여 육체를 적극적으로 움직이는 육체운동이다(그림 4-25). 육체운동에는 부담이 비교적 적은 걷기, 요가(yoga), 야외 또는 헬스클럽(health club)에서 경험할 수 있는 기구를 이용한 운동, 그리고 다양한 공을 사용하는 구기 운동 등이 있다. 이와 같은 운동은 사지 및 육체를 의도적으로 움직이게 되고, 그러한 과정에서 사지 및 육체에 붙어 있으면서 의식적으로 조절이 가능한 약 650 개의 근육을 인위적으로 움직이는 것이다. 그 과정에 체온이 올라가고 땀이 배출되면서, 여러 가지 마음(감정)들로 유발되었던 긴장이 해소되고 그에 연관되어 있던 마음(감정)이 비워진다.

마음(감정) 분출을 통하여 자신은 건강을 보장받고 세상의 여러 사람들로부터는 감동과 기쁨의 긍정적인 공감을 끌어낼 수 있는 일석이조의 효과적인 방법으로, 노래하기, 글쓰기, 그림 그리기, 공예, 재단 등 다양한 예술활동이 추천된다. 노래방에서 목청껏 내지르고 난 후 느껴지는 것은 시원함이다. 가슴을 꽉 막고 있던 응어리를 토해내듯이 소리치고 나면 찾아오는 것은, 모든 것을 비워냈을 때 느껴지는 상쾌함이다. 거기에다 춤이라는 특정 형식을 굳이 갖추지 않더라도, 어떠한 제약 없이 자유롭게 온 몸을 뒤 흔들고 땀까지 펄펄 흘리면 시원함과 상쾌함의 효과는 더욱 커진다.

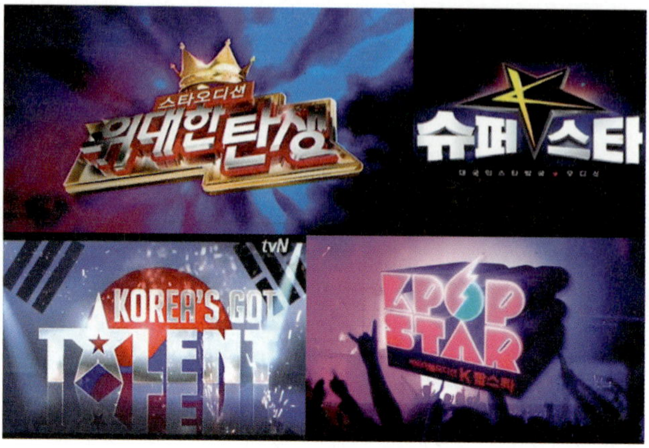

그림 4-26
'위대한 탄생' , '슈퍼스타 K' ,' 코리아 갓 탤런트' ,' K-Pop Star' 의 포스터

최근 '위대한 탄생', '슈퍼스타 K', '코리아 갓 탤런트(Korea's Got Talent), K-Pop Star' 등의 TV 프로는, 아마추어 가수 지망생들이 가수의 꿈을 실현하는 무대이다(그림 4-26). 해당 프로에는 본인의 어려운 상황을 노래 연습을 통하여 풀어나갔던 지원자의 사연이 간간히 소개된다. 해당 지원자는 본인으로써는 어찌 해 볼 수 없는 상황에 닥치는 슬픔, 분노 그리고 절망 등을 목청껏 노래 불러서 녹여낸 것이다. 다른 사람에 대하여 분풀이하거나 부정적인 마음(감정)에 충실하여 본인의 심신을 손상시키는 대신, 폭발적이고 호소력 가득한 노래로 그 마음(감정)을 분출하였다. 그리하여 본인 뿐만 아니라 많은 시청자들에게 깊은 감동과 기쁨의 눈물을 끌어냈다.

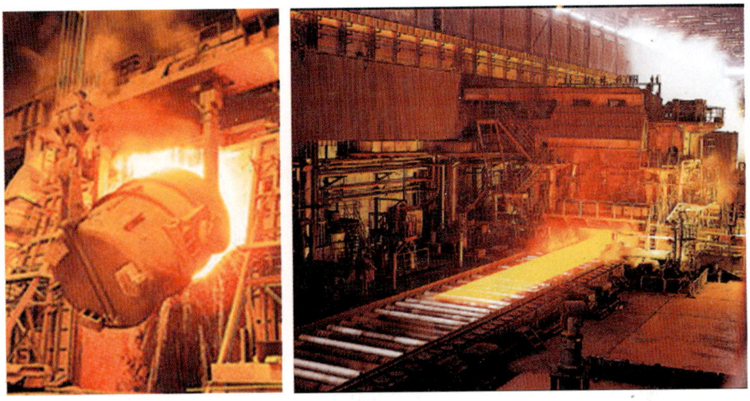

그림 4-27
용광로(좌) 및 제련과정(우)

세상에서 여러 가지 면에서 상이한 사람들과 섞여 살다 보면, 직접 또는 간접적으로 마음(감정)에 상처를 입을 기회는 많다. 그러한 상처로 유발되는 마음(감정)이 지나치게 쌓여 넘치게 되면, 마치 용광로의 쇳물처럼 펄펄 끓어 자신과 주변사람을 숯덩이처럼 시커멓게 태운다. 그러한 쇳물이 세상에 유익한 철강제품으로 거듭나려면, 여러 단계의 제련과정이 필요하다(그림 4-27). 만약 그러한 과정을 거치지 못한 쇳물은 펄펄 끓는 상태로 얼마 동안 뜨거운 열기와 강한 빛깔을 뿜어내지만, 점점 식어서 결국에는 쓸모 없는 고철이 되어 쓰레기더미 속으로 버려진다. 하지만 몇 번의 달굼과 제형 작업을 통과하면 펄펄 끓는 쇳물의 뜨거운 열기는 냉정하고 반듯하게 식혀지고, 시력을 상할 정도의 강력한 불꽃은 부드러운 광택으로 바뀐다. 그러면 누구라도 탐을 내는 탄력성과 견고함을 겸비한 멋진 철강제품으로 거듭나는 것이다. 그러한 철강제품은 다양한 공업 및 건설의 중요한 재료로 사용되어, 단순한 쇳물이었을 때에는 꿈도 꾸지 못했던 뜻 깊은 여러 일들에 참여하게 된다.

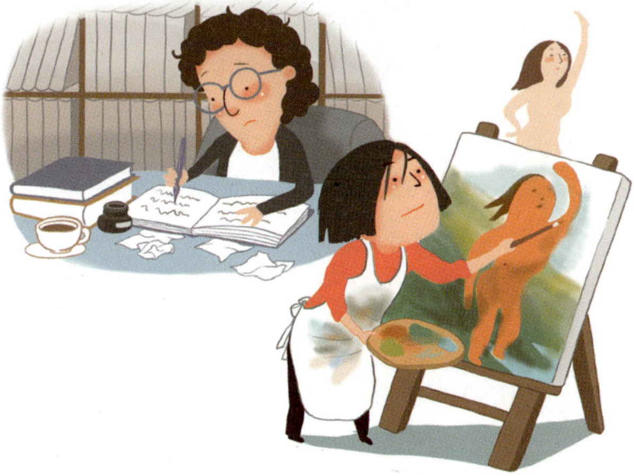

자신과 주변을 소모적으로 태워 버릴 수 있었던 쇳물이, 제련이라는 창조적인 과정을 거쳐 산업현장에서 사랑 받는 제품, 즉 '산업의 쌀'로 재 탄생된다. 그와 비슷하게 자신의 내부에 발생된 마치 쇳물 같은 마음(감정)을 잘 다듬어서, 여러 가지 창조적인 예술 작품을 만드는 것이다. 이런 과정의 구체적인 예는 유명 예술가의 인상적인 작품에서 찾아 볼 수 있다. 세상에 널리 알려져 있는 많은 예술가들 중 상당수가, 개인적으로 견디기 힘든 심적 고통을 받았던 사람들이다. 그들은 그러한 어려움과 그 어려움에 동반되는 파괴적인 마음(감정)을, 보다 창조적이고 예술적인 작업으로 표현하였다. 어떤 사람은 글을 통하여 그 마음(감정)을 활자화하였고, 어떤 사람은 색깔과 구도로 묘사하였고, 어떤 사람은 조각으로 형상화시키고, 어떤 사람은 음표와 음률로 리듬을 만들었다. 터지기 직전 화산의 마그마처럼 쌓아두었던 마음(감정)이, 전혀 새로운 독특한 소설, 미술, 음악 등으로 표현된 것이다. 이러한 과정을 통하여 자신의 마음(감정)은 시원하게 비워지고 동시에 창조적인 작품이 탄생되었고, 그러한 작품을 통하여 당대와 후대의 세상 사람들은 삶의 즐거움과 풍요로움을 제공받았다.

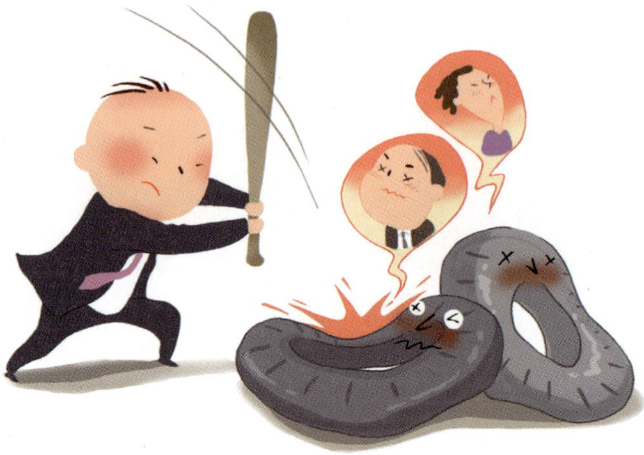

"폐 타이어를
제일 미운 사람으로 상상하며
한 30분 정도,
야구 방망이로 힘껏 때린다.

짧은 시간에
많은 양의 화를 풀어내는
효과적인 방법이다."

《국민 여러분, 조입시다!》[26]

26 김도향, 잎파랑이, 2006년

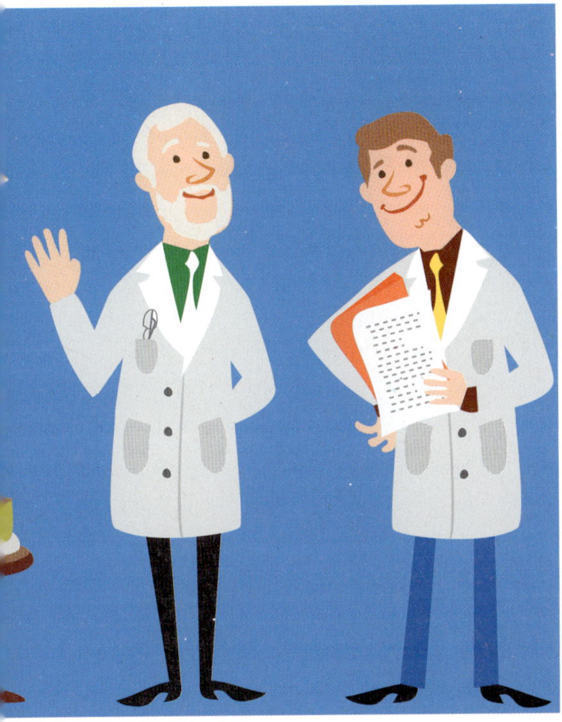

제5장

마음경영 제 4 단계

通

(통할 통)

1. 내상(內傷)의 근본 원인: '3 S'
2. '3 S' 해소의 원리
3. 정체(stasis) 해소
4. 긴장(stress) 해소
5. 차폐(shielding) 해소: "모두 다 내려놓고 믿으세요!"
6. 흐름(通)의 장애: '야누스적인 나(我)'

인간의 오장육부는 그 기본 구조가 세포이며, 오장육부가 건강하려면 세포가 건강하여야 하며, 세포가 건강하려면 대사과정의 흐름이 원활해야 한다. 세포 내 대사과정에는 외부에서 필요한 물질이 원활이 들어와야 하며, 대사 후 산물이 외부로 원활히 반출되어야 한다. 그 과정 중 어느 한 단계에서 막혀버리면, 그 세포는 사멸(death)을 피할 수 없다. 세포가 모여서 만들어진 기관에서도 그러한 원칙은 동일하게 적용된다. 사람 육체의 각 기관에서는 매일 적지 않은 양의 분비물이 배출된다.

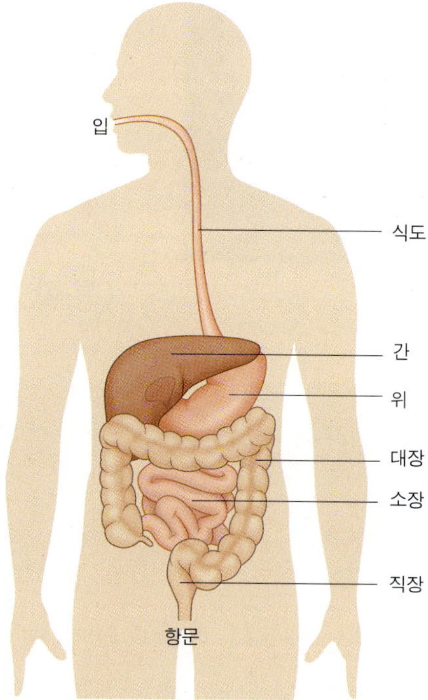

그림 5-1
인간의 소화기계(digestive system)

소화기계는 입에서 항문까지 연결된 긴 관(long pipe)이며, 관의 중간에 음식소화를 돕는 효소를 분비하는 간과 췌장이 붙어있는 구조이다(그림 5-1). 소화기계에는 매일 침(타액) 1 L, 위액 1-3 L, 담즙 500-1000 mL, 췌장액 700-1000 mL와 대변 100-200 g 등이 매일 분비 및 생산된다. 기본적으로 약 3.5-6 L 정도의 분비물이 생산되며, 여기에다 추가로 그 날 입으로 밀어 넣은 음식물의 양만큼 늘어나게 된다. 만약 그러한 분비물과 음식 소화물이 원활하게 배출되지 않으면, 마치 배수 기능을 잃어버린 하수도에 의한 피해처럼 소화기계에 심각한 손상을 초래한다.

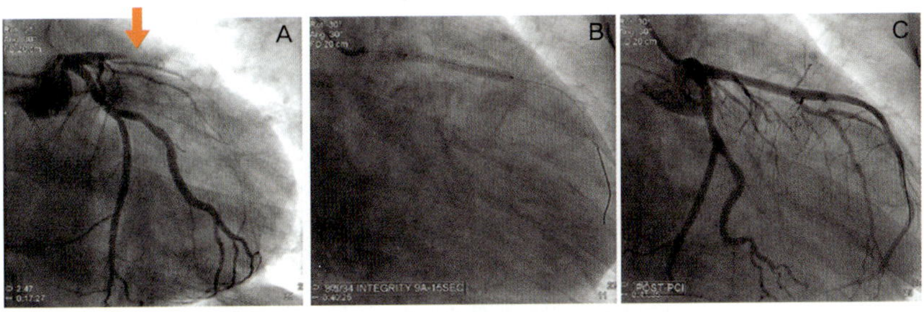

그림 5-2
급성심근경색환자의 심혈관(관상동맥)조영술. (A) 전하행지 근위부의 폐쇄(화살표), (B) 해당혈관에 스텐트(stent)삽입, (C) 스텐트삽입 후 혈액 흐름 원활

인체 내 혈액은 약 4-6 L이며, 혈액은 전신을 순환하면서 전신 세포에 신선한 산소와 영양분을 공급하고 동시에 대사 후 산물인 이산화탄소와 기타 노폐물을 수거한다. 만약 이러한 과정이 원활하게 진행되지 않으면, 해당 장기는 산소 및 영양부족으로 괴사(necrosis)된다. 급성심근경색

(acute myocardial infarction)은 심장 근육에 산소와 영양분을 공급하는 혈관이 동맥경화 등으로 막혀서 발생된다(그림 5-2-A). 그러한 경우에는 해당 혈관에 연결된 심장 근육이 저산소증에 빠지고, 특별한 조치 없이 시간이 경과되면 해당 심장 근육이 괴사된다. 괴사된 근육은 심장 근육 고유 기능인 혈액 펌프질(pumping)을 할 수 없게 되고, 신선한 혈액을 전신에 보낼 수 없게 된다. 그리 되면 뇌세포를 비롯한 전신세포가 저산소증 및 괴사되고, 결국에는 해당 환자는 사망하게 된다. 그와 같은 불행한 결과를 막으려면, 막힌 심장 혈관을 뚫어 혈액 흐름을 원활하게 만들어야 한다(그림 5-2-B, C). 즉 혈관과 혈액 흐름을 통(通)하게 해야 한다.

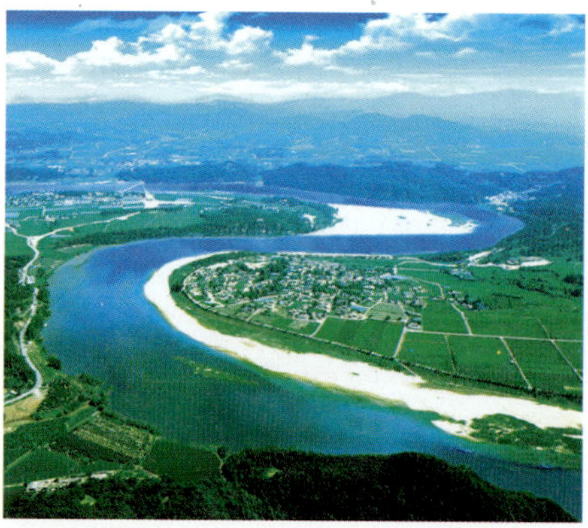

그림 5-3
안동 하회마을[1]

노자 《도덕경(道德經)》에 '지극히 착한 것은 마치 물과 같다(上善若水)'하였다. 물은 만물을 이롭게 하면서도 다투지 아니하는, 이 세상

1 'www.culture.go.kr' 에서 인용.

에서 으뜸가는 선의 표본으로 여기어 이르는 말이다. 지구의 70-80%, 사람의 70-80%가 물로 구성되어, 물은 자연이나 인체에서 가장 많은 부분을 차지하고 있다. 그와 같이 많은 부분은 차지하는 것은, 그 만큼 생명현상에 중요하기 때문이다. 물의 성품은 부쟁(不爭)이다. 물은 진행하는 전방에 무엇이 막고 있으면, 그것과 다투지 아니하고 옆으로 돌아서 흐른다. 물의 근원적 생명력은 원활한 흐름에 있다. 머물거나 멈추지 않고 계속 흘러야 한다. 흐르지 않는 물은 고이고, 고이면 썩으며, 썩으면 결국에는 생명력을 잃게 된다. 다시 말해서 흐름은 곧 생명이다.

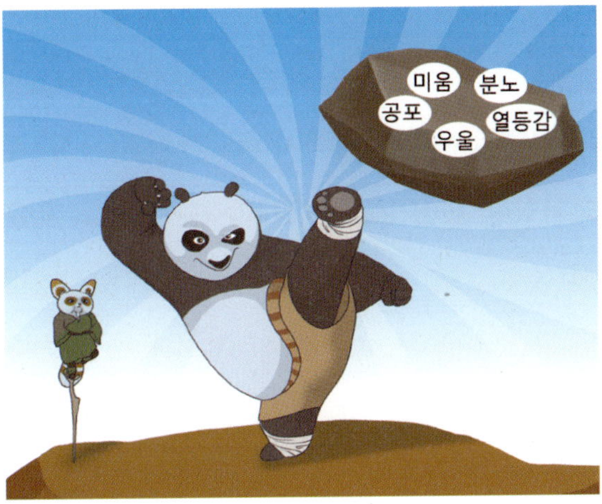

그림 5-4
영화 '쿵후팬더 2' 의 한 장면

영화 '쿵푸팬더 1'은 오리 아버지가 운영하는 국수 가게에서 일하던 뚱보 팬더 '포'가, 쿵푸를 배우고 '드래곤 워리어'로 태어나는 과정을 그렸다. '쿵푸팬더 2'에서는 '드래곤 워리어'의 리더가 된 '포'가 새로운 악당을 물리치는 여정과 함께 포의 출생 비밀이 벗겨진다. '포'는 어릴 때 부모님이 자신을 버렸다고 오해하고, 그것에 대한 상처를 간직하고 있었다. 정신적 멘토였던 예언자는 '포'에게 다음과 같은 조언으로, '포'가 그 갈등을 지혜롭게 극복하게 도와준다: "과거의 불행한 기억과 싸우지 말고, 그냥 흘려 보내거라(let it flow)!". 그리하여 '포'는 오랫동안 자신을 괴롭혔던 지난 어린 시절의 아픈 기억과 마음(감정)을 흘려 보낸다. 자신의 탄생에 얽혔던 과거의 아픈 기억을 반복적으로 되씹는 집착에서 벗어나고, 마음(감정)의 흐름을 원활하게 되돌려놓는다. 그러한 과정을 통하여 '포'는 사부 '시푸'의 가르침이었던 '내면의 평화(inner peace)'의 진정한 뜻을 이해하게 되었고, 한 차원 성숙된 쿵푸전사로 재 탄생한다. 동의보감에 '통하면 통증이 없고 통하지 않으면 통증이 생긴다(通卽不痛 不通卽痛)'라고 하였다. 마음경영의 마지막 키워드는 원활한 흐름을 의미하는 통(通)이다.

1. 내상(內傷)의 근본 원인: '3 S'

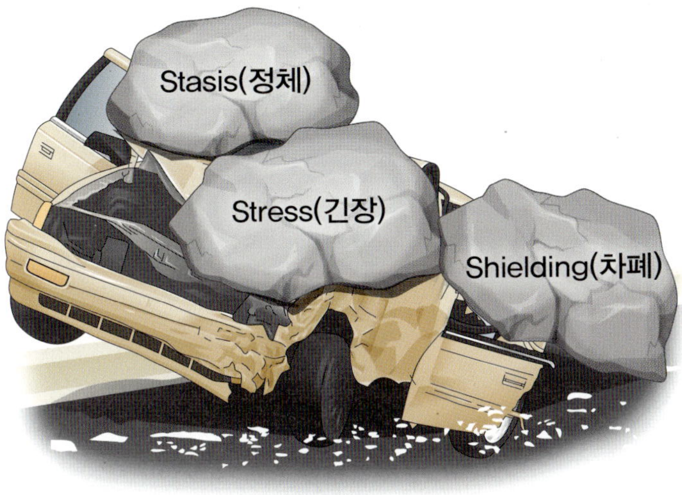

질병의 원인에 내상(內傷), 즉 마음(감정)이 중요한 부문을 차지하는데, 과연 오욕칠정이라는 마음(감정)이 어떤 현상을 유도하여 육체손상, 즉 질병이 초래되나? 앞의 여러 장에서 소개한 내용을 참고하여 정리하면, 내상의 근본 원인은 다음 '3 S'로 추론된다. 즉, Stasis(정체), Stress(긴장), Shielding(차폐)이다.

1) Stasis(정체): '병(病)은 병(甁)이다!'

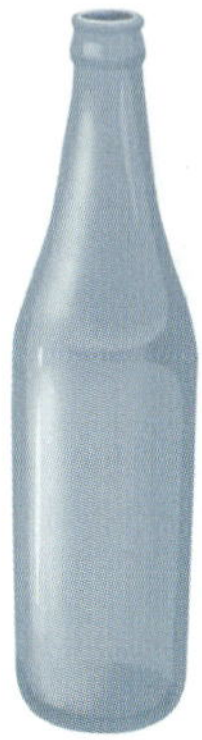

그림 5-5
병(病)

박경진 선생은 '병(病)은 병(甁)이다'라고 하였다. 병(甁)은 입구만 있고 출구가 없다(그림 5-5). 따라서 어떤 것이든 들어가면 배출되지 못하고, 안에 쌓일 수 밖에 없다. 육체가 건강하기 위하여서는, 들어온 것만큼 다시 밖으로 나가야 한다. 입으로 들어온 음식물은 소화 및 흡수 과정을 거친 후 항문을 통해 대변으로 배출되어야 한다. 이 과정이 원활하지 않으면 소화불량 및 변비가 되며 심하면 장폐쇄를 유발한다. 기도로 유입된 공기는 폐에서 산소 및 이산화탄소의 교환 후 다시 밖으로 배출되어야 한다. 이 과정이 순조롭지 못하면 산소부족과 이산화탄소의 축적으로 호흡곤란이 초래되고 심하면 뇌가 손상된다. 몸 안으로 유입된 물은 여러 가지 대사 작용에 관여한 후 최종적으로는 신장, 방광 그리고 요도를 거쳐서 몸 밖으로 배출된다. 이 과정이 순차적이지 못하면,

전신 부종과 고혈압 등이 유발된다. 즉 병(甁)처럼 출구가 없고 입구만 있으면 고이게 되고, 고이면 순환 및 배출에 장애가 발생하여 종국에는 병(病)이 된다.

《속(續) 당신도 완전 건강할 수 있다》[2]에서 "육체의 통증이란 타(他)를 증오하든가 또는 분노하든가 흥분하든가, 시기하든가, 질투하든가 등의 마음이 쌓이고 쌓여서 울적(鬱積)된 탓"이라 하였다. 울적의 뜻은 막힐 울(鬱)과 쌓을 적(積)으로, 한마디로 무엇인가가 원만하게 흐르지 못하고 정체(stasis)된 것이다. 마치 입구만 있고 출구가 없는 병(甁)에 무엇인가 쌓여 있는 것처럼, 수문이 굳게 닫힌 댐에 배출되지 못하고 갇혀 있는 물처럼, 칠정의 마음(감정)이 원만하게 밖으로 해소되지 못하고 내부에 정체되어서 질병이 유발된다는 의미이다.

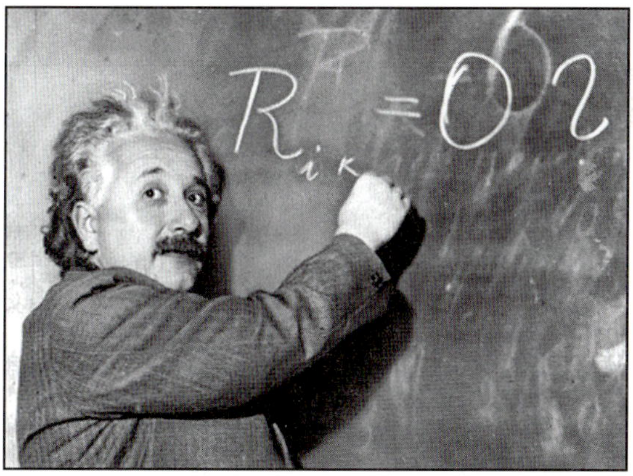

그림 5-6
알버트 아인슈타인(Albert Einstein, 1879-1955)

2 윤성혁, 창생당한의원, 2009년

KAIST 서남표 총장은 "생물도 긴 눈으로 보면 물리학 법칙으로 설명해야 하는 시대가 온다"고 하였다.[3] 사람의 육체는 기본적으로 물질이고, 질병이란 사람의 육체가 손상된 것이다. 질병의 또 다른 표현은, 사람이라고 이름 붙여진 물체가 망가진 것이다. 물질은 물리적 특성을 가지고 있으므로, 물질이 손상되는 것 역시 물리적 변화와 관련된다. 아인슈타인(그림 5-6)이 1905년 발표한 특수상대성이론의 공식 '$E=mc^2$ (E, 에너지; m, 질량; c, 광속)'에 의하면, 에너지(energy)는 질량(mass)으로 변할 수 있고 역으로 질량은 에너지로 변할 수 있다. 즉 에너지와 질량은 같으며, 에너지는 곧 물질인 것이다. 그렇다면 다음에 제기될 질문은 다음과 같다: "질병은 육체라는 물질이 손상된 것인데, 그 질병의 원인으로 제기된 마음(감정)은 과연 (물질의 성상을 담고 있는) 에너지인가?"

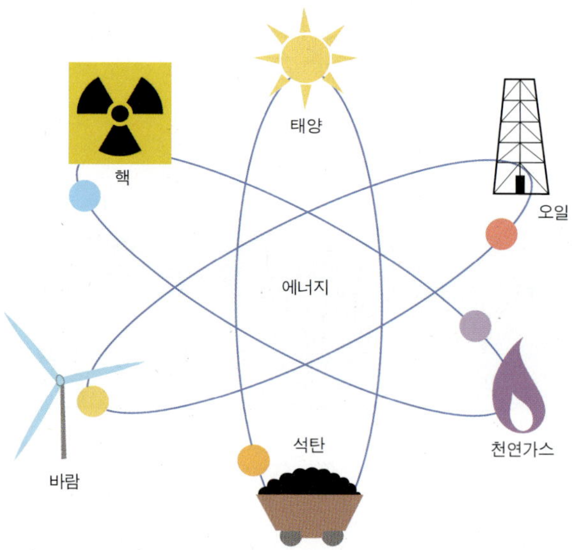

3 〈조선일보〉, 2011년 1월 30일

에너지의 정의는 '물체나 물체계가 가지고 있는 일을 하는 능력'을 통틀어 이르는 말로, 에너지의 형태에 따라 운동, 위치, 열, 전기, 소리 등의 에너지로 구분된다. 인간 마음(감정)의 오욕칠정에 따라 물질로 이루어진 육체가 먹이를 만난 맹수처럼 화급히 달려가거나 또는 거북이처럼 천천히 걷고, 높은 산에 오르거나 낮은 바다 속 깊이 잠수하고, 끓는 주전자처럼 더워지고 또는 추운 겨울의 얼음처럼 차가워지고, 세포막 수준에서는 양(+)과 음(-)전기가 빈번하게 교체되고, 목소리는 꽹과리처럼 시끄럽거나 또는 자장가처럼 부드러운 소리를 뱉어낸다. 따라서 마음(감정)은 육중한 물질인 육체를 다양한 형태로 움직일 수 있으니 분명 에너지이다.

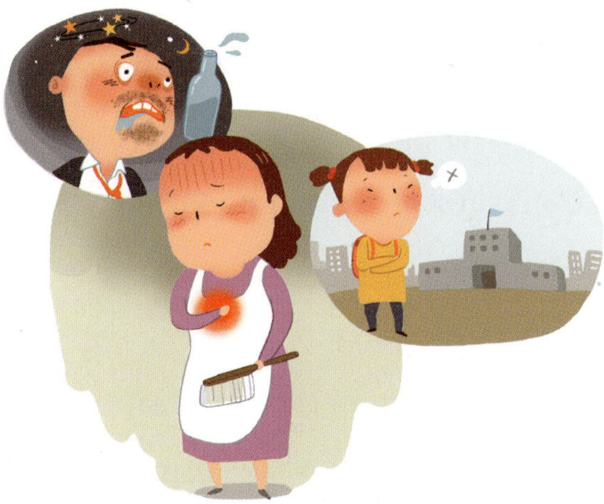

물리학 이론에 의하면, 마음(감정)은 에너지이고 에너지는 물질이다. 따라서 마음(감정)의 변화는 곧바로 (물질인) 육체의 변화로 나타나

게 된다. 자연이 낮과 밤이 번갈아 바뀌고 봄, 여름, 가을, 겨울 등 사계절이 순환하면, 자연에서 생존하는 많은 생명들은 그러한 순환에서 여러 가지 혜택을 받아서 번성한다. 마찬가지로 인간도 건강하기 위하여서는, 내부의 에너지가 원활하게 순환해야 된다. 한국인의 특징적 증상인 '속앓이' 또는 '가슴앓이'는, 어느 특정 마음(감정)에 집착한 상황이다. 마음(감정), 즉 오욕칠정은 삶의 방식이 서로 다른 여러 인간들이 부딪히는 사회생활 중 필연적으로 발생한다. 그러한 마음(감정)은 60초 내에도 수십, 수백 번 생멸을 반복하지만, 대부분 발생하고 바로 없어진다. 하지만 어떤 특정한 마음(감정), 예를 들면 미움이나 우울의 마음(감정)이 발생하였는데, 그 미움이나 우울을 버리지 않고 계속 집착하게 되면 해당 마음(감정)의 에너지가 흐르지 못하고 '정체(stasis)'되는 것이다.

PET/CT의 원리는 방사성 동위원소를 사용하는 PET[4]검사와 CT 검사를 종합하여, 인체의 대사(metabolism)와 해부학적 관계를 동시에 볼 수 있는 검사이다. 현재 임상에서 가장 많이 사용되는 방사성 동위원소 제제인 FDG[5]는 당의 유사체로써, 인체의 여러 부위 중 포도당 대사가 활발이 일어나는 곳을 찾아낼 수 있다. 여러 가지 프로그램 설정에 따라, FDG가 축적되는 결과를 하나의 색 혹은 여러 가지 색의 스펙트럼으로 나타낼 수 있다. 포도당 대사가 높은 부위는 FDG가 더 많이 축적이 되기 때문에 다른 부위에 비하여 더 많은 방사능을 내게 되고, 그 결

4 양전자 단층촬영(Positron Emission Tomography)
5 Fluorodeoxy glucose

과 PET/CT영상에서 주변 조직에 비하여 더 진한 색으로 나타내게 된다. 포도당 대사가 높다는 의미는 그 부위가 다른 부위에 비하여 현저하게 일을 많이 한다는 의미이다. 따라서 포도당대사가 높은 부위는 에너지원인 포도당을 많이 필요로 하는 부위를 의미한다.

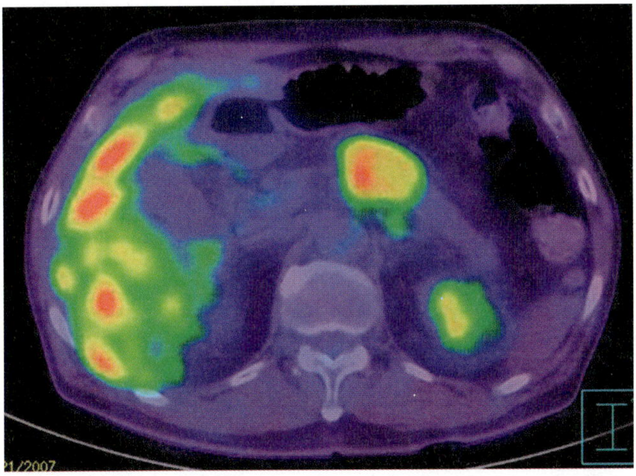

그림 5-7
PET/CT

그림 5-7은 48세 남자환자의 PET/CT 검사 결과이다. 이 영상에서 대사의 정도는 다양한 색상의 스펙트럼으로 나타나며, 낮은 대사를 가질수록 청색 계열로, 높은 대사를 가질수록 적색 계열로 보인다. PET/CT 소견에서 췌장의 체부에서 주변 조직에 비하여 붉은색을 보이는 '덩어리'가 있으며, 더불어서 간에서도 여러 개의 붉은색 부위들이 관찰된다. 이 환자는 췌장의 체부에 암덩어리가 있고, 또한 간의 여러 부위에

전이를 동반한 소견이다. 확진을 위하여 해당 부위의 조직을 일부 떼어 내 현미경으로 관찰하여, 암세포가 모여 있는 것을 확인하였다.

그렇다면 그림 5-7 PET/CT 영상을 병원이 아니라 화랑에 걸려 있는 그림을 관람하듯이 보면 어떠할까? 색이 붉은 부위를 중심으로 마치 무엇인가가 모이고 뭉쳐진 것처럼 보인다. 위에 언급한 PET/CT의 원리를 보면 이 부위는 당대사가 활발한 부위이며, 대사가 활발하다는 것은 다른 부위에 비하여 에너지가 더 많이 모여 있는 것을 의미한다. 아인슈타인의 특수상대성 이론(E=mc^2)에 의하면, 물질은 특정한 에너지(기운)을 품고 있다. 그림 5-7 PET/CT 영상에서 췌장과 간의 여러 곳에 덩어리 형태의 물질이 관찰되는 데, 과연 어떤 에너지(기운)를 담고 있는 것일까?

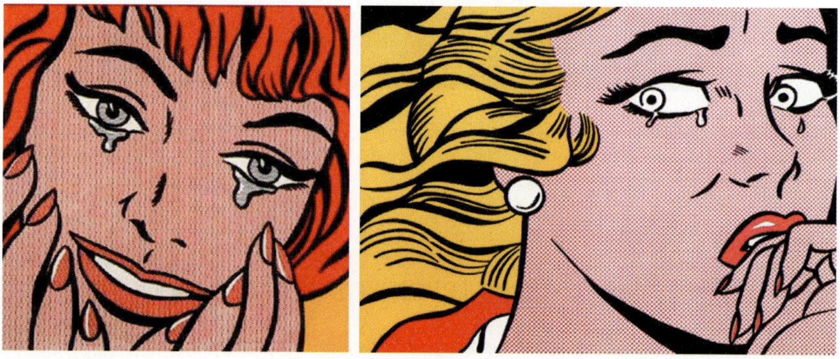

그림 5-8
로이 리히텐슈타인의 '행복의 눈물(좌)' 과 '우는 여자(우)'

제 2 장에서 그림 5-8의 눈물에 대한 물질적 및 에너지(기운)적 의미를 소개하였다. '행복의 눈물'과 '우는 여자'에서 관찰되는 눈물은, 물

질적으로는 똑같이 약간 짠 소금물이다. 하지만 각각의 그림에 내포된 에너지(기운)는 전혀 다르다. 즉 좌측 그림의 눈물은 '행복의 눈물'이라는 제목이 말해주듯이 '행복'이라는 에너지(기운)을 담고 있다. 하지만 우측 그림의 눈물은 '우는 여자'라는 제목에서 알 수 있듯이 담고 있는 에너지(기운)은 '슬픔'이다.

그렇다면 그림 5-8의 물질 및 에너지(기운) 측면에 대한 해석을 바탕으로, 그림 5-7의 PET/CT를 분석해보면 어떠할까? PET/CT에서 관찰된 췌장 및 간의 여러 덩어리는, 물질적으로는 상당 부분이 물이며 그 이외에 세포의 기본 구조인 단백질, 지방, 포도당, 그리고 몇 가지의 미량원소가 정상세포와 다른 독특한 구조로 뭉쳐진 것이다. 그렇다면 그러한 물질이 담고 있는 에너지(기운)는 어떨까? 해당 환자는 평범한 회사의 중간관리자이었고, 몇 개월 전 낙하산 인사로 새로운 후임을 배정받았다. 그 후임은 해당 업무에 대한 숙련도가 미숙하였고 또한 업무에 대한 집중력 및 성실도가 미흡하였다. 직속 상사인 환자는 그 후임에게 여러 차례 홍당무와 채찍을 이용하여 달래기도 하고 또한 따끔한 충고도 시도하였다. 그런데 그 후임은 환자보다 나이가 많았고 또한 회사 경영진과 친분이 있었으며, 직속 상사인 환자의 달램과 충고에 성의 있는 반응을 보이지 않았다. 이러한 상황에 대하여 상부에 보고하였으나 그 상황은 적절한 시기에 해결되지 않았고, 결국 환자 본인이 그 후임 몫까지 일을 하면서 업무가 과중 되었다. 그런데 환자는 그러한 과정에 발생되었던 마음(감정)을 충분하게 표현하지 못하고 가슴에 담아두는 전형적인 인

고형(忍苦形)이었다. 전기한 상황으로 미루어 그림 5-7에 관찰되는 덩어리는, 후임에 대한 섭섭함과 미움, 윗사람에 대한 실망과 분노, 자신으로서 어찌할 수 없는 상황에 대한 열등감 및 우울 등의 에너지(기운)가 뭉쳐진 것은 아닐까?

癌

암(癌)은 '입 구(口)'자가 3 개이고, '뫼 산(山)'로 이루어져 있다. 암의 한문적 의미는, '속 시원하게 입 밖으로 내뱉지 못한 마음(감정)이 산처럼 쌓인 것'이다.[6] 암의 한문적 의미를 쉽게 이해할 수 있는 내용이 소개되었는데, '암 발병은 성격과 밀접한 관계가 있으며, 암을 잘 걸리는 성격'이 있다는 것이다.[7] 독일의 심리학자 그로사스(Grossarth)와 마티섹(Matticek)은 구 유고슬라비아의 크로센카 지방 주민들을 대상으로 성격과 암 발병과의 상관관계를 연구했으며, 그 결과를 1985년 학술지 '정신신체의학연구'에 발표하면서 다음 10개의 문항이 제시되었다.

1. 언제나 논리적이고 타당성이 있는 것을 하려고 한다.
2. 사람들의 행동을 언제나 이해하려고 하며, 감정적으로는 반응하지 않는다.
3. 모든 대인관계 갈등을 이성으로 극복하고, 감정반응을 자제하려고 노력한다.

6 EBS-TV, '김홍경이 말하는 동양의학', 2000-2001년
7 〈조선일보〉, 2005년 3월 15일

4. 다른 사람이 감정을 많이 상하게 하더라도, 이성적으로 그를 대하고 그 행동을 그대로 이해하려고 노력한다.
5. 대부분의 대인관계 갈등을, 논리와 이성적 방법을 써서 피하려 한다.
6. 어떤 사람이 당신의 욕구와 욕망을 좌절시켜도, 그를 이해하려고 노력한다.
7. 모든 생활 상황에서 이성적으로 행동하고, 감정적으로는 행동하지 않는다.
8. 손해를 보거나 하기 싫은 것에도, 이성적인 태도를 보이며 감정적으로는 행동하지 않는다.
9. 다른 사람을 좋아하지 않을지라도, 싫다는 표현을 못하고 어쩔 수 없이 그를 이해하려 노력한다.
10. 상대방을 공격할 충분한 이유가 있었음에도, 이성이 그를 공격하지 않게 한다.

상기 내용의 대부분이 마음(감정)의 억압 성향을 체크하는 것으로, 이 중 3문항 이상에 해당되면 '암 심리성향'이라는 것이다. 마치 입구만 있고 출구가 없는 병(甁)의 품성처럼, 본인의 속내 사정을 솔직하게 밖으로 드러내지 못하고 자신 안에 쌓아둔다. 《칼 사이몬튼의 마음의 술》[8]에서 소개한 임상심리학자 로렌스 르샨박사의 연구도 비슷한 결과

8 칼 사이먼튼, 살림출판사, 2009년.

를 보여 주었다. 암 환자들의 기본 특성은 절망이 억눌려있다. 그들은 자신이 상처 받았거나, 화가 났거나, 적의를 가졌을 때도 다른 사람에게 그 사실을 알리지 못한다. 다른 사람들은 '그는 정말 다정하고 좋은 사람이에요'라든지 '그녀는 천사에요'라는 식으로 말하면서, 보통 암 환자를 아주 좋은 사람으로 평가한다. 앞의 여러 내용을 요약하면 악성종양(덩어리)인 암은 마치 출구가 없는 병 안에 무엇이 고여있듯이, 불편한 감정을 솔직하게 밖으로 내뱉지 못하고 가슴속에 쌓아 놓아서 발병한 것이다.

대장암의 다발성 전이 환자인 연세대 의대 강남세브란스병원 유방암센터 소장 이희대교수는 "암은 마음의 병"이라고 하였다. 물리학 이론에 의하면, 마음(감정)은 에너지이고 에너지는 물질이다. 다시 말해서 특정 상황에서 발생된 마음(감정)이라는 에너지가 정체(stasis)되고, 그 정체된 에너지가 적절하게 풀어지고 순환되지 못하고 결국 딱딱한 물질인 덩어리로 굳어진 것이다. 수많은 암 환자를 직접 치료하였던 전문의사의 생생한 체험과 암의 물리학적 측면을 종합하면, 암의 중요 원인 중 하나는 마음(감정)의 응어리(덩어리)이다.

2) Stress(긴장)

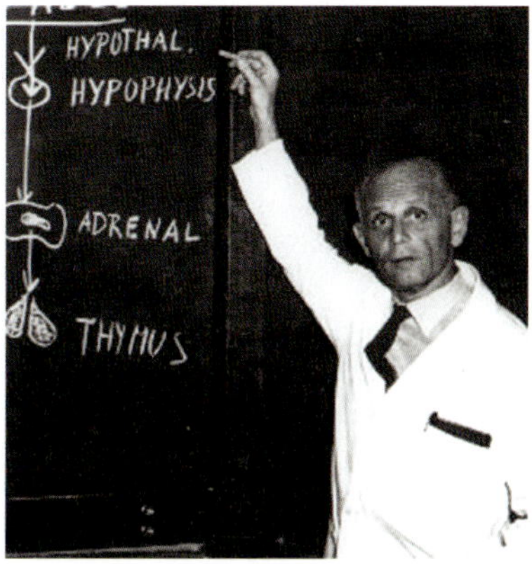

그림 5-9
한스 셀리에(Hans Selye, 1907-1982)

'스트레스(stress)'는 캐나다의 내분비학자 한스 셀리에(그림 5-9)가 처음으로 명명하였는데, 적응하기 어려운 환경에 처할 때 느끼는 심리적 및 신체적 긴장 상태이다. 그리하여 인간에 가해지는 외부 또는 내부의 상해 및 자극을 방어 또는 공격하는 데 필요한 인체의 모든 시스템을 유기적으로 작동시키는 것이다. 이러한 일련의 과정은 인간이 척박한 환경에 적응하는 과정에, 생명 위험에 대처해 싸우거나 가능한 빨리 그 상황을 벗어나 살아남기 위한 보호장치이다. 적당한 스트레스는 생활의 활력소이고 건강도우미이며, 삶의 목표 달성에 필요한 힘과 에너지를 제공한다. 하지만 그 스트레스가 모든 병의 근원으로까지 표현되는데, 그 이유는 스트레스가 장기간 지속되고 그 스트레스를 적절하게 해소하지 못하면 오장육부의 손상을 피할 수 없기 때문이다.

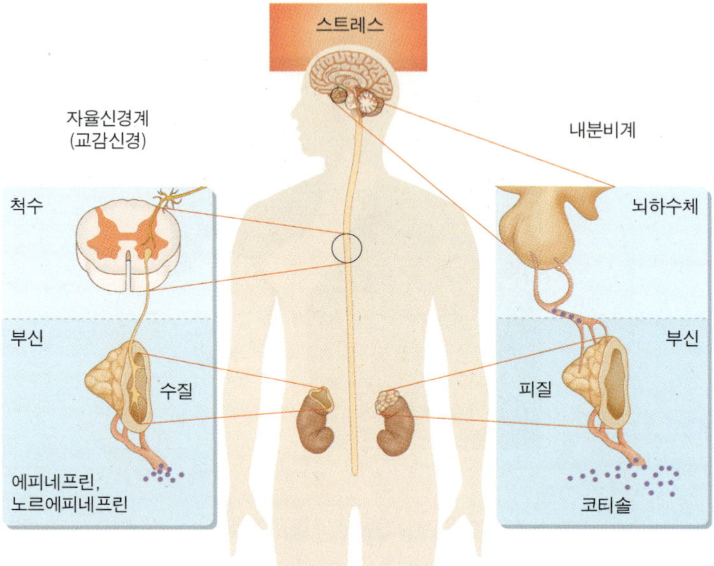

그림 5-10
스트레스에 의한 두 가지 신체 반응경로

스트레스에 의한 신체의 반응은 다음의 두 가지 경로를 취한다(그림 5-10). 하나는 자율신경계의 교감신경 자극이며, 다른 하나는 내분비계 HPA (Hypothalamic-pituitary-adrenal axis, 시상하부-뇌하수체-부신) 연결 축(axis)의 활성화이다. 첫 번째 경로인 교감신경의 자극은 교감신경흥분제인 에피네프린과 노르에피네프린의 분비 증가로 이어진다. 일명 아드레날린(adrenaline)과 노르아드레날린(noradrenaline)이라고도 하며, 주로 부신 수질(adrenal medulla)에서 분비되며 교감신경 섬유의 말단에서도 생성된다. 두 번째 경로인 HPA 축은 스트레스가 시상하부에 전달되면 부신피질자극호르몬 분비호르몬(corticotropin releasing hormone)이 분비되고, 그것이 뇌하수체에 전달된다. 뇌하수체에서는 부신피질자극호르몬이 분비되고, 부신피질자극호르몬의 자극을 받은 부신에서는 부신피질호르몬인 코티솔(cortisol)이 생산된다.

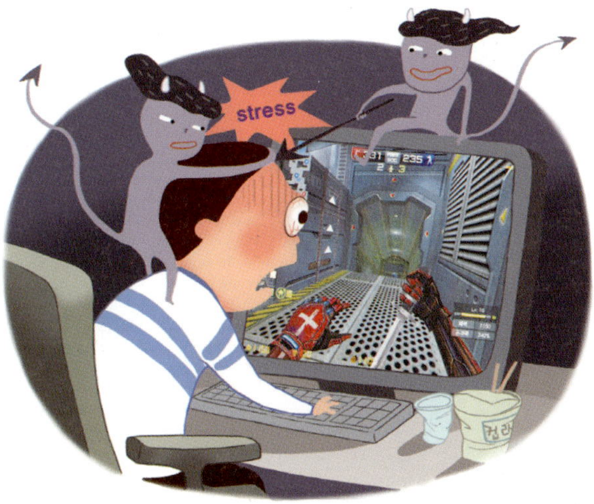

그림 5-10의 과정에 의하여 생성된 스트레스 호르몬의 주 작용은, '싸움'이나 '투쟁'에 적합하게 오장육부와 사지 근육을 최대한 긴장(tension)시키는 것이다. 칠흑같이 어두운 밤에 손전등도 없이 공동묘지를 혼자 걷는 상황을 상상해 보자. 한 걸음 옮길 때마다 발끝부터 머리끝까지 온몸에 레이더를 달아 놓은 것처럼 첨예해져 정신을 놓을 수 없다. 어쩌다 물체의 움직임이나 생소한 소리가 들리게 되면, 이마와 등골에서 식은 땀이 나면서 사지 근육은 언제라도 전광석화처럼 주먹을 날리든지 또는 총알처럼 뛸 수 있게 단단히 조이게 된다. 위나 장의 운동은 최대한 억제하여 입 맛을 잃게 하고, 소화기능을 떨어뜨려 배고픔을

못 느끼게 하고 또한 가스 배출(방귀)도 자제하여 상대방에게 노출되지 않도록 한다. 육체는 물질이고, 물질은 편중된 힘이 반복적이고 지속적으로 가해지면 변형된다. 저울의 한 쪽에만 무게가 가해지면 저울이 기울듯이, 긴장 후 적절한 이완으로 연결되지 않으면 오장육부의 균형이 깨지면서 손상, 즉 질병이 발생한다.

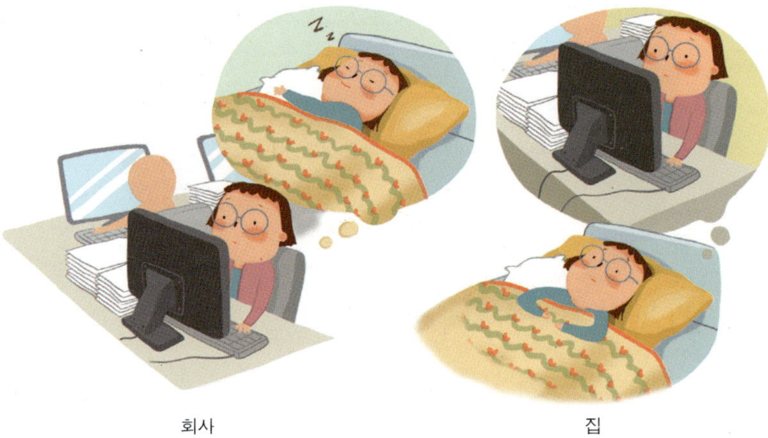

그림 5-11
몸은 현재, 마음은 미래

긴장은 공동묘지 또는 전쟁터 같은 외부환경에 의하여 발생하기도 하지만, 육체와 마음의 시간적 차이에서도 발생한다. 즉, 시간적으로 육체는 언제나 현재에 있는 데, 마음이 미래나 과거에 머물 때 긴장이 발생한다. 예를 들면 그림 5-11처럼 현재 몸은 회사에서 일하고 있는데 마음은 퇴근 후 집에서 침대에 누워있을 미래에 머물러 있거나, 현재 몸은 집에서 잠을 자기 위하여 침대에 누워있는데 마음은 내일 해결해야 할 업무를 생각하느라 미래에 머물러 있게 되면, 몸과 마음의 시간차이가 발생되면서 필연적으로 긴장이 발생한다. 비슷하게 현재 몸은 걷거나, 밥 먹거나 또는 책상에 앉아있는데, 마음은 과거의 기억 또는 장차 진행될 미래에 머물러 있으면 몸과 마음 사이에 시간적 간격(gap)이 발생한다. 예를 들면 아침에 일어나면 몸은 아침이라는 현재에 있다. 그런데 마음이 시부모나 배우자에 대한 미움 또는 섭섭함이 발생하였던 어제의 상황에 머물거나 또는 기대에 못 미치는 자식에 대한 실망 및 우울이 발생하였던 몇 달 전에 머물러 있다. 그리 되면, 마음(감정)은 과거에 존재하고 몸은 현재에 존재하는 것이다. 마음이 단 1 분전의 상황에 머물렀어도, 그것만으로도 시간적으로 간격이 생긴다. 예를 들어 저녁에 무엇을 먹을까 의견을 나누는 과정에 상대방과 의견차이가 있었고 그 당시 화난 마음이 있었다. 다행히 곧 바로 서로의 감정이 95% 정도 수습되어 드디어 식당으로 향하였지만, 마음이 출발하기 전 의견대립의 불편한 상황에 여전히 머물러 있다면 몸과 마음에 시간적 간격이 발생하는 것이다. 아침에 일어났는데 생각은 반드시 해결해야 할 원고의 마감시간인 몇 일 후에 가 있다면, 마음(감정)은 미래에 가 있는 것이다. 즉, 몸과 마음에 시간상으로 간격이 발생하게 된다. 그와 같은 상황이 반복적으로 진행되면, 몸과 마음의 간격이 상당 기간 지속되고 결국에는 긴장에서 벗어날 수 없다.

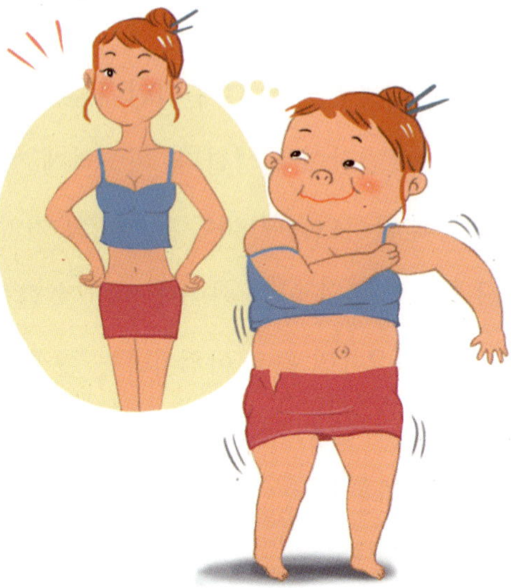

몸(육체) 긴장을 유발하는 또 다른 상황은 생각(또는 시각) 차이에 의한 것으로, '현재의 나' 또는 '과거의 나'를 진심으로 받아들이지 못하는 것이다. 다음과 같은 상황을 가정해보자. 평범한 회사원으로 경제적으로 가족에게 따뜻하고 맛있는 음식도 먹이고 가끔씩 외식도 하지만 여가생활을 충분하게 즐길 수 있도록 여유롭지 못하고, 회사에서 적정한 직책을 갖고 있지만 말단사원이며, 얼굴은 약간 피부 트러블이 있지만 주위 사람들이 잘 생겼다고 하는데 TV 화장품 모델 피부처럼 광택은 없고, 팔과 다리는 움직이는데 지장은 없는데 근육이 좀 빈약하고, 복부는 음식물 소화에 문제는 없는데 볼록 나왔고, 말은 발음도 정확하고 목소리 또한 좋은데 논리가 정연하지 못하고, 등등이다. 앞에서 나열한 모든 것들이, '현재의 나'이다. 그런데 이러한 '현재의 나'를 온 마음으로 받아들이지 못하고, '다른 모습의 나'를 기대하고 갈구하게 된다면 긴장을 유발하게 된다. 가령 평범한 회사원으로 경제적으로 가족에게 따뜻하고 맛있는 음식도 먹이고 가끔씩 외식도 하고 여가생활도 충분하게 즐길 수 있었으면 좋겠고, 회사에서 적정한 직책을 갖고 있지만 좀 더 진급을 하고 싶고, 얼굴은 약간 피부 트러블이 있고 잘 생겼지만 동시에 TV 화장품 모델처럼 피부에 광택이 있었으면 좋겠고, 팔과 다리는 움직이는데 지장은 없지만 근육이 보다 풍부하였으면 좋겠고, 복부는 음식물 소화도 잘 시키고 식스팩 복근이었으면 좋겠고, 말은 발음 정확하고 목소리 좋고 또한 논리도 정연하였으면 좋겠고, 등등이다. 앞에서 나열한 상황은 '현재의 나'가 아니라 '다른 모습의 나'이다. 이와 같이 '현재의 나'와 '다른 모습의 나'가 일치하지 않게 되면, 그러한 생각(또는 시각) 차이로 긴장이 유발된다.

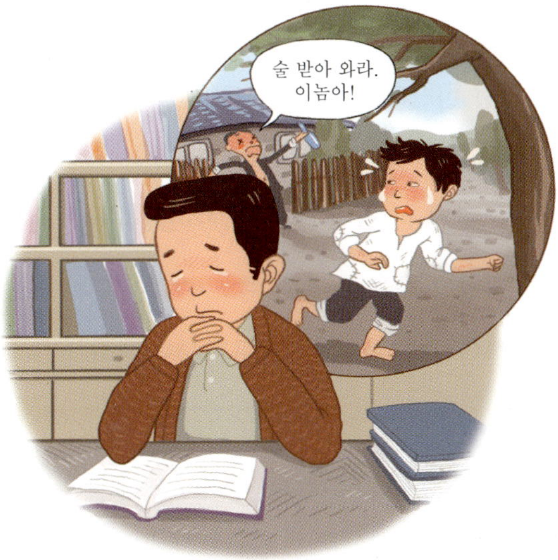

이러한 현상은 '과거의 나'를 진심으로 받아들이지 못하는 경우에도 일어나게 된다. '과거의 나'는 간혹 술주정이 심하신 아버지가 무서워 집 밖에서 덜덜 떨고 있었고, 가정 형편이 어려워 하루 한끼는 국수로 때워야 했었고, 고급 과자 등의 간식은 간간히 부자 친구에게서만 얻어 먹을 수 있었고, 부자 친구의 계란말이 반찬에 군침을 많이 흘렸었고, 옷은 (아주 가끔 속옷까지) 체격 좋은 형님 것을 물려 입어 항상 헐렁하였었고, 가끔 등록금 미납으로 친구들이 보는 앞에서 교무실로 호출되었었고, 키(신장)이 작아서 교실이나 운동장 행사에서는 항상 제일 앞줄에 있어야 했었고, 안하무인 그러나 등치가 좋은 후배에게 많은 동년배 및 후배 앞에서 망신을 당했었고, 버스비가 없어서 비 오는 거리를 걸어가고 있는데 지나가는 버스 안의 사람들이 굉장히 의아한 표정으로 쳐다보았었고, 선생님의 질문에 대답하지 못하여 친구들 앞에서 식은 땀을 흘렸었고, 미국의 '맥도날드 드라이브 인'에서 말이 통하지 않아 버벅거리고 있는데 뒤에서는 여러 대의 차에서 경멸이 가득한 목소리가 들려왔었고, 등등이다. 앞에서 나열한 것 이외에도 때로는 개인의 자존심과 자아상을 더욱 심하게 손상시켰던 상황들이 본인의 과거에 있었을 것이다. 그런데 그와 같은 '과거의 나'에 수치감, 분노, 슬픔, 우울, 공포 등의 마음(감정)이 겹치면서, 본인의 몸 밖에 배출된 분(똥)을 대하듯 '현재의 나'와는 관계 없다는 듯이 의도적으로 또는 본인도 모르게 무의식적으로 멀리하고 격리시키는 것이다. 그리 되면 '과거의 나'가 진정한 자신과 멀어지게 되고, 결국에는 이 또한 생각(시각) 격차로 긴장을 유발시킨다.

그런데 이러한 현상은 본인 뿐 아니라 본인이 아닌 다른 사람에 대하여서도 동일하게 작용한다. 여기서 다른 사람은 본인과 일상생활에서 가깝게 지내고 또한 업무관계로 매일 만나는, 배우자·아들·딸·엄마·아빠·친구·직장동료·직장상사 등이다. 만약 아빠 또는 엄마가 아들 또는 딸에게 기대했던 모습(또는 상황)과 현재 모습(또는 상황)이 다른 경우에도, 그와 같은 생각(또는 시각) 차이만으로도 아빠 또는 엄마에게는 긴장이 유발된다. 예를 들면 현재 자식의 성적이 하위권인데, 상위권 상황의 자식에 대한 모습만을 지나치게 집착하는 부모에게는 긴장이 떠날 수 없다. 흥미로운 것은 자식, 부모, 배우자 등 본인과의 관계가 친밀하고 지극할수록 기대감이 더욱 높아지면서, 그에 따른 생각(또는 기대) 차이가 심해지고 결국에는 긴장의 정도도 더욱 강해진다.

생각(또는 시각) 차이로 긴장을 유발시키는 또 다른 원인은 비교이다. 자신을 타인과 비교하고, 자신과 지극히 가까운 사람, 즉 배우자, 아들, 딸 또는 형제자매를 타인과 비교하는 것이다. 예를 들면 오랜만에 참석한 고등학교 동창모임에서 한 친구를 만났는데, 그 친구는 고등학교 당시 자신보다 여러 면에서 부족했었던 같은 반 동창이다. 그런데 현재 자신은 중소기업의 계장인데, 놀랍게도 그 친구는 현재 유명 대기업의 차장이다. 그리 되면 한때 자신보다 뒤떨어졌었던 고등학교 동창과 자신을 한동안 비교하게 되면서, 오랜만의 만남에 대한 반가움으로 얼굴은 웃고 있지만 그 반가움이 가슴 속 깊이 전달되지 못한다. 만약 그러한 비교가 자신을 냉정하게 되돌아보게 자극하고 보다 발전적인 노력을 매진하는 계기가 된다면, 그러한 비교에서 유발되는 긴장은 긍정적이고 창조적인 결과로 이어진다. 하지만 그 비교가 "내가 그 동안 인생을 헛살았어!"하면서, 현재 자신을 질책하고 부정하면서 쓰디쓴 소주를 반복적으로 들이킨다면, 그러한 비교에서 유발되는 긴장은 소모적이고 병적인 결과를 초래한다. 비교에 의하여 유발되는 긴장의 또 다른 상황은, 자신의 가족, 즉 배우자, 아들, 딸 그리고 형제자매를 다른 사람과 비교하는 것이다. 예를 들면 성적이 중위권이고 신장은 평균에서 맴돌고 목소리가 작은 아들 또는 딸을, 성적이 상위권이고 키도 훤칠하고 목소리도 또랑또랑한 옆집 아이와 비교하는 부모님에게는, 옆집 아이를 볼 때마다 긴장에서 벗어날 수 없다. 심한 경우에는 옆집에 관계되는 어떠한 경우, 즉 옆집 차, 옆집 화분, 옆집 반찬, 옆집 부엌, 옆집 냉장고, 옆집 강아지, 옆집 베란다 … 등등을 마주하거나 듣게 되면 바로 비교에 들어가면서 온 심신을 긴장시킨다. 이 상황이 좀 더 심해지면, 옆집의 '옆'자만, 즉 옆 동네, 옆 반, 옆 가게, 옆 사람, 옆 병원 … 등등을 듣거나 생각만하여도 곧바로 비교 모드에 진입하면서 긴장하게 된다.

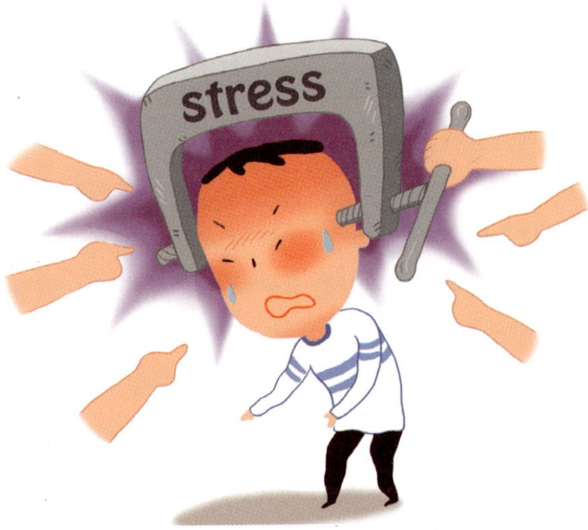

《명상건강》[9]에서 "암은 근본적으로 마음에서 온 것이지, 육체에서 온 것이 아니다"라고 하면서, "마음의 긴장이 심해져 견딜 수 없는 정도가 되면 육체조직에 영향을 주기 시작한다"고 하였다. 즉, 육체의 긴장을 암의 원인으로 지목하였다. 앞 장에서 소개하였듯이 육체는 물질이며, 육체는 마음(감정)의 노예(종)이다. 즉, 육체가 긴장하는 것은 마음(감정)에서 명령을 받았기 때문이다. 자연은 낮과 밤의 리듬으로 유지되어, 자연에 존재하는 모든 생물은 낮에는 긴장하여 활동하고 밤에는 활동을 접고 충분히 휴식한다. 즉, 밤에는 몸과 마음을 충분히 이완한다. 자연의 일부인 사람도 자연의 리듬에 부합하여, 활동하는 낮에는 긴장하고 밤에는 휴식이 필요하다. 그리하여 낮 동안 발생된 긴장을 저녁에 이완시켜, 몸과 마음(감정)을 충분히 풀어주어야 건강에 도움이 된다.

---

9 오쇼 라즈니쉬, 정신세계사, 1996년

그런데 육체와 마음의 시간적 차이, 생각(또는 시각)의 차이, 현재 또는 과거의 자신을 진심으로 받아들이지 못하여, 가족 또는 타인을 현재 모습(상황) 그대로 인정하지 못하여, 혹은 자신 또는 가족을 다른 사람과 비교하여·· 등등으로 발생되는 긴장은, 밤이 되어도 쉬지 못하게 하고, 심지어는 지극히 몸에 신경을 집중해야 할 대-소변 중에도 마음(감정)을 이완시키지 못하게 한다. 그러한 상황은 곧 바로 육체에 전달되어, 사지와 특히 감정에 대단히 민감한 오장육부를 밤에도 긴장을 늦출 수 없게 만든다.

3) Shielding(차폐)

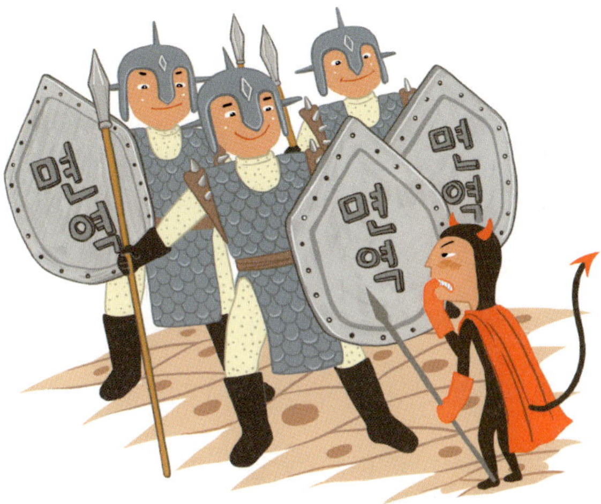

외부에서 침입한 미생물이나 내부에서 발생한 이상세포는 인간 생존을 위협하는 항원(antigen)인데, 그와 같이 유해한 항원을 효과적으로 방어하고 제거하여 인체를 보호하는 시스템이 면역계(immune system)이다. 면역은 태어날 때부터 어머니로부터 받은 선천면역(innate immunity, 또는 자연면역)과 후천적으로 태어난 후 생활 중 얻어지는 후천면역(acquired immunity, 또는 획득면역)으로 구분된다. 선천면역은 물리적 방어벽(피부, 눈물, 타액, 점막액, 연동·섬모 운동 등), 생리학적 방어벽[온도, pH, 라이소자임 (lysozyme), 인터페론 (interferon), 보체 (complement) 등], 대식세포(macrophage)와 다형핵백혈구 (polymorphonuclear leukocyte)에 의한 포식작용(Phagocytosis) 등으로 이루어 진다. 후천면역은 이전에 침입하였던 항원을 기억하여 그 항원이 다시 침입할 때 효과적으로 제거하는 것으로, 체액 면역(humoral immunity)과 세포 면역(cell-mediated immunity)으로 나눈다. 체액면역은 백혈구의 일종인 B세포가 항원을 인지한 후 만들어낸 항체(antibody)로 항원을 제거하는 것이다. 세포 면역은 면역세포가 자기와 비자기를 구별해내서 비자기 세포를 파괴하는 면역 과정인데, 항원 특이적 반응과 항원 비특이적 반응 두 가지가 있다. 항원 특이적 반응은 세포독성 T 세포(cytotoxic T cell)가 담당하며, 대식세포가 알려준 항원을 제거한다. 항원 비특이적 반응은 자연살생세포(Natural Killer Cell, NK 세포)가 담당하며, 이들은 바이러스에 감염된 세포나 종양세포를 파괴하는데 핵심적인 기능을 한다.

인공면역(artificial immunity)은 인체에 이미 내재되어 있는 후천

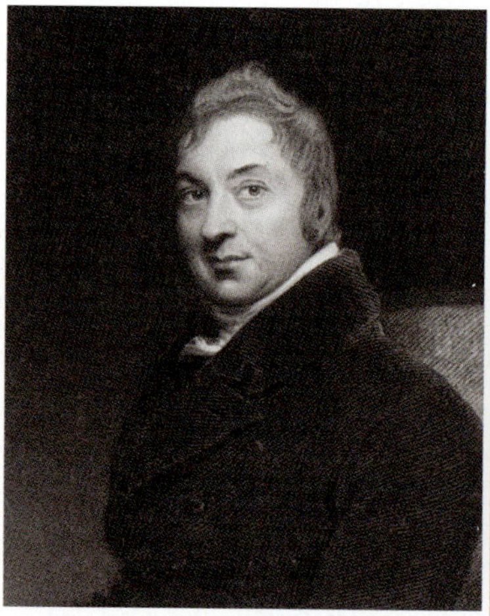

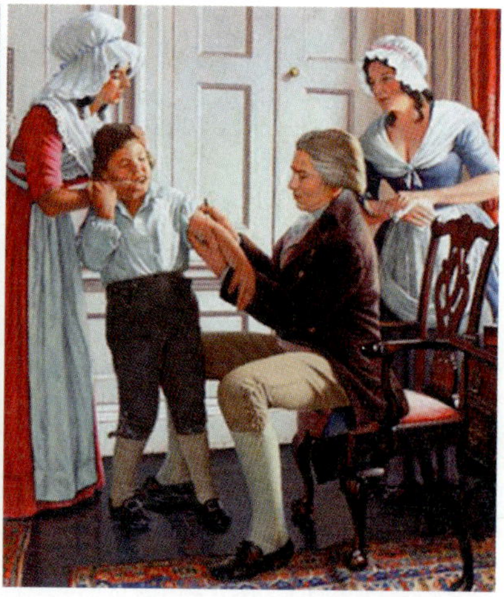

그림 5-12

에드워드 제너(Edward Jenner, 1749~1823)(좌)와 우두접종하는 모습(우)

면역의 원리를 이용하여, 인위적으로 특정질환에 대한 면역력을 강화시키는 것이다. '마마' 또는 '두창'이라고도 불리는 천연두(天然痘, smallpox)는 흔히 말하는 얼굴에 곰보 자국을 남기는 바이러스(virus) 감염질환인데, 사망률이 40%로 지극히 치명적이며 한 때 우리나라를 포함하여 전세계 전체 사망 원인의 10%를 차지하기도 하였다. 1979년 말 세계보건기구(WHO) 보고에 따르면, 이와 같이 치명적인 질환인 천연두가 다행스럽게도 이 지구상에서 사실상 없어졌다. 이와 같이 의학사에 길이 빛날 엄청난 성과를 이룰 수 있도록 발판을 마련한 사람은, 인공면역으로 우두(牛痘, cowpox) 접종법을 창안한 영국의 의사 에드워드 제너(그림 5-12)이었다.

제너는 그 당시 우유 짜는 부인들이 소의 천연두(우두)를 경험한 뒤에는 사람이 앓는 천연두에 걸리지 않는다는 사실에 주목하여, 소와 접촉해서 우두를 앓은 사람은 천연두에 대한 면역력을 갖게 되는 것이 아닐까 추측하였다. 그는 이런 가설을 입증하기 위해, 1796년 5월 14일 사상 최초의 우두접종법 실험을 실시하였다. 한 낙농부인에게서 채취한 우두의 농(고름)을 8세 소년 제임스 핍스(James Phipps)의 팔에 접종하였고, 그 소년은 예상한대로 우두 증세를 보였다. 약 6 주 후 우두에서 회복된 그 소년에게 천연두의 농(고름)을 접종하였는데, 그 소년은 천연두에 걸리지 않았다. 그 이후에도 1798년까지 23번의 우두접종실험이 진행되었고, 그 실험의 결과를 종합 및 분석하여 1798년 《우두의 원인과 효과에 관한 연구(An Inquiry into the Causes and Effects of the

Variolae Vaccinae)》를 발표하였다.

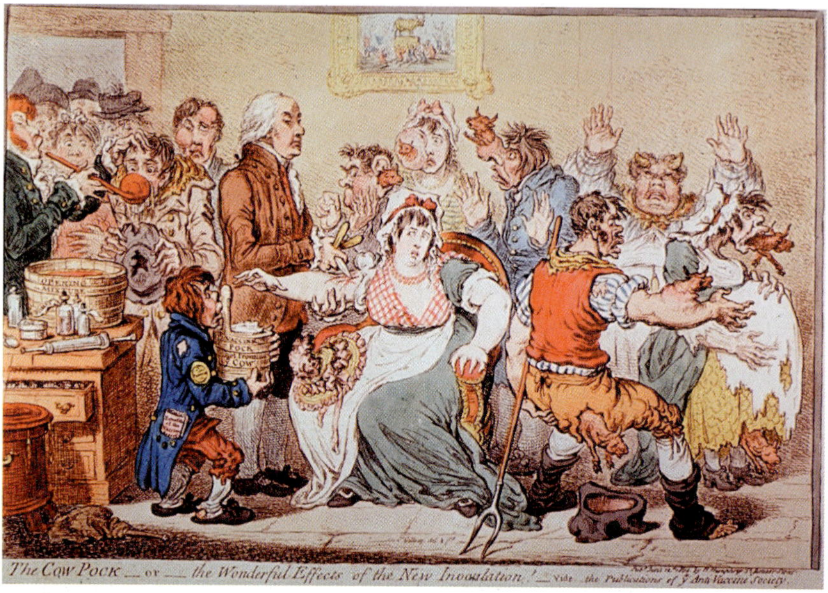
The Cow Pock _ or _ the Wonderful Effects of the New Inoculation! _ Vide the Publications of ye Anti-Vaccine Society.

그림 5-13
에드워드 제너의 우두접종에 대한 공포를 표현한 풍자화(1802년)

현재에는 수억 명의 인간 생명을 구한 혁신적이고 창의적인 천연두 예방법으로 평가되고 있지만, 그 당시에는 심한 찬반논쟁을 불러일으키면서 제너의 조국인 영국에서조차 호의적인 평가를 받지 못하였다. "소의 고름을 사람한테 넣는다"는 사실에 대한 거부감이 확산되었고, 심지어 우두 접종을 받으면 사람이 소가 된다는 헛소문까지 나돌았다(그림 5-13). 그리하여 제너의 우두접종법은 영국에서보다 외국에서 먼저 적극적으로 시술되었고, 여러 나라에서 천연두에 대한 예방 효과가 명확하게 입증되었다. 그 이후 마침내 영국에서도 대중적으로 시술되면서,

천연두 예방 방법으로 확실하게 자리 잡았다.

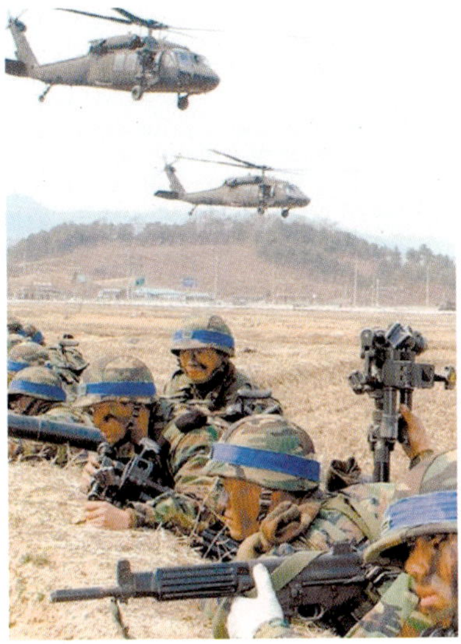

그림 5-14
대한민국 육군 훈련모습[10]

제너의 우두접종법이 의학사에 탁월한 업적으로 평가 받는 것은, 질병으로부터 수많은 인간 생명을 구한 것 이외에도 면역계(immune system), 백신(vaccine) 그리고 면역학(immunology)이라는 새로운 의학 분야를 개척하는 출발점이 되었다는 점이다. 면역계는 마치 군대와 같으며, 그 군대를 실제전투가 아닌 체계화된 가상전투훈련(그림 5-14)을 통하여 적에 대한 전투능력을 향상시키는 것이 백신이다. 그와 같은 훈련을 받은 군대는 적에 대한 정보와 취약점을 미리 알게 되어, 추후에 동일

10 'http://rokarmy.tistory.com/entry/대한민국-육군-훈련모습' 에서 인용

한 적이 침략해오면 효과적으로 퇴치할 수 있는 것이다. 특정 질환을 유발하는 미생물을 약화시키거나 죽인 미생물 또는 병원미생물이 생산한 독소액에 적당한 조작을 가하여 만든 백신을 사람에게 직접 접종한다. 그리하면 인체 내 면역계가 활성화되고, 그 백신을 맞은 사람은 해당 질환에 대한 자세한 정보를 미리 알게 된다. 이 후 해당질환의 병원균이나 독소액이 다시 침입하게 되면, 마치 이미 가상전투훈련으로 잘 훈련된 전투병을 불러 내듯이 면역계를 작동시켜 특정 병원미생물을 효과적으로 제압한다. 이와 같이 병원체 또는 암세포 같은 이상세포를 제거하여 질병을 예방하고 생명을 보호하는 면역체계가, 모든 사람에게 이미 내재되어 있다.

Shielding(차폐, 遮蔽)는 가릴 차(遮), 덮을 폐(蔽)로 오욕칠정의 마음(감정)이 인체 내 면역체계처럼 중요한 그 무엇인가를 가려 막고 덮어서, 그 중요한 것이 제 역할을 할 수 없게 되는 것을 의미한다. 마치 추운 겨울의 날씨 흐린 날, 구름이 따뜻한 온기의 원천인 태양을 가리운 형상이다. 《속(續) 당신도 완전건강할 수 있다》[11]에서 '우주대생명력(宇宙大生命力)은 전우주(全宇宙)를 통솔하는 눈에는 보이지 않은 힘'이며, '수목(樹木)을 성장시키고 화초가 자라서 꽃을 피우고 들판의 풀을 자라게 하는 그 힘, 즉 만물을 생장화육(生長化育)시키는 힘'이라고 하였다. 또한 '우리 인간의 육체를 자라게 하고 부러진 뼈를 이어주고 결손된 근육을 보첨(保添)시켜주고 상처가 난 피부를 아물게 해주는 그 힘'이라고 하였다.

---

11 윤성혁, 창생당한의원, 2009년

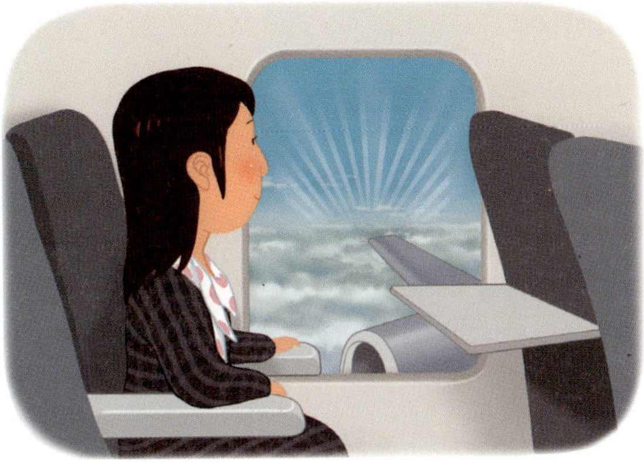

그림 5-15
비행기 안에서 바라본 구름

또한 '인간의 생명력은 본래 완전원만(完全圓滿)함에도 불구하고 완전원만한 위에 마음의 미혹(迷惑)의 진애(塵埃)로서 덮여 쌓여 있기 때문에 그 원만완전함을 발현하지 못하는 것'이라고 하였다. '마음의 미혹 중에서 최대의 진애는 마음의 불안공포'라고 하였다. 마치 장대비가 억수같이 쏟아지는 날, 태양을 가리는 두툼한 비구름이다. 비 오는 날 비행기를 타고 그 비행기가 어느 고도 이상으로 진입하게 되면 비구름을 통과하게 된다. 그러면 조금 전 비행기 창 밖에는 억수 같은 비가 쏟아지는 어두컴컴한 하늘이었는데, (비구름을 통과하면) 갑자기 빗방울 한 점 없는 맑은 하늘로 변한다. 그와 함께 비행기 아래에 드넓게 펼쳐져 있는, 두툼한 비 구름의 장막을 볼 수 있다(그림 5-15). 그와 같이 태양을 가리는 비구름의 장막이 바로 인간의 완전원만한 생명력을 덮어씌운 미혹의 진애이다.

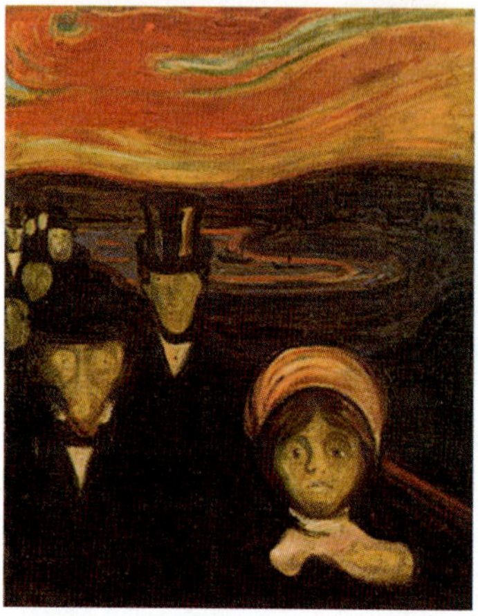

그림 5-16
'불안', 에드워드 뭉크(Edward Munch, 1863-1944)

그러한 미혹의 진애, 즉 마음의 불안 및 공포는, 오관(五官; 눈, 코, 귀, 혀, 피부)을 통하여 유입된 경험과 정보매체를 통해서 얻은 과거의 기억으로 발생한다. 만약 집안 가족 중 한 사람이 천식, 당뇨 및 염증성장 질환과 같은 만성 질환 또는 암 등으로 장기간 치료받은 경우에는, 환자를 옆에서 오랫동안 간호하면서 환자의 증상과 고통을 오관으로 직접 경험할 수 있다. 특히 심한 고통과 어려운 치료 과정이 반복되었던 경우에는, 그 느낌과 경험이 너무나도 강렬하여 오랫동안 기억에 남게 된다. 그 이외에도 소설이나 TV 드라마 또는 영화에서, 해당 질환에 관련된 (오관을 통한) 간접경험이 예사롭지 않았던 경우에도 그 기억이 오랫동안 남아있게 된다. 최근에는 인터넷 및 언론 매체가 발달하여 해당 질환에 관련된 정보와 지식을 손쉽게 얻어낼 수 있다. 최근에는 스마트폰이 대중화되면서, 시간이나 장소에 구애 없이 원하는 정보를 쉽게 얻을 수 있다. 특히 예후가 불량한 질환에 대한 정보와 지식은, 소중한 생명과 너무나 밀접하게 연관되기 때문에 기억에 오랫동안 남는다. 대부분 그러한 정보는 질환에 관련된 증상, 검사소견, 치료과정, 그리고 관련된 여러 통계수치를 보여준다. 특히 병기 및 치료가 진행되면서 뒤따르는 감당하기 힘든 통증과 높은 사망률은, 오관으로 하여금 고통과 죽음을 연상시켜 불안과 공포에 휩싸이게 한다. 결국에는 어두운 비구름 장막이 태양의 밝은 빛을 가리듯, 불안과 공포라는 미혹의 진애가 만물을 생장화육시키는 우주대생명력을 덮어씌워 그 능력이 발휘되는 것을 막는 것이다.

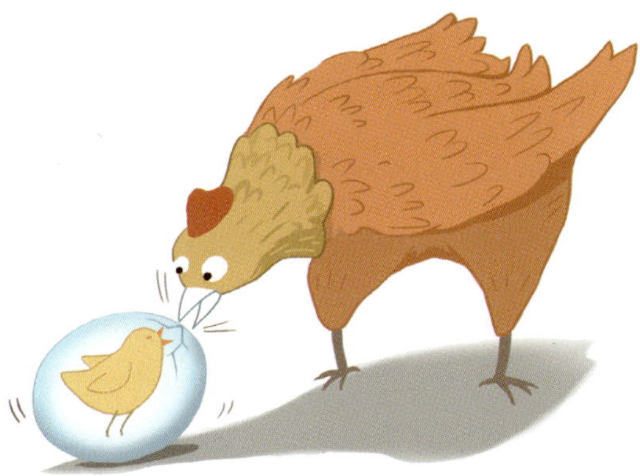

그림 5-17
줄탁동시 (啐啄同時)

줄탁동시란 병아리가 알을 깨고 나오기 위하여서는, '병아리와 어미 닭이 안-밖에 동시에 계란 껍질을 쪼아야 한다(그림 5-17)'는 뜻이다.

원래 교육에 관한 내용에서 자주 인용되는데, '효과적인 교육이 되려면 학생인 병아리와 스승인 어미 닭이 동시에 알을 쪼개는 노력이 필요하다'는 뜻이다. 또한 스승인 어미 닭은 다만 작은 도움만 줄 뿐, 결국 알을 깨고 나오는 것은 학생인 병아리 자신이라는 뜻도 내포하고 있다. 줄탁동시를 여기에서는 병아리는 모든 사람의 뇌간, 즉 생명의 뇌에 내재되어 있는 원초적 생명력으로, 어미 닭은 만물을 생장화육시키는 우주대생명력으로, 그리고 계란 껍질은 환자의 불안·공포로 대비해본다. 그와 같이 인간의 원초적 생명력과 우주대생명력이 그 본연의 능력을 표출하는데 장애가 되는 것이 바로 불안과 공포이다. 마치 병아리를 뒤 덮고 있는 단단한 계란 껍질이며, 비 오는 날 태양을 가리고 있는 두툼한 비구름이다. 계란 껍질과 비구름은 원초적 생명력이 발휘되는 것을 가리고, 온 세상에 무한한 생명력을 뿌려주는 우주대생명력을 가리고 있다. 즉, 불안과 공포는 이미 모든 사람에게 내장되어 있는 그리고 온 세상에 충만한 근원적 생명력이 작동되지 못하도록 차폐하고 있는 것이다.

2. '3 S' 해소의 원리

오욕칠정에 의하여 초래되는 '3 S(stasis, stress, shielding)'를 해소하는데 도움이 되는 방법을 다음에 소개하였다. 여기에서는 각 경우, 즉 stasis(정체), stress(긴장), shilding(차폐)를 따로 분리하여 각 경우의 해소에 도움이 되는 방법을 각각 소개하였다. 하지만 그것은 독자의 이해를 돕기 위한 것이고, 실제로는 동시에 진행될 수도 있는 방법들이다. 그리고 여기에 소개한 방법 이외에도 앞 장 또는 다른 문헌의 여러 곳에서도, '3 S' 해소에 도움이 되는 방법을 찾아볼 수 있다. 그와 같이 다양한 방법들의 기본 원리는 다음과 같다.

첫째는 몸(육체)과 마음(감정)은 핫 라인(hot-line)으로 연결되어 있다. 즉, 현재 마음(감정)의 어떤 변화는 본인이 인식하지 못하는 순간에 바로 자율신경계와 내분비계를 경유하여 오장육부와 사지에 0.000001초 이내에 전달된다. 따라서 이와 같이 긴밀하게 연결되어 있는 몸과 마음(연결)의 연결을, 역(逆)으로 이용하는 것이다. 즉, 사람의 의지로 조절이 가능한 몸(육체)를 인위적이고 반복적으로 자극하여, 종국에는 마음(감정)을 조절하는 것이다.

둘째는 '설계도'를 바꾸는 것이다. 일반적으로 집을 짓는 과정은 기본 골조인 기둥을 세우고, 그 기둥에 시멘트 채우고, 그 기둥 사이에 벽돌을 채우고, 기둥 사이 벽에 전기·인터넷 선 등을 설치하고, 그 벽의 벽돌을 시멘트로 덮고, 시멘트로 판판하게 정리된 벽면을 도배하고, 그

위에 전기 소켓과 인터넷 포트를 달게 된다. 이와 같은 일련의 과정들은 그냥 진행되는 것이 아니라, 미리 만들어진 설계도에 따라서 순서대로 진행된다. 즉, 반듯한 집을 지으려면, 설계도가 반드시 필요하다. 앞 장에서 소개하였듯이 몸(육체)는 물질이기 때문에, 절대로 단독으로 움직일 수 없다. 즉, 몸(육체)에 어떠한 움직임과 결과물을 만들기 위하여서는, 마치 집을 짓는 것처럼 설계도가 필요하다. 그와 같은 설계도는 기억과 그 기억에 연관된 특정 마음(감정)에 의하여 만들어진다. 결국 그것이 여러 과정을 통하여 물질인 몸(육체)를 변형시키고 특정한 형태의 몸(육체)를 만들게 된다. 따라서 그와 같은 과정의 시발점인 기억과 그 기억에 연관된 특정 마음(감정)을 조정하여, 결국에는 설계도를 의도적으로 바꾸는 것이다.

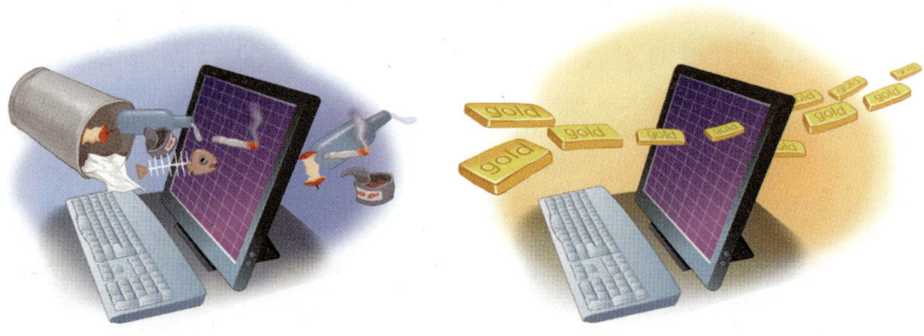

그림 5-18
GIGO

셋째는 'GIGO(Garbage-In Garbage-Out 또는 Gold-In Gold-Out)' 이다(그림 5-18). 'GIGO(Garbage-In Garbage-Out)'는 원래 컴퓨터 시스템과 데이터의 상호 교환을 논하는 데 사용되는 용어로, '불필요한 정보(garbage)를 입력(input)하면, 불필요한 정보(garbage)밖에 출력(output)되지 않는다'는 뜻이다. 즉, 프로그램이 아무리 좋더라도 잘못된 데이터나 무의미한 데이터를 입력하면 정확하지 않거나 의미 없는 결과밖에 출력되지 않는다. 'GIGO(Gold-In Gold-Out)'의 또 다른 의미는 '유용한 자료(gold)를 투입(input)하면 당연히 유용한 결과(gold)를 얻게(output) 된다'라는 뜻도 된다.

실제적으로 사람 몸(육체)의 운영은 흡사 지극히 정교한 컴퓨터처럼 작동한다. 오장육부와 사지, 그리고 가장 기본적 구조인 세포의 모든 움직임은, 마치 컴퓨터의 정교한 운영 프로그램처럼 일정한 기계적 및 생물학적 작동 원리, 즉 프로그램에 의거하여 완벽하게 운영된다. 선천적 질환이 없는 한, 사람의 몸(육체)는 태어나면서 완벽한 몸(육체), 즉 하드웨어와 완벽한 기계적 및 생물학적 작동 원리, 즉 프로그램이 이미 내장되어 있다. 따라서 어떤 정보가 입력되느냐에 따라서, 건강을 해치는 또는 건강에 유용한 결과가 초래된다. 이와 같은 'GIGO'의 원리를 이용하여, 마음(감정) 조절을 저해하는 정보는 배제하고 마음(감정) 조절에 유용한 정보 및 지식을 오감(시각, 청각, 후각, 미각, 촉각)을 통하여 의도적으로 주입하는 것이다.

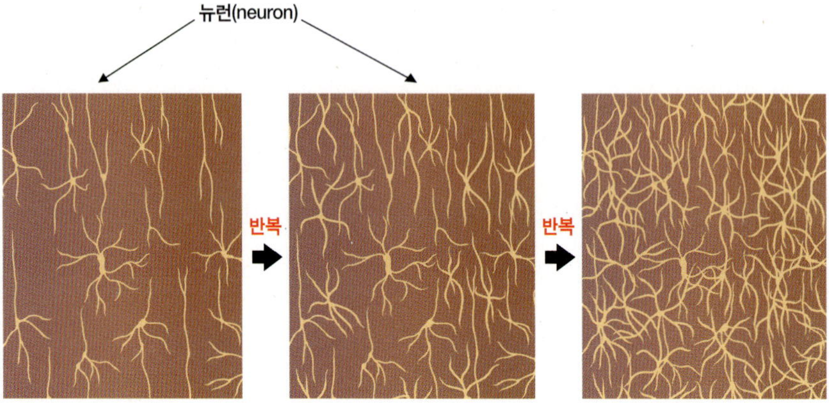

그림 5-19
신경가소성(Neuroplasticity)

넷째는 일정 기간 이상 반복적으로 시행하여, 새로운 습관(habbit)을 만드는 것이다. 즉, 마음(감정)과 몸(육체)의 건강을 손상하게 하였던 습관을 버리고, 마음(감정)과 몸(육체)의 건강을 보장하는 새로운 습관으로 바꾸는 것이다.

마치 무엇이든 일정하게 찍어내는 틀과 같은 기존의 습관을 새로이 바꾸는 과정은 결코 쉽지 않다. 하지만 뇌의 신경가소성(neuroplasticity) 원리(그림 5-19)를 이해하고, 그 원리에 따라 실행하면 효과적인 결과가 보장된다. 과거 과학자들 사이에는 두뇌의 뉴런(neuron)[12]은 배아 발생기와 유년기 같은 초기 단계에 모든 것이 완전하게 형성되고, 그 이후에 뉴런은 절대로 다시 만들어지거나 변경되지 않

12 신경계를 이루는 기본적인 단위 세포

고 다만 상실되기만 한다고 믿었다. 하지만 비교적 최근에 제기된 신경가소성 이론에 의하면, 뇌의 뉴런은 외부의 자극, 경험, 학습에 의해 구조 및 기능이 변화되고 재조직화 된다는 것이다. 그리하여 어떤 행위를 인위적으로 반복하게 되면, 신경세포의 연결 길이가 변화되어 연결이 추가되거나 제거되며 또한 새로운 신경세포가 형성된다.

현재 자연스럽게 진행되는 모든 행동도 되돌아보면, 처음에는 매우 낯설고 부담스러워 힘이 많이 소요되었다. 예를 들면 자동차 운전도 초보운전자 시절에는 좌석에 편히 등을 붙이지도 못하고, 운전대는 행여 놓칠세라 양손으로 굳게 잡고, 눈은 전방에만 고정되어 주변을 돌아보지도 못하고, 오른발은 가속기 또는 브레이크를 정확히 밟으려고 발목과 무릎을 최대한 긴장시켜서, 10분만 운전하여도 온 몸에 힘이 쭉 빠지고 이마와 등줄기에는 식은 땀이 가득하였다. 하지만 수개월 또는 수년이 지나면 등은 좌석의 등받이에 편하게 붙이고, 운전대는 한 손으로 부드럽게 잡고, 눈은 360°돌려서 주행도로 주변 경관을 감상하고, 가속기 또는 브레이크에 올려 놓은 오른발은 발목과 무릎의 긴장 없이도 잘 유지되어, 1-2시간을 운전하여도 피로감을 느끼지 못한다. 그와 같은 변화가 가능한 것은, 일정 기간 이상을 반복적으로 운전 연습하였기 때문이다. 즉, 반복적인 행위를 통하여 몸에 익숙해지고, 결국에는 자동적으로 행해지는 습관으로 굳어진 것이다.

3. 정체(stasis) 해소

1) 기억 지우기: '용서'

오욕칠정에 의하여 stasis(정체)가 되는 이유는 기억과 그 기억에 대한 집착(執着, obsession) 때문이다. 수일 또는 수년 전의 특정 상황이나 그 상황에 연관된 마음(감정)에 머물러 있는 것이다. 그 기억에 머물면서, 수시로 그 마음(감정)에 충실하게 반응하여 오장육부를 흔들어 댄다. 《힐링코드(The Healing Code)》[13]에서 질병의 원인으로 '부정적인 이미지, 건강하지 못한 믿음, 그리고 파괴적인 세포기억'을 지목하였다. 《호오포노포노의 지혜》[14]에서 '과거의 불쾌한 기억이 우리들 인생에 투영되어 불행한 일을 끌어당겨 일으키고 있다'고 하였다.

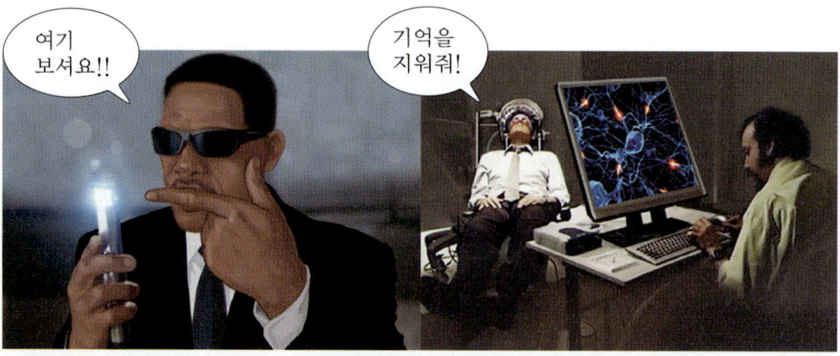

그림 5-20
영화 〈맨인블랙 III〉(좌) 및 〈페이첵(Paycheck)〉(우)

13 알렉산더 로이드 · 벤 존슨, 시공사, 2011년
14 이하레아카라 휴렌, 눈과 마음, 2009년

특정 상황이나 그 상황에 연관된 마음(감정)은 대뇌 변연계인 편도체에 기억되어, 마치 미로, 빵 틀, 그리고 컴퓨터의 프로그램처럼 작용한다(참고 제 4장). 따라서 그러한 기억에서 벗어나려면, (이론적으로는) 그러한 기억을 지워버리면 된다. 다시 말해서 그러한 기억 자체 또는 그 기억을 간직하고 있는 뇌의 특정부위를 제거하는 것이다. 영화 〈맨인블랙 시리즈(Main in Black Series)〉에는 기억을 제거하는 '특수 손전등'이 등장한다. 특수요원 제이(윌 스미스 분)와 케이(토미 리 존스 분)는 임무를 마칠 때마다, 그 사안을 알고 있는 사람들을 모두 모아놓고 손전등을 주목하게 유도한다. 그리고 손전등이 순간적으로 번쩍이면, 그 불빛을 눈으로 마주한 사람은 해당 상황에 대한 기억이 지워진다(그림 5-20-좌). 또 다른 영화 〈페이첵(Paycheck)〉에서 천재 공학자 마이클 제닝스(벤 애플릭 분)는 한가지 프로젝트가 끝날 때마다, 그 프로젝트의 기밀을 유지하기위해 그의 기억을 지운다. 특수 컴퓨터 기구를 이용하여 제닝스의 뇌 신경을 탐사하고, 해당 기억에 관련된 뇌 신경을 찾아내 외부에서 특수 광선을 발사하여 기억에 관련된 뇌 신경을 제거한다(그림 5-20-우). 비록 영화이어서 당장 현실적으로 적용은 어렵지만, 기억 제거에 관한 상상력만큼은 대단히 독창적이고 (기억에 관련된 질병의 치료 측면에서) 대단히 흥미롭다.

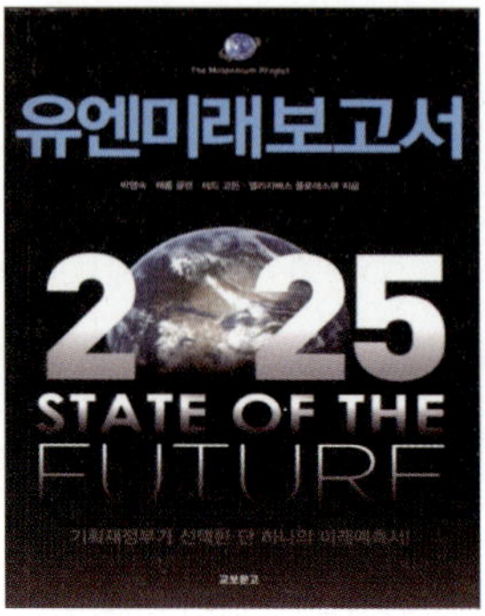

2011년 발표된 《유엔미래보고서(State of the Future) 2025》[15]는 세계의 미래학자, 과학자, 그리고 각 분야의 전문가들이 모여서 10년 이상의 장기 미래를 예측하는 내용을 담고 있다. 10년 후 미래 사회의 전반적인 트렌드와 주요 도전과제가 제시되었으며, 흥미로운 것은 미래에 각광받게 될 대표적 일자리를 6개 분야로 나누어 '미래 유망 직업 54개'가 소개되었다. 의료·복지분야에는 8 종이 소개되었는데, 그 중 하나가 '기억수술 전문 외과의(Amnesia Surgeon)'이다. 그 전문의는 '인간의 뇌에서 나쁜 기억이나 파괴적인 행동을 제거해주는 특수분야의 의사'이다. 즉, 과거의 어떤 사건(사안)과 그 사건(사안)에 연관된 마음(감정)에 대한 기억을 제거하는 것이다. 그와 같은 직업이 가시화되기 위하여서는 '기억의 병태생리에 대한 보다 진일보한 연구 성과', '성능이 보다 강화된 기능성(functional) MRI을 이용한 새로운 뇌 네비게이션 기법의 개발', '인간의 손 동작을 능가하는 정교한 마이크로 수술 로봇 개발', '합병증 및 부작용에 대한 장기적인 고찰' 등 선결되어야 할 사항이 많아 아직은 요원하다.

15 박영숙 · 제롬 글렌 · 테드 고든 · 엘리자베스 플로레스큐, 교보문고, 2011년

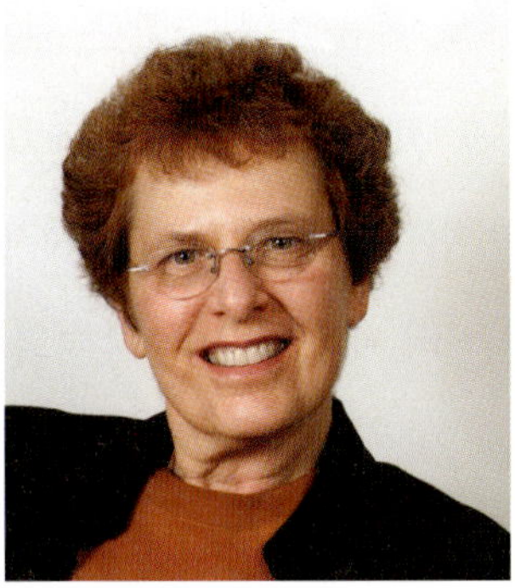

그림 5-21
프란신 샤피로 박사(Francine Shapiro, Ph.D.)

기억이나 그 기억에 연관된 마음(감정)을 제거하기 위하여 실제 치료에 이용되는 방법은 프란신 샤피로 박사(그림 5-21)가 창안한 '눈 운동 민감소실 및 재처리(Eye Movement Desensitization and Reprocessing, EMDR)'이다[16]. 그녀는 본인이 암 환자였으며 수술 및 방사선 치료 후 암 재발을 막기 위한 개인적인 노력 중 EMDR의 기법을 발견하였다. 그녀는 계속 반복되었던 부정적인 생각이 우연히 사라지는 경험을 하였고, 그러한 과정에서 자신 몸(육체)의 변화를 유심히 관찰하였는데 안구가 자동적으로 좌우로 빠르게 반복하여 움직이는 것을 확인하였다. 그 이후 의도적으로 부정적인 생각을 떠올리고, 의도적으로 눈을 좌우로 움직였더니 그 생각들이 사라졌다. 그 후 본인의 개인적인 경험을 바탕

16 《마음》 이영돈, 위즈덤하우스, 2006년
《EMDR : 눈, 운동, 민감소설 및 재처리》 프란신 사피로, 하나의학사, 2008년

으로 주변의 지인들에게도 적용하여 똑같은 결과를 얻었고, 그러한 실제적인 경험을 바탕으로 EMDR 기법을 개발하였다. EMDR이 기억을 제거하는 정확한 기전을 아직까지 밝혀지지 않았지만, 인위적인 안구 움직임을 통하여 뇌의 기억 처리 메커니즘을 활성화 시키는 것으로 추정된다. 현재 주로 전쟁이나 사고에 의한 외상 후 스트레스장애 환자에게서 치료 목적으로 사용되고 있다. 하지만 EMDR은 기억에 관련된 모든 상황을 해결해주는 만병통치약은 아니며, 또한 인지치료 등 보강적인 치료가 필요하다.

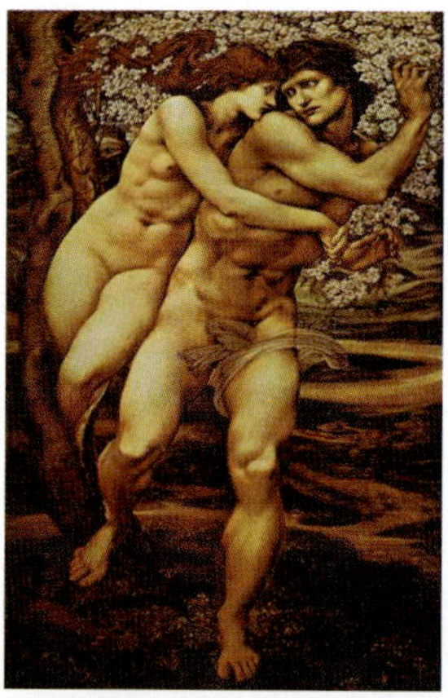

그림 5-22
'용서의 나무(The Tree of Forgiveness), 에드워드 콜리 번 존스(Edward Coley Burne Jones, 1833-1898)

기억을 제거하기 위하여 영화 또는 미래유망직종에서 소개된 방법은 당장은 적용하기 어려운 현실적인 제한이 있다. 다시 말해서 현재까지는 외부에서 조작되는 도구를 이용하여 기억을 완벽하게 제거하는 것이 불가능하다. 자신의 몸(육체) 근육을 이용하는 EMDR도 이전의 다른 방법보다 좋은 결과를 보고하고 있지만, 아직까지는 모든 사람에게서 긍정적인 결과를 보여주는 것은 아니다. 그와 같이 제거하기 힘든 기억을 지워버리는 방법으로 가장 강력히 추천되는 것이 '용서(容恕, forgiveness)'이다. 용서는 한마디로 과거 자신에게 깊은 상처를 주었던, 특정 사람이나 상황에 대한 집착을 놓아버리는 것이다. 그와 같은 용서의 중요성 및 구체적 방법 등은 이미 여러 현인 또는 다른 책에서 충분하게 소개되었기 때문에, 여기에서는 더 이상의 추가는 필요 없을 것이다. 다만 여기에서는 다음의 두 가지만 추가하고자 한다.

첫째는 용서는 상대방이 예쁘고 좋아서 그런 것이 아니라 전적으로 자신을 위한 것이다. 혹시라도 오랜 시간 전의 사건과 그 사건으로 연관되었던 사람에 대한 집착으로 질병으로 발전하였다면, 그 질병으로부터 회복하고 살아남기 위하여 용서가 필요한 것이다.

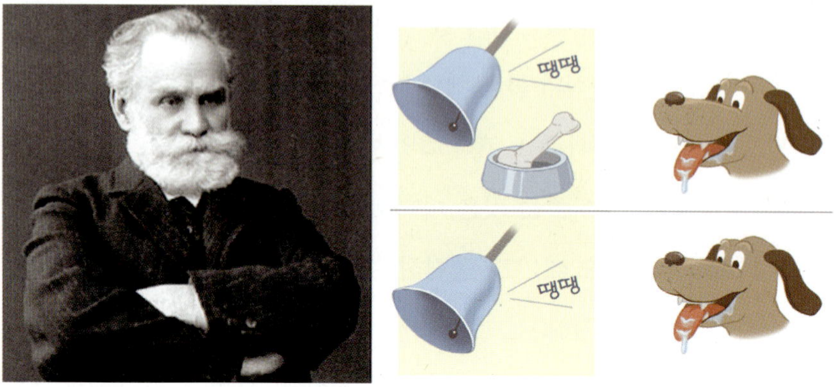

그림 5-23
파블로프(Ivan Petrovich Pavlov, 1849~1936)(좌)와 개를 이용한 조건반사 (conditioned reflex) 실험(우)

러시아의 생리학자 파블로프의 조건반사 실험은 '파블로프의 개'로 유명한 개를 이용한 침 분비 실험으로, 실험적인 대뇌 생리학의 길을 열어놓은 과학사에 길이 빛나는 연구이다(그림 5-23). 파블로프는 소화에 관한 연구를 하다가 우연히 개가 먹이를 먹지 않았는데도 침을 흘린다는 것을 관찰하고, 조건반사 실험을 시행하였다. 처음에는 개에게 종소리를 들려준 후 먹이를 주면, 개는 먹이를 먹으면서 침을 흘리게 된다. 그와 같은 과정을 반복적으로 되풀이하여, 그 과정을 개에게 학습시킨다. 앞의 과정을 충분하게 시행한 후 먹이를 주지 않고 종소리만 울리고 나서, 개의 침 분비 반응을 관찰하였다. 개는 먹이 없이 종소리만 울렸는데도, 이전에 먹이를 주었을 때처럼 똑같이 침을 분비하였다. 파블로프는 본 실험을 토대로 '소화액 분비의 신경 지배에 관한 연구'를 발표하였고, 그 연구 업적으로 1904년에 노벨 생리의학상을 수상하였다. 본 실험은 신경의 내장지배를 객관적으로 확인한 최초의 연구이었으며, 그 후 심리학과 정신의학의 이해와 발전에 적지 않은 영향을 미쳤다. 이 실험에서 주목할 내용은, 다음 2 가지이다. 하나는 개가 음식도 없이 종소리만으로 침을 분비시킬 수 있었던 것은, 종소리가 들리면 반드시 음식이 나왔던 이전 경험의 기억이다. 즉 과거의 어떤 사실에 대한 기억이, 침 분비샘, 즉 인위적으로 조작이 불가능한 인체(장기)를 자극하여 침의 분비를 유도하는 것이다. 다시 말해서 과거의 특정 기억만으로도 인체(장기)를 작동하게 자극할 수 있다. 다른 하나는 눈에 보이지 않는 기억이 (중간에 여러 신경 작용을 거치게 되면, 종국에는) 눈으로 확인이 가능한 침이라는 물질을 만들어내는 것이다. 기억은 방사선(X-선) 검사 또는 혈액 분석 등으로, 그 존재를 객관적으로 확인할 수 없다. 하지만 파블로프의 실험에 의하면, '파블로프의 개'에게 침이라는 물질을 분비하게끔 유도한 근원은 객관적으로 가시화할 수 없는 '기억'이다.

파블로프의 조건반사 실험에 의거하면, 기억에 관련되어 다음과 같은 현상이 몸(육체)에서 항상 진행되고 있다는 것을 알 수 있다. 즉, 만약 그 기억이 즐겁고 보람차고 흐뭇한 내용이라면, 그에 상응하는 물질이 만들어져 몸(육체)에 이로울 것이다. 하지만 만약 그 기억이 미움, 분노, 증오의 내용이라면, 그에 부합되는 물질이 만들어져 몸(육체)을 해치게 될 것이다. 따라서 그와 같은 기억을 지워버리지 못하면, 마치 장작이 불에 타서 재로 변하듯이, 강철이 녹에 문드러지듯, 단단한 얼음이 고온에서 녹아 내리듯이, 자신의 몸(육체)는 점점 망가지게 된다.

둘째는 본인의 생존에 절대적으로 필요한 용서는, 체계적인 훈련 스케줄을 따라 일정기간 반복하면 실현이 가능하다는 것이다. 용서를 개인적으로 진행하였다면 다행이지만, 대부분 자신에게 깊은 상처를 주었던 사람이나 사건이기 때문에 본인 스스로 행하기가 쉽지 않다. 따라서 그런 경우에는 해당 전문가의 도움을 받으면, 많은 경우에 긍정적인 결과를 얻어낼 수 있다.

《뇌를 경청하라》[17]에서 용서하지 못하는 마음상태는 마치 복잡한 세팅들이 충돌해 컴퓨터를 먹통으로 만들어 버리는 (컴퓨터) 프로그램이라고 하였다. 용서는 그와 같이 복잡하게 엉켜서 제 기능을 발휘하지 못하는 컴퓨터를 디폴트(default) 상태로 전환시켜 다시 시작하는 것이다. 즉, 용서는 복잡하게 엉키고 충돌하여 정신을 마비시키고 몸(육체)를 망가뜨리는 마음의 앙금을 지워 심신의 건강을 되 찾는 것이다.

본인에게 수시로 부정적인 마음(감정)을 유발하는 기억을 지워버리는 것은, 깊게 패인 상처를 딱지지게하고 가슴에 오랜 동안 꽂혀 있는 비수를 뽑아내는 것이다. 그리하여 그 기억에 대한 집착으로 인하여 정체(stasis)되었던 마음(감정)의 흐름(通)을 다시 원활하게 만드는 것이다.

17 김재진, 21세기 북스, 2010년

이 또한 지나가리라

랜터 윌슨 스미스

거대한 슬픔이 노도의 강처럼,
평화를 파괴하는 힘으로 그대의 삶으로 쳐들어오고,
소중한 것들이 눈 앞에서 영원히 사라져 갈 때,
매 힘든 순간마다 그대의 마음에 말하라:
"이 또한 지나가리라"

끊임없는 근심이 즐거운 노래를 들리지 않게 하고,
피곤에 지쳐 기도조차 할 수 없을 때,
이 진실의 말이 당신 마음의 슬픔을 줄여주고,
힘든 나날의 무거운 짐들의 무게를 가볍게 하도록 하라:
“이 또한 지나가리라”

행운이 그대에게 미소 짓고 근심 걱정 없는,
나날이 환희와 기쁨으로 다가올 때,
그대가 세속적인 보물들에만 안주하지 않도록,
이 진실의 말을 그대의 마음에 깊이 새겨라:
"이 또한 지나가리라"

정직한 노동이 그대에게 명성과 영광을 가져오고,
지상의 모든 숭고한 이들이 그대에게 미소 지을 때,
삶의 가장 길고 장대한 이야기도,
이 세상사에서는 짧은 한 순간에 불과하다는 것을 기억하라:
"이 또한 지나가리라"

This, Too, Shall Pass Away

Lanta Wilson Smith

When some great sorrow, like a mighty river,
Flows through your life with peace-destroying power
And dearest things are swept from sight forever,
Say to your heart each trying hour:
"This, too, shall pass away."

When ceaseless toil has hushed your song of gladness,
And you have grown almost too tired to pray,
Let this truth banish from your heart its sadness,
And ease the burdens of each trying day:
"This, too, shall pass away."

When fortune smiles, and, full of mirth and pleasure,
The days are flitting by without a care,
Lest you should rest with only earthly treasure,
Let these few words their fullest import bear:
"This, too, shall pass away."

When earnest labor brings you fame and glory,
And all earth's noblest ones upon you smile,
Remember that life's longest, grandest story
Fills but a moment in earth's little while:
"This, too, shall pass away."

2) 지혜로운 반전: "감사합니다(1)!"

본인이 받은 시집살이를 그대로 행하시는 시어머니, 타인의 이목에 따라 달라지는 이중 성격의 며느리, 고무신 꺼꾸로 신고 다른 사람에게 활기찬 걸음걸이 하는 옛 애인, 100년 가약의 믿음을 저버린 배우자, 오랜 우정을 사기행각으로 대갚음한 절친, 거액의 빚을 남겨 놓고 떠난 배우자 또는 부모님, 불합리한 결정과 명령을 반복적으로 내리는 직장상사, 자식을 자신의 한풀이 대상으로만 여겼던 부모님, 사사건건 뒤통수 때리는 이웃, 가슴에 비수 꽂는 말을 아무 생각 없이 툭툭 내뱉는 배우자 또는 집안 어른, 가정생활이 순탄하지 못한 자식부부, 벽창호 남편 또는 이웃사촌, 과거의 은혜를 새까맣게 잃어버린 지인, 직장 내 권위와 서열에 대한 예의를 모르고 충동적으로 행동하는 후배, 술주정이 심한 부모님, 등등등……

전기한 내용과 그 내용에 동반되는 칠정의 마음(감정)은 머리에서 뜨거운 피가 끓게 하고, 가슴에 무거운 바위를 올려놓게 하고, 배안에 큼직한 주먹덩어리를 품게 하고, 잠을 못 이루게 하고, 입맛을 잃게 하고, 겨울에도 선풍기를 틀게 하고, 수시로 차가운 물을 벌컥벌컥 들이키게 한다. 그리고 무엇보다도 괴로운 것은, 그러한 내용과 칠정의 마음(감정)은 하루 24시간 중 수시로 (어떤 경우에는 24시간 내내) 머리와 마음속을 맴 돌아, 그 생각과 마음(감정)에서 빠져나올 수 없게 한다. 걸어갈 때에도, 밥 먹을 때에도, 대변이나 소변 볼 때에도, 일을 할 때에도, 버스나 전차를 기다릴 때에도, 심하면 꿈 속에서까지도, 그 생각과 마음

(감정)에 집착하게 된다. 그 생각과 마음(감정)에 머물게, 즉 정체(stasis) 하게 된다.

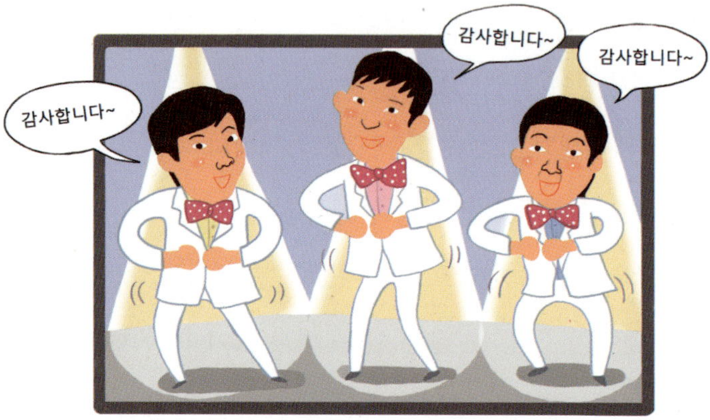

그림 5-24
KBS-2TV '개그콘서트', '감사합니다' 의 한 장면

그러한 상황, 즉 특정 생각과 칠정의 마음(감정)의 정체로 심신이 괴로울 때, 그것을 해소하는 방법 중 하나가 해당 생각과 마음(감정)이 떠오를 때마다 '감사합니다'를 반복하는 것이다. KBS-2TV의 일요일밤 인기 프로그램 '개그콘서트'에 '감사합니다'라는 코너가 있었다(그림 5-24). 정태호, 송병철, 이상훈 세 명의 개그맨이 단순하고도 반복적인 박자에 몸을 맡기면서, 마치 가까운 친구에 재미있는 이야기 들려주듯이 독백을 쏟아 놓는다. 대부분이 어찌어찌하여 입장이 난처해지는 상황이었는데, 갑자기 상황이 반전되어 어려움을 면하게 된다는 내용이다. 그 내용은 실제 생활에서 마주칠 수 있는 다양한 장면들인데, 언제나 개

그적인 몸짓과 함께 '감사합니다'를 합창하여 청중들에게 웃음과 즐거움을 준다. 어떠한 곤란에서도 항상 '감사합니다'로 마무리지어, 그 곤란을 웃음과 즐거움을 주는 소재로 다시 탄생시키는 것이다.

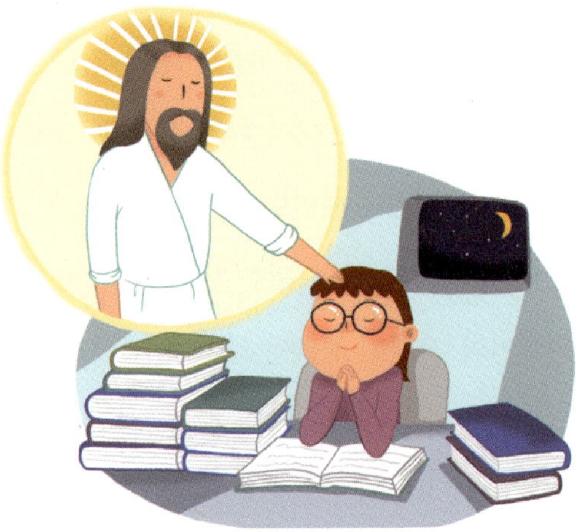

과거 및 현재 세상에서 그 이름이 높이 칭송되는 인물들 중 상당수가, 남들이 상상하기 어려운 역경을 딛고 일어선 사람들이다. 그 사람들은 그러한 역경을 한탄과 울분의 마음(감정)으로 소모하지 않고, 자신을 채찍하고 발전시키는 기회로 이용하였다. 마치 보다 우수한 강철을 만들기 위한 단련과정으로 삼은 것이다. 그러한 과정을 통하여 남들보다 감각이 뛰어나게 되고, 인간과 세상을 보는 식견이 넓어지고, 다른 사람에 대한 이해도 깊어지고, 시간과 절약의 중요성을 절감하게 된다. 본인에게 힘들고 괴로웠던 상황들을, 본인의 역량을 키우고 자신의 연약해진 의지를 다잡는, 즉 전화위복의 계기로 여겼다. 그리고는 그 들은 공통적으로 과거에 자신들이 그러한 어려움이 없었다면, 그와 같이 성공할 수 없었다면서 그러한 어려움에 감사함을 표시한다. 물론 어려운 상황이 그들을 인생의 나락으로 인도할 수도 있었다. 하지만 그들은 만약 그런 어려움과 그 어려움을 극복하는 과정이 없었다면, 자신들에게 그와 같이 성공적인 능력이 잠재되어 있었는지를 절대로 깨우치기 어려웠었을 것이라고 말한다. 그러한 어려움은 결국 본인에게 미래에 웃음과 즐거움을 선사하는 중요한 소재였던 것이다. 과거 및 현재 남다른 성공을 이룬 인물들과 여러 현인들의 귀한 말씀을 빌어 요약하면, 본인에게 닥친 어려움은 본인의 잠재된 능력을 개발하게 도와주는 인도자이며 스승이고 멘토이다. 감사합니다! 감사합니다! 감사합니다!

3) 건강을 보장하는 마법 주문: "감사합니다(2)!"

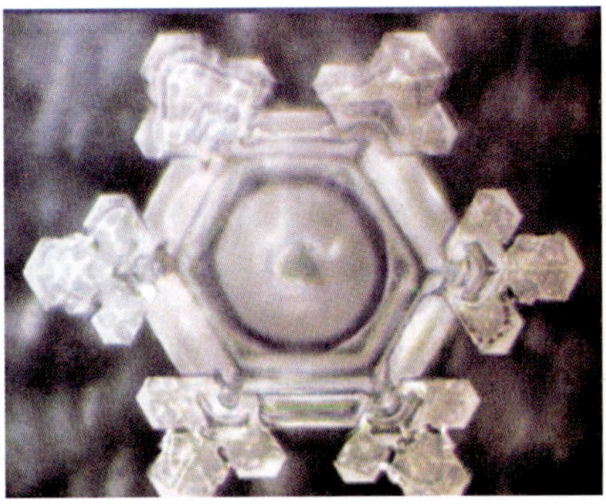

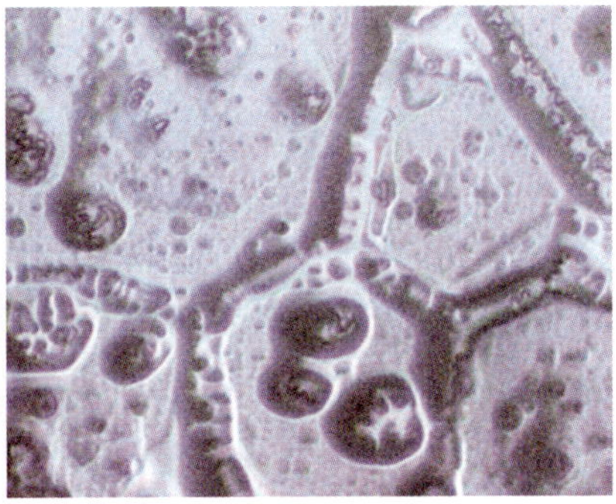

그림 5-25
'고맙습니다(좌)' 및 '망할 놈(우)' 라는 말에 대한 물의 반응[18]

혹시 현재 어떠한 상황이나 사람, 그리고 그로 인하여 유발된 마음(감정)으로 오장육부가 손상되었다면, 다음에 소개하는 내용이 '감사합니다'의 중요성을 공감할 할 수 있는 자료가 될 것이다. 첫 번째는 제 4장에서 소개한 에모토 마사루의 물에 대한 실험이다. 그는 《물은 답을 알고 있다》[19]에서 습관적으로 내뱉는 말에 의하여 초래되는 물의 변화를 보여주었다. 물에게 다양한 말을 들려준 후 특수 장치로 촬영하였는데, 물의 형상이 외부에서 들려주는 말의 내용에 따라 여러 형태로 변화되었다(그림 5-25). 물은 '감사합니다', '고맙습니다', '사랑합니다', '너 정말 예뻐' 등의 긍정적인 말에 수정체처럼 곱고 정결하고 명확한 형체를 만들었다. 하지만 '망할 놈', '짜증나네', '너는 바보야' 등과 같은 부정적인

18, 19 에모토 마사루, 나무심는나라, 2002년

말에는 일정하지 않고 비호감적인 형체를 만들었다. 물은 인간 몸의 대부분인 70-80%을 차지한다. 그러한 물이 외부에서 반복되는 말의 내용에 따라 보여주는 변화는, 무심코 또는 의도적으로 반복하는 말이 인체 건강에 분명하게 영향을 미칠 수 있다는 객관적인 증거이다. 식사할 때마다 음식을 씹고 넘기는 이빨과 혀에 감사합니다! 음식물의 분해하고 흡수하는 위와 소장에게 감사합니다! 대변을 애인처럼 껴안고 있는 대장에 감사합니다! 대변을 외부로 내보내는 항문에 감사합니다! 오줌을 만들고 저장하는 콩팥과 방광에 감사합니다! 오줌을 외부로 배출하는 요도에 감사합니다! 무거운 몸을 지탱하고 있는 척추에 감사합니다! 그리고 현재 손상된 오장육부에게 그 동안 그렇게 손상되도록 한마디 불평 없이 일해주어서 감사합니다! 이외에도 '감사합니다'를 표현해야 될 육체부위가 더 있을 것이다. 에모트 마사루의 실험에 의하면, 그와같은 '감사합니다'라는 표현에 육체는 건강보장이라는 화답을 보낼 것이다.

곰곰이 생각해보면 평상시 특별한 관심 없이 마주하면서 지냈던 모든 것들이 사실은 감사한 일이다. 공기가 없으면 질식사하니 공기에 감사하고, 쌀과 반찬이 없으면 아사(餓死)하니 매끼 식사가 감사하고, 매일 음식을 차려주는 집사람과 구내식당 관계자분들에게 감사하고, 무엇이든 씻어 낼 수 있는 물에 감사하고, 편안하게 몸을 쉴 수 있는 집에 감사하고, 멋진 영화를 만들어준 제작자와 배우들에게 감사하고, 감동스러운 소설의 작가와 출판사에게 감사하고, 여름에 시원한 바람에 감사하고, 겨울의 따스한 햇빛에 감사하고, 향기로운 꽃 향기에 감사하고, 혹시라도 어떤 질병으로 치료약을 주사 또는 복용 중이라면 그 약에 감사하고, 다리의 수고로움을 덜어주는 자동차에 감사하고, 집에서 먼 직장을 출-퇴근이 가능하게 질풍같이 내달리는 KTX에 감사하고, 삶의 모든 피곤을 일시에 날려버리는 어린 아이의 해 맑은 웃음이 감사하고, 의욕을 복돋아주시는 윗사람의 칭찬이 감사하고, 어려운 여건에서 열심히 일하는 후배에게 감사하고, 기쁨과 슬픔을 같이 나누는 형제와 조카들에게 감사하고, 겨울에 온 몸을 따뜻하게 감싸주는 두툼한 외투에 감사하고, 그 이외에도 ……에 감사하다. 사실 약간만 관심을 집중하면, 자신의 주변에는 감사를 표현해야 될 사안이 너무도 많다.

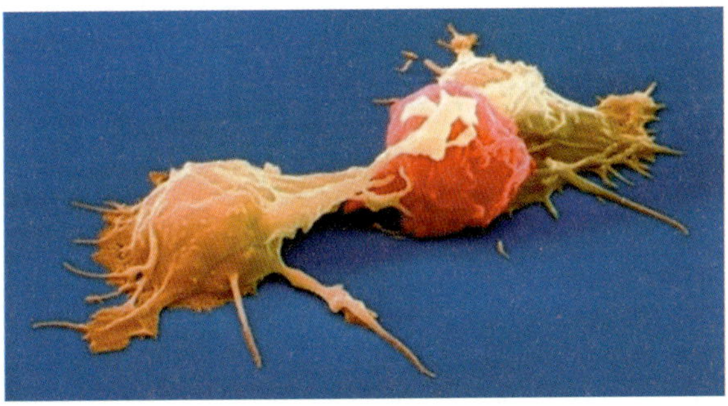

그림 5-26
두 자연 살해세포(Natural killer cell)가 암세포를 공격하는 모습

두 번째 내용은 MD앤더슨 종신교수를 지내고 최근 가천대 길병원 석좌교수로 부임한 김의신 박사의 자연살해세포에 대한 설명이다.[20] 자연살해세포는 혈액 내 백혈구의 일종으로 사람의 선천면역을 담당하

20 〈조선일보〉 'MD앤더슨 종신교수 김의신 박사의 癌이야기(1)', 2011년 10월 8일,

는 중요한 세포이다. 이 세포는 체내에서 바이러스 감염세포나 암세포를 찾아내고 또한 공격하여 괴사시킨다(그림 5-26). 마치 인체 내 경찰관 같은 세포이며, 한마디로 인체 내 자연산 항바이러스제이자 항암제이다. 우리 몸 여러 곳에서는 여러 가지 원인으로 돌연변이 세포가 매일 발생하는데, 이 돌연변이 세포가 자라 결국에는 암이 된다. 아무리 건강한 사람이라도 매일 1,000-5,000개의 암세포가 발생되지만, 모두 체내 면역세포가 제거하기 때문에 구체적인 암덩어리를 형성하지 못한다.[21] 이와 같은 과정에 대표적인 면역세포가 자연살해세포이다. 따라서 이 세포가 많으면 암 치료에 유리하며, 암 발생 가능성도 저하된다.

김의신 박사는 그와 같이 인체에 유용한 자연살해세포의 수가 "교회 성가대 찬양대원들이 일반인보다 1,000배 높다"라면 본인도 놀라워하였다. 교회 성가대 찬양대원들처럼 기쁨속에서 노래하고, 감사 기도하고, 인생을 밝게 사는 사람이 암에 대한 저항력이 높다는 것이다. 값비싼 약을 투약하거나 최신 치료법을 시행한 것도 아닌데, '기쁨'과 '감사'의 표현만으로도 자연살해세포가 1,000배나 증가하였다. 암에 대한 최신 치료가 아무리 좋다고 하여도, 어느 정도의 부작용은 피할 수 없다. 하지만 자연살해세포는 본인의 몸에서 생산되니, 부작용의 위험성도 없다. 고대 그리스 시대의 의성 히포크라테스는 '의사에게 세 가지 무기가 있다'고 하였다. 그 첫째는 말이요, 둘째는 메스이며, 셋째는 약인데, 그

21 《암중모색, 암을 이긴 사람들의 비밀》, KBS 생로병사 제작팀, 비타북스, 2012년
《암, 생과 사의 수수께끼에 도전하다》, 다치바나 다카시, 청어람미디어, 2012년

셋 중에서 가장 강력한 무기는 말이라고 하였다. 의학사에 길이 빛날 명의가 '말은 치료 효과가 분명하다'고 보장하였다. 고대 의성 히포크라테스와 김의신 박사의 의견을 종합하면, 자신의 육체에게 또는 치료 중 어떤 상황에서든지 '감사합니다'라는 긍정적인 표현은 육체의 건강을 보장하며 현재 받고 있는 치료의 효과를 극대화시킨다.

4) 몸을 움직이자!

몸(육체) 운동은 육체적으로 긍정 효과가 명확한데, 그러한 몸(육체) 운동은 심리 효과 또한 긍정적이다. 규칙적으로 운동하는 사람은, 생각과 믿음이 보다 유연하고 융통성 있으며, 자기 만족감과 자아 개념 및 자기 수용성이 높고, 남을 비난하는 경향이 적다.[22] 마음(감정)이 정체(stasis)되면 해당 마음(감정)이 쌓이게 되고, 우울 등의 마음(감정)은 몸(육체)의 움직임을 둔화시킨다. 몸(육체)을 인위적으로 움직이는 목적은, 쌓인 마음(감정)을 토(吐)해 내고 둔화된 몸(육체)를 활성화시켜, 마음(감정)의 정체를 해소하려는 것이다.

'얼굴이 빨갛게 상기된다'는 여러 글에서 자주 인용된 표현인데, 여기에서 상기(上氣)는 '흥분이나 부끄러움으로 얼굴이 붉어짐'을 의미한다. '붉어짐'은 얼굴 색의 변화인데, 그 색이 품고 있는 기운은 '흥분 또는 부끄러움'이라는 상기된 마음(감정)이다. 즉, 마치 엔진이 거의 망가진 자동차의 움직임처럼 힘이 없고 의욕도 없는 우울 등의 마음(감정)이 아니라, 어제 막 출고하여 싱싱한 엔진을 장착한 자동차의 움직임처럼 힘차고 활발한 마음(감정)이다. 몸(육체)를 인위적으로 움직여서 마음(감정)의 그와 같은 변화를 이끌어내는 것이다. 빠른 걸음 또는 달리기하거나 또는 헬스 클럽의 다양한 기구를 조작하기 위하여서는, 몸(육체) 근육에 산소 및 영양소가 부족하지 않게 지속적으로 공급되어야 한다. 그러한 공급은 혈액을 통하여 이루어지며, 혈액의 그러한 작용을 도와주기 위

---

22 《칼 사이먼튼의 마음 의술》, 칼 사이먼튼·스테파니 사이먼튼·제임스 크레이튼, 살림Life, 2009년.

하여 심장은 힘차게 펌프질하고 또한 혈관도 최대한 확장된다. 몸(육체) 운동 후 얼굴이 빨갛게 달아오르는 것은 그와 같은 심장의 펌프질과 혈관 확장때문이다. 몸(육체) 운동 후 얼굴 색 변화는 '흥분 또는 부끄러움'의 상기된 마음(감정)에서 관찰되는 것과 동일하다. 즉, 몸(육체) 운동은 마음(감정)의 정체로 둔화된 몸(육체)를 활성화시킨다. 그렇게 되면 몸(육체)과 핫라인으로 연결된 마음(감정)도 활성화되면서 마음(감정)의 정체가 풀어진다.

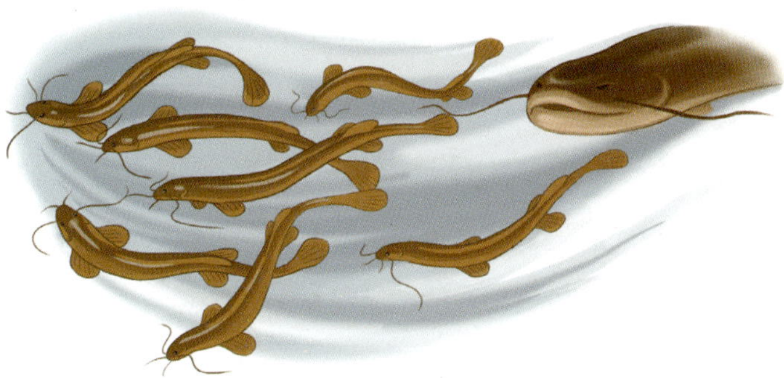

몸(육체)를 인위적으로 움직여서 기대하는 또 다른 효과는, 마치 메기를 이용하여 미꾸라지를 키우는 것과 같은 효과이다. 미꾸라지를 건강하게 키우기 위하여, 미꾸라지 양식장에 메기를 한 마리 넣는다. 그 이유는 미꾸라지들만 있게 되면, 미꾸라지들은 절체절명의 위기를 전혀 느끼지 못한다. 그리하여 미꾸라지는 굳이 활동하지 않고 느슨하게 지내게 되고, 결국 나약해져 병이 든다. 하지만 메기와 같이 지내게 되면, 미꾸라지는 메기에게 잡아 먹히지 않으려고 열심히 움직이고 헤엄쳐 결국 강건하고 활기찬 미꾸라지로 변신된다. 우울 등의 마음(감정)은 몸(육체)의 움직임을 저하시키고, 몸(육체) 움직임의 저하는 우울의 마음(감정)을 강화시키는 악순환이 반복된다. 몸(육체)의 움직임이 활발해지고 활력이 넘치면, 마음(감정)도 활발해지고 활력이 넘치게 된다. 그리하여 몸(육체) 운동은 마음(감정)이 축 처져 있는 우울감을 반전시키는 매우 효과적인 방법이다.[23]

몸(육체) 운동으로 기대하는 또 다른 효과는, 마치 대들보 위 먼지처럼 오랜 동안 쌓여 있는 마음(감정)을 토(吐)해 내는 것이다. '울분을 토한다'는 말이 있는데, 여기서 토는 느낌이나 생각을 소리나 말로 힘 있게 드러낸다는 뜻이다. 즉, 몸(육체) 운동하여 체증(滯症)을 유발하였던 묵은 마음(감정)을 배출(排出)하는 것이다. 답답하게 뭉쳐있는 마음(감정)을 풀어내는 방법으로 대중적으로 많이 이용되는 것이 '담배 피우기'이다. 담배 피우기는 담배 연기를 마시고 잠시 쉬었다가 그 연기를 다시 내뿜는 일련의 과정이다. 담배 피우는 과정 중 답답한 마음(감정)이 해소되는 것은, 주로 담배 연기를 내뿜을 때이다. 그것은 담배 연기를 내뿜으면서 몸(육체) 안에 쌓여 있는 그 무엇인가를 배출하는 효과가 있기 때문이다. 입에서 뿜어져 나오는 뿌연 연기가, 배출에 대한 시각적 효과를 한층 강화시켜 준다. 즉, 숨을 내뱉는 과정에서 그 동안 쌓여 있던 마음(감정)이 배출되는 것이다.

23 《칼 사이먼튼의 마음 의술》, 칼 사이먼튼·스테파니 사이먼튼·제임스 크레이튼, 살림Life, 2009년.

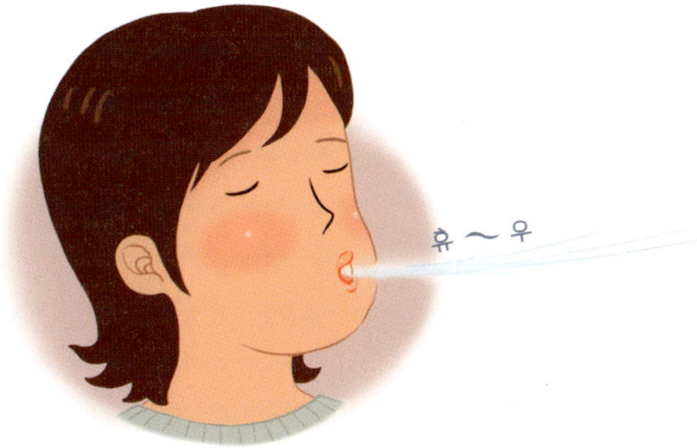

그림 5-27
휘파람 호흡

사지 및 몸통을 인위적으로 움직이면, 호흡, 즉 들숨과 날숨의 속도가 빨라지고 기간도 짧아진다. 그리고 운동의 정리 단계에서는 들숨보다 날숨이 더 강해지고 길어진다. 즉, 자연스럽게 (폐 기능 강화에 도움이 되는) 휘파람 호흡이 되어(그림 5-27), 몸(육체) 운동으로 갑자기 많이 쌓인 이산화탄소를 원활하게 배출시킨다. 모든 운동에서처럼 수영에서도 호흡이 중요하다. 수영 중 들숨과 날숨이 적정하게 교차되어야 하는데, (수영국가대표가 아닌 일반인들에게는) 무엇보다고 들숨보다 날숨을 길게 해주는 것이 중요하다. 즉, 몸(육체) 안에 남아 있는 숨을 가능한 완전히 뱉어내야 한다. 이 과정이 원만하지 못하면, 곧바로 지쳐서 수영을 오래할 수 없다. 이와 같이 몸(육체) 운동을 하게 되면 날숨이 강해지고, 그러한 날숨은 마치 담배 연기를 내뱉을 때처럼 오랜 동안 꾹꾹 쌓아두었던 마음(감정)을 내뱉는데 효과적이다.

4. 긴장(stress) 해소

1) "웃어요, 웃어봐요!"

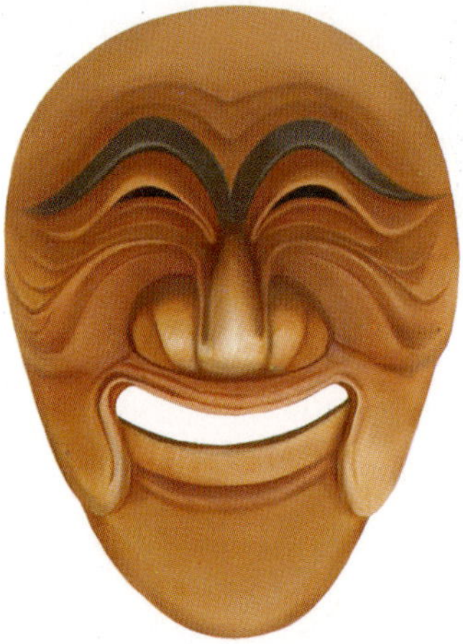

웃음의 가장 뚜렷한 효과는 긴장을 풀어내는 것, 즉 이완이다. 끊어지기 직전의 고무줄처럼 팽팽해진 육체와 마음(감정)을 부드럽게 이완시킨다. 그 효과도 매우 빨라, 웃음이 터져 나오는 순간 바로 긴장이 사라진다. 굳었던 얼굴 근육의 긴장이 순식간에 풀어지고, 넓게 벌려진 입으로는 긴장으로 막혀있던 숨을 강하게 토해낸다. 내뱉지 못하고 가슴 가득 채워놓았던 답답한 기운이, 웃음 한 방에 모두 밖으로 터져 나와버린다. 마치 터지지 일보 직전의 풍선에서 바람을 확 빼내는 것과 같다. 콧구멍이 하마처럼 크게 벌어지면서 시원한 바람소리를 뿜어내고, 눈물샘을 자극하여 눈물을 분비시켜 긴장으로 건조해진 눈을 촉촉하게 적셔준다. 전신 뼈에 붙어 있는 근육도 이완시켜, 무의식적으로 딱딱하게 굳어버린 전신의 근육을 '편안히 쉬어' 자세로 만든다. 또한 오장육부를 담고 있는 복부 근육을 수축시켜, 그 안에 있는 오장육부를 마사지하고 긴장을 풀어준다. 마치 전신근육과 오장육부를 부드럽게 마사지 하는 효과와 비슷하다.

이 세상에서 인간만이 유일하게 웃을 수 있으며, 웃음은 신이 인간에게 하사하신 성스러운 선물이다. 신생아나 어린 아이의 신체 발육은 급격하고도 효과적으로 진행되며, 또한 피부도 깨끗하고 탄력이 넘친다. 신생아나 어린 아이에서 관찰되는 그와 같은 신체의 변화는, 아마도 그들의 해맑은 웃음과 무관하지 않을 것이다. 어른의 시각으로 보면 하찮은 변화나 움직임에도, 그들은 천진무구하고 가식 없는 웃음을 연거푸 쏟아낸다. 분노와 미움으로 두 주먹을 불끈 쥐고, 이마에는 내 천자가 새겨지고, 심장은 KTX 열차보다 더 빠르게 펌프질하는 상황에서도, 그들의 웃는 모습을 바라보면 분노는 사라지고, 미움도 자취를 감추고, 미간의 내 천자도 펴지고, 주먹 쥔 두 손에서 힘이 빠지고, 심장은 완행열차처럼 느려지면서 가슴에는 잔잔한 기쁨이 밀려든다. 웃음은 긴장을 덜어내는 완벽한 이완제이며, 확실하게 건강을 보장하는 특효약이다.

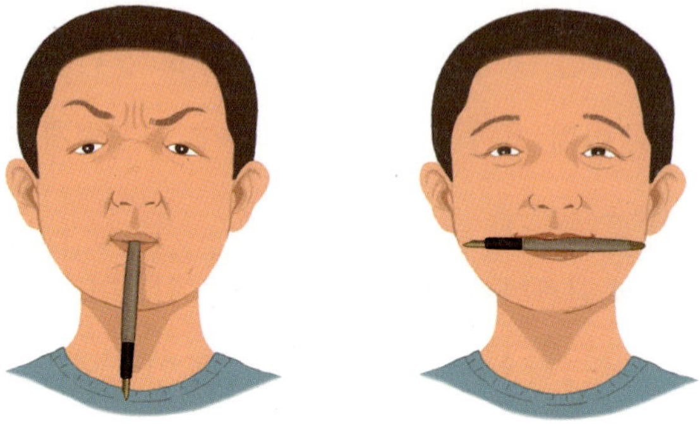

그림 5-28
안면근육과 뇌의 연결 실험

인간의 뇌는 얼굴 표정에 근거하여 그 상황에 대한 판정을 내리는데, 가령 실제 상황이 즐겁지 않더라도 얼굴 표정을 억지라도 밝게 하면, 뇌는 그 상황을 즐겁게 받아들인다. 이와 같은 얼굴 표정과 뇌의 연관관계는 독일의 사회심리학자 프리츠 스트랙(Frits Strack)의 '안면피드백 이론(facial feedback theory)'에 근거한다. 그는 실험 참가자를 두 그룹으로 나누어, A 그룹(그림 5-28, 좌)은 볼펜을 입술로 물고 만화책을 보게 하였고, B 그룹(그림 5-28, 우)은 볼펜을 이빨로 문 채로 만화책을 보게 하였다. 두 그룹이 볼펜을 다르게 물게 한 이유는, 실험 참가자들이 눈치채지 못하게 A 그룹은 인위적으로 불만이 있을 때의 표정을 만든 것이었고, B 그룹은 인위적으로 입 꼬리가 올라가게 하여 미소 짓는 표정을 만들기 위한 것이었다. 실험 후 만화책이 재미있었냐는 질문에, 볼펜을 이빨로 물었던 참가자들이 더 재미있게 만화책을 보았다고 하였다. 즉, 뇌는 의도적인 얼굴표정에 그에 상응하는 마음(감정)을 만들어 낸 것이다.

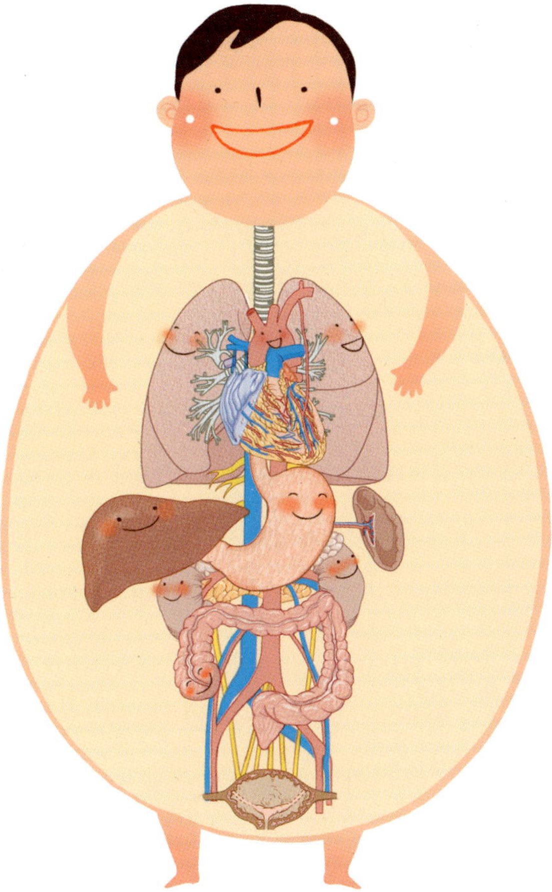

인간의 얼굴에는 43개의 근육이 있어서 10,000개 이상의 다양한 표정을 만들어 낸다. 얼굴의 표정 중추신경과 뇌의 감정통제 중추신경이 서로 긴밀하게 연결되어, 다양한 얼굴표정은 그 느낌 그대로 곧바로 뇌에 전달되고 그에 상응한 일련의 반응이 속발된다. 얼굴표정, 즉 얼굴 근육이 웃으면 뇌도 바로 웃는 마음(감정)모드로 진입하고, 화난 표정이면 뇌는 바로 화난 마음(감정)모드로 돌입한다. 이러한 일련의 과정이 중요한 이유는, 뇌에 유발된 마음(감정)과 (오장육부를 실효적으로 지배하는) 자율신경계와 내분비계는 핫라인(hot line)으로 연결되어 있다는 것이다. 얼굴이 웃게 되면 뇌가 웃고, 뇌가 웃으면 자율신경계와 내분비계가 웃고, 자율신경계와 내분비계가 웃으면 오장육부가 웃는 것이다. 즉 얼굴이 웃으면서 이완되면, 중간에 몇 단계를 거치면서 결국에는 오장육부가 이완되는 것이다.

인체의 사지와 오장육부는 진화적으로 생존을 위하여, 두 가지 모드에 익숙해져 있다. 하나는 생명유지의 평안에 따른 만족감에 필요한 이완 모드이고, 다른 하나는 생명유지의 불안과 공포에 따른 투쟁에 필요한 긴장 모드이다. 즉 의·식·주가 충족되면 이완모드에 진입하고, 그것이 충족되지 못하면 긴장모드로 돌변하면서 싸울 태세에 돌입한다. 이와 같은 이완이나 긴장 모드는 실시간으로 사지와 오장육부에 그대로 전달된다. 어떤 상황이나 사람으로 불안과 공포, 그리고 미움과 분노가 유발되면, 사지와 오장육부는 본인도 의식하지 못하는 사이 곧바로 단단하게 긴장한다. 그러한 기간이 오래되면 종국에는 내상을 입게 되고, 오장육부가 손상되어 병원 신세를 지게 된다. 스트레스라는 개념을 처음 소개한 '한스 셀리에'도, 건강을 위하여 일부러 웃을 것을 추천하였다. 의도적인 웃음은 오장육부의 긴장을 효과적으로 그리고 확실하게 풀어준다.

2) 호흡 조절: 유일한 자율신경 조절 수단

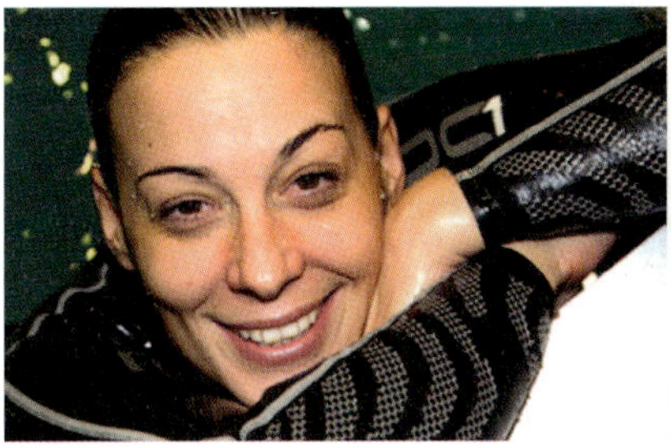

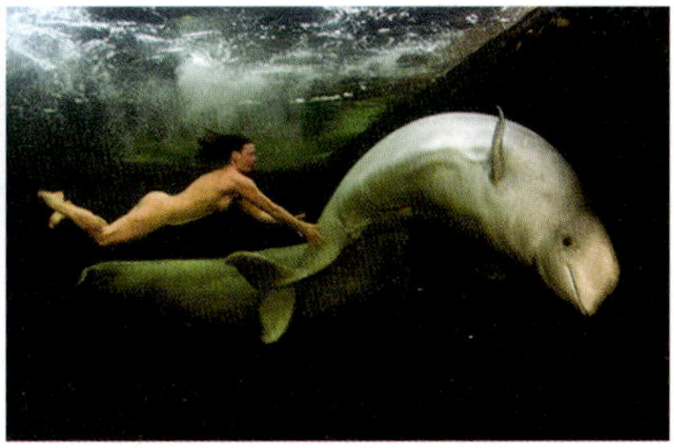

그림 5-29
나탈리아 아브센코(Natalia Avseenko)(좌)와 그녀가 북극해 흰돌고래와 유영하는 모습(우)

2011년 3월31일 러시아의 프리다이버인 나탈리아 아브세엔코가 무르만스크 부근 북극해에서 아무런 보호 장비 없이 누드로 두 마리의 흰돌고래와 유영하는 모습이 전세계적으로 화제를 모았다(그림 5-29).[24] 당시 바다 온도는 영하 2℃였고 통상적으로 이런 바닷물에서는 5분이 넘어가면 목숨을 지탱하기 힘들지만, 아브세엔코는 12분간 돌고래와 바닷속 유영을 즐겼다. 산소호흡기에 의지하지 않는 무산소 심해 다이빙인 프리다이빙 선수이며 또한 국제무산소다이빙협회 강사인 그녀는 호흡에 대하여, 다음과 같이 말하였다: "제대로 숨을 쉬면 심장 박동수와 혈압도 조절할 수 있고 일상생활에서도 도움이 된다. 호흡은 마음을 다스리는 도구이다."

생명유지에 중요한 오장육부는 자율신경계의 조정을 받으며, 자

24 〈시사저널〉 2012년 5월 2일

율신경계는 인간의 의도적인 조작에 변화되지 않고 자동으로 운영된다. 하지만 유일하게 호흡만은 인위적인 조정이 가능하다. 다시 말해서 오장육부 중 인간의 의지로 해당 장기는 물론 자율신경까지 조정할 수 있는 유일한 수단이 호흡이다. 정확이 표현하면 호흡(에 관여하는) 근육을 인위적으로 조정하는 것이다. 호흡은 '들숨'과 '날숨'으로 이루어져 있고, 그 각 숨의 길이와 깊이는 자율신경계에 의하여 자동으로 조절된다. 호흡은 마음(감정)의 변화에 민감하게 반응하여, 마음(감정)이 흥분하고 긴장되면 호흡은 자동적으로 빨라지고 또한 거칠어지며, 마음(감정)이 편안하고 이완되면 호흡이 자동적으로 느려지고 또한 부드러워진다.

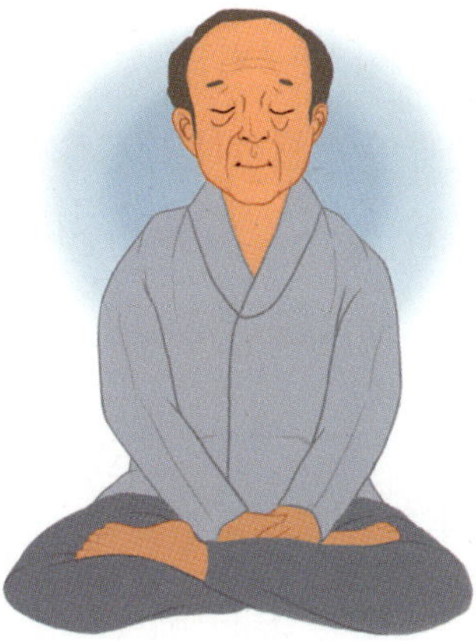

하지만 다행스럽게도 그러한 호흡을 사람의 의지로 의도적으로 그 길이, 깊이 그리고 횟수를 조절할 수 있다. 이와 같이 인위적으로 호흡을 조절할 수 있기 때문에, 그 호흡을 조절하면 호흡에 연결된 자율신

경계를 조정할 수 있고, 자율신경계를 조정하면 결국에는 그 자율신경계와 직결된 마음(감정)을 조정할 수 있다. 이와 같은 이유로 고대로부터 현재까지 전해져 오는 다양한 마음 수련에서, 인위적인 호흡 훈련은 반드시 숙달되어야 할 필수과정이다.

그 방법은 다음과 같다. 어떠한 원인으로든 마음(감정)이 교감신경을 자극하면, 그 교감신경과 직결된 오장육부가 긴장(stress)되고, 결국에는 호흡의 길이가 짧아지면서 호흡수가 증가하고 호흡의 깊이도 얕아진다. 그런 경우에 인위적으로 호흡 근육을 조정하여, 호흡의 길이는 길게 하고, 호흡수는 줄이고, 그리고 호흡의 깊이는 깊게 한다. 그와 같은 호흡이 얼마간 경과하면, 호흡 근육의 흥분과 긴장이 가라앉으면서 이완되고, 그 호흡 근육과 연결된 교감신경이 안정되고, 결국에는 교감신경과 연결된 마음(감정)의 긴장이 안정화되면서 이완된다.

그런데 호흡을 통한 마음(감정) 조절이 효과적이기 위한 전제조건이 있는데, 그것은 자신의 마음(감정)이 흥분 또는 긴장되어 있고 그로 인하여 호흡이 거칠어져 있다는 것을 본인이 인식할 수 있어야 한다. 만약 어느 상황에서든지 그렇게만 할 수 있다면, 자신의 마음(감정) 장난에 놀아나 자신의 몸(육체)를 해치고 더 나아가 그 마음(감정)에 충실하게 사지를 휘둘러 상대방의 신체와 재산을 손상시키는 상황을 피할 수 있다. 또한 흥분된 마음(감정)에 휩싸인 상태에서 삶의 중요한 사안에 대한 판단과 선택이 충동적이고 비이성적으로 결정되어, 삶의 질곡으로 빠져들어가는 위험을 미연에 방지할 수 있다.

3) 현재에 머물기

긴장(stress)는 몸(육체)는 현재에 있는데 마음(감정)이 과거 혹은 미래에 머물고 있기 때문에 발생한다. 따라서 그러한 긴장을 제거하기 위하여서는, 과거 혹은 미래에 머물고 있는 마음(감정)을 현재로 데려와야 한다. 그러한 목적으로 몸(육체)를 이용하는데, 그 이유는 첫째 몸(육체)는 마음(감정)과 직결되어 있으며, 둘째는 몸(육체)은 언제나 현재에 있기 때문이다. 본인이 실행하기 편한 몸(육체)의 특정부위를 1-2 군데를 정하고, 그 곳을 의도적으로 의식하거나 또는 (어떤 수단을 사용하여) 그 부위를 자극한다. 그런 다음 오감을 동원하여 의식하고자 하는 또는 인위적으로 자극된 해당 부위를 현재 시점에서 느끼고 인식하는 것이다. 이와 같이 몸(육체)의 특정부위를 이용한 방법은 셀 수도 없이 다양하지만, 여기에서는 몇 가지 방법만을 소개한다.

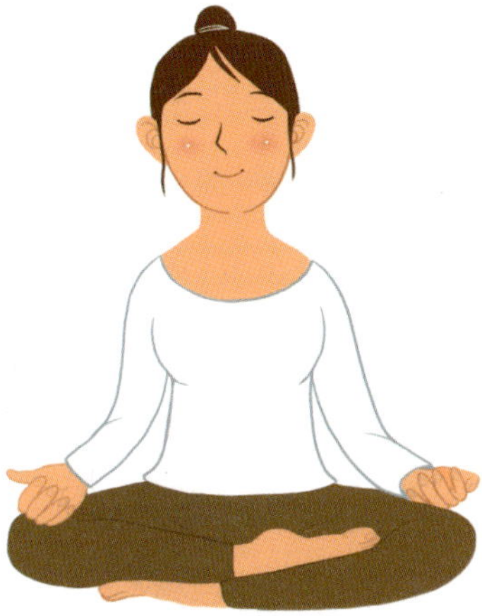

첫째는 앞장에서 언급한 의도적인 호흡에 의식을 집중하는 것이다. 호흡, 즉 들숨과 날숨 중 코나 입으로 들어오고 나가는 공기를 오감을 총동원하여 느끼고 인식하는 것이다. 공기가 코나 입을 통과하면서 코나 입을 자극하게 되는데, 그 느낌을 하나도 놓치지 않고 느끼는 것이다. 더 나아가 코나 입을 통하여 몸(육체) 안으로 들어온 공기가, 몸(육체) 내부를 지나가면서 또는 머물면서 자극하는 그 느낌을 인식하는 것이다.

둘째는 입안에 고이는 침을 느끼는 것이다. 침에는 음식소화를 도와주는 효소와 미생물을 제균하는 면역물질 등이 담겨 있다. 그와 같이 건강에 유용한 침은, 마음(감정)이 흥분하거나 긴장하면 분비가 되지 않아 입안이 마르고 텁텁해진다. 방법은 의식적으로 입을 닫고 가만히 자신의 입안에 집중하여, 그 안에 침이 고여 있는지 없는지를 살피는 것이다. 만약 입안에 침이 없더라도 입을 부드럽게 닫고 그 입안을 주시하고 기다리면, 어느 정도 시간이 경과 후 입 안에 차츰 침이 고이게 된다. 그러면 입안에서 침의 촉촉함을 느낄 수 있게 되고, 혀가 잇몸 및 이빨과 마주치는 느낌을 인식할 수 있게 되고, 그에 따라서 마음(감정)도 점점 이완되는 것을 느낄 수 있다. 고인 침은 내뱉지 말고, 주기적으로 반드시 삼킨다.

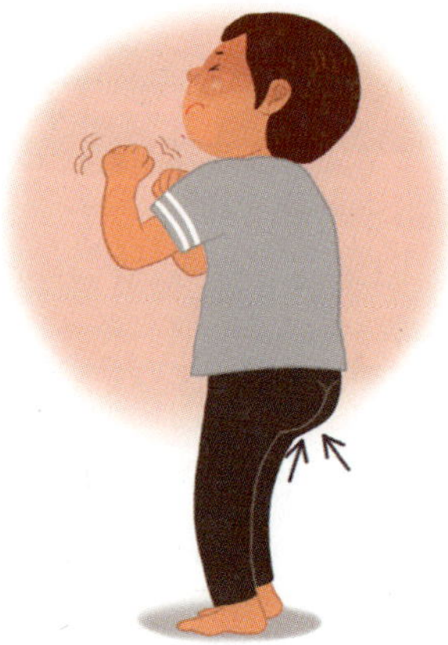

셋째는 일명 케겔운동이라고도 하는 '항문조이기'이다.[25] 항문은 대변의 배출을 담당하는 곳이며, 소화기의 여러 기관 중 의식적으로 조절이 가능한 두 개 중 하나이다 (참고; 다른 하나는 음식 또는 물을 넘기는 상부식도괄약근). 신문소설《야정(野丁)》에 나오는 대사이다: "도강해서 보름안짝에 식은 방귀 뀌고 저승행차할 위인들을 놉을 들여서까지 건네주다니".[26] 여기서 '식은 방귀'란 사람이 죽었을 때 항문이 저절

25 《국민여러분 조입시다》, 김도향, 잎파랑이, 2006년
26 〈동아일보〉. 김주영, 1994년 2월 21일.

로 열리면서 나오는 더운 기가 없어진 방귀를 말한다. 사람의 죽음을 확인하는 방법 중 하나가 (항문에 손가락을 집어 넣고) 항문에 힘이 남아 있는지 여부를 확인하는 것이다. 그와 같이 생명현상의 가늠에 중요한 항문을 의식적으로 조여 주는 것이 '항문조이기'이다. 어떤 일에 정신이 팔려 있거나 또는 집중하여 긴장하게 되면, 항문은 힘이 빠져 널브러지게 된다. 걷거나 앉아있거나 누워있거나, 항문을 의식적이고 주기적으로 조여주는 것이다. 이 운동이 익숙해지면 어떠한 상황에서도 마음(감정)을 바로 현재로 되돌릴 수 있다. 또한 본 운동은 치질 및 요실금 예방에도 도움이 되어 일석삼조의 효과가 있다.

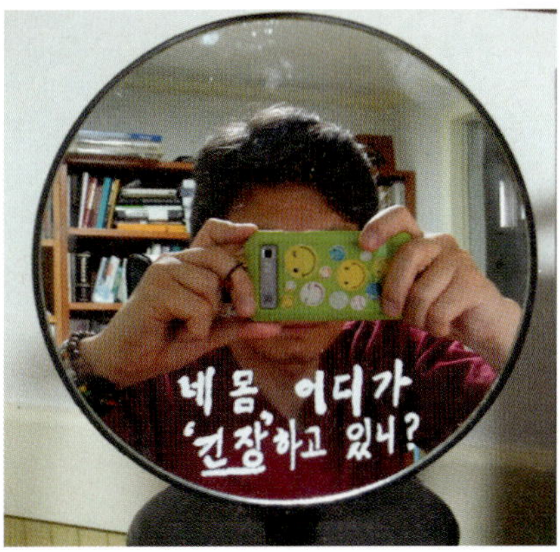

그림 5-30
컴퓨터 모니터 옆 거울

넷째는 매일 마주하는 특정 위치나 물건에, 마음(감정) 또는 몸(육체) 긴장을 인식하는 데 도움이 되는 문구를 써 놓는 것이다. 일례로 현재 IT 환경에서는 일상 업무에 컴퓨터 이용이 보편화되어 있다. 그와 같이 매일 마주하는 컴퓨터의 모니터 옆에 거울을 위치하고, 그 거울에 다음과 같은 글을 담아 놓는 것이다: '너의 몸 어디(어느 부위)가 긴장하고 있니?(그림 5-30)'. 컴퓨터를 이용하는 업무는 집중과 긴장을 요하기 때문에, 긴장된 마음(감정)과 직결된 몸(육체), 즉 특정 부위의 근육이 본인도 모르게 긴장할 수 밖에 없다. 컴퓨터를 이용한 업무 중 수시로 모니터 옆 거울에 써 놓은 글귀를 읽어 보면서, 자신 몸(육체)의 어느 부위가 긴장하고 있는지 찬찬히 살펴 보는 것이다. 그러한 과정에 어깨, 목, 또는 허리 등 특정 부위 근육이 긴장하고 있는 것을 인지할 수 있게 된다. 그런 다음에는 잠시 어깨, 목, 또는 허리를 전후, 좌우로 움직여 근육을 이완시키면, 이어서 순차적으로 마음(감정)도 이완된다.

다섯째 무슨 일을 할 때마다 자신 몸(육체)의 어느 부위가 긴장하고 있는지 유심히 관찰하는 것이다. 어떤 일을 하든 생각은 그 일을 완수할 시점인 미래에 미리 가 있기 때문에, 당연히 몸(육체)은 긴장하게 된다. 따라서 어떤 일을 할 때마다, 몸(육체)를 유심히 관찰하여 몸(육체)의 긴장된 부위를 (제 3 자의 입장에서) 인식하는 것이다. 세수할 때 몸(육체)의 어느 부위가 긴장하는지? 화장실에서 대변을 볼 때 몸(육체)의 어느 부위가 긴장하는지? 화초에 물을 주기 위하여 물통을 담을 때 몸(육체)의 어느 부위가 긴장하는지? 연필을 다듬을 때 몸(육체)의 어느 부위가 긴장하는지? 영화를 볼 때 몸(육체)의 어느 부위가 긴장하는지? 손톱 또는 발톱을 깎을 때 몸(육체)의 어느 부위가 긴장하는지? 어른들께서 계신 엄숙한 분위기에서 식사할 때 몸(육체)의 어느 부위가 긴장하는지? 동창들과의 저녁 식사 모임에서 몸(육체)의 어느 부위가 긴장하는지? 공식적인 학술 또는 학회 모임에서 몸(육체)의 어느 부위가 긴장하는지? 등등등……

4) 받아들이기: "나는 나 자신을 온 마음으로 받아들이고 사랑합니다"

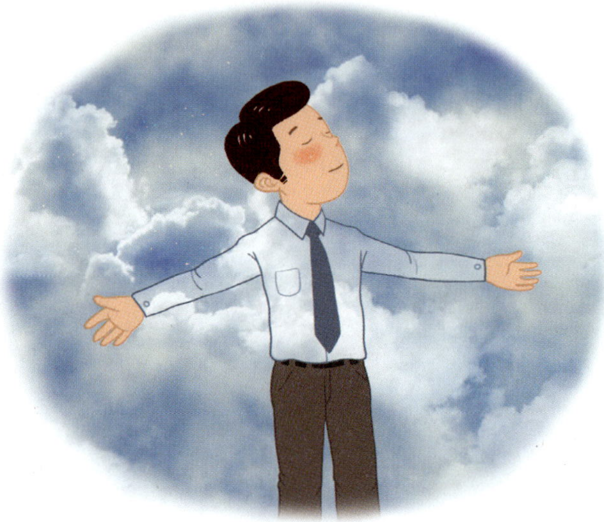

몸(육체)에 긴장을 유발하는 또 다른 상황은 생각(또는 시각) 차이에 의한 것으로, '현재의 나' 또는 '과거의 나'를 진심으로 받아들이지 못하거나 타인과 비교하는 것이다. '받아들이기'는 '현재의 나', '과거의 나', 또는 '타인과 다른 나'를 진정한 자신이라고 온 마음으로 받아들여, 생각(또는 시각) 차이로 발생되었던 긴장을 풀어내는 것이다. '현재의 나'가 아닌 발전적인 '다른 모습의 나'를 품고 긴장을 유지하는 것은, 한편으로는 열심히 살게 하는 동기가 부여되어 긍정적인 면이 많다. 하지만 그러한 상황으로 변하고자 하는 구체적인 실행은 없고, 다만 장기간 반복적인 그리고 다소 회한적인 생각뿐이라면 몸(육체)은 오랫동안 반복적인 긴장을 피할 수 없다. 한편 '과거의 나'를 받아들이지 못하는 이면에는, 그에 연관된 수치감, 분노, 슬픔, 우울, 공포 등의 마음(감정)이 겹쳐있기 때문이다. 따라서 그러한 불유쾌하고 부정적인 기억이 가득한 '과거의 나'를, 본인도 모르게 무의식적으로 (때로는 의식적으로) 멀리하고 '현재의 나'와 분리시키는 것이다.

받아들이기는 그와 같은 '현재의 나', '과거의 나', 또는 '타인과 다른 나'를 객관적이고 명철하게 인식하고 동시에 의도적인 행위를 통하여 진정한 자신으로 인정하고 일체화시키는 것이다. 그리하여 생각(또는 시각) 차이로 '현재의 나', '과거의 나', 또는 '타인과 다른 나'로부터 분리되면서 야기되었던 긴장을 없애는 것이다. 방법은 그러한 상황을 마주할 때마다, 일정 문구를 반복적으로 말하여 뇌를 각성(覺醒)시킨다. 그 문구를 의도적으로 되풀이하면서, 다른 상황(모습)의 기대 또는 불유쾌하고 부정적인 과거의 기억과 그에 연관된 마음(감정)이 생각(또는 시각) 차이를 초래하고 있다는 것을 객관적으로 인식하고 관찰하는 것이다. 이와 관련된 내용과 문구는 기존의 여러 책에서 이미 소개되어 있고, 몇 가지 예를 들면 다음과 같다.[27]

---

27 《나를 행복하게 하는 친밀함》, 이무석, 비전과리더십, 2007년.
《EFT로 낫지 않는 통증은 없다》, 최인원, 정신세계사, 2012년
《받아들임》, 타라 브랙, 불광출판사, 2012년. .
《치유-있는 그대로의 나를 사랑하라》, 루이스 L. 헤이,나들목, 2012년.

만약 본인과 관련된 현재 상황(또는 모습)에 대한 경우이다.

"나는 나 자신을 현재 있는 그대로 받아들입니다",

"나는 현재의 나 자신을 있는 그대로 받아들입니다",

"나는 나 자신을 현재 있는 그대로 받아들이고 사랑합니다"

"나는 현재의 나 자신을 온 마음으로 받아들입니다",

"나는 나 자신을 현재 있는 그대로 온 마음으로 받아들입니다",

"나는 현재의 나 자신을 온 마음으로 받아들이고 사랑합니다",

"나는 현재의 나 자신을 마음속 깊이 진심으로 받아들입니다"

"나는 현재의 나 자신을 마음속 깊이 진심으로 사랑하고 받아들입니다"

등,등,

만약 본인과 관련된 과거 상황(또는 모습)에 대한 경우이다.

"나는 과거의 나 자신을 있는 그대로 받아들입니다",

"나는 나 자신을 과거의 모습 그대로 받아들입니다",

"나는 과거의 나 자신을 온 마음으로 받아들입니다",

"나는 나 자신을 과거 모습 그대로 온 마음으로 받아들입니다",

"나는 과거의 나 자신을 온 마음으로 받아들이고 사랑합니다",

"나는 과거의 나 자신을 마음속 깊이 진심으로 받아들입니다"

"나는 과거의 나 자신을 마음속 깊이 진심으로 사랑하고 받아들입니다"

등,등,

> 만약 자신을 타인(예, 홍길동)과 비교하는 상황(또는 모습)의 경우이다.
> “나는 홍길동과 다른 현재 있는 나를 그대로 받아들입니다”,
> “나는 홍길동과 다른 현재 있는 그대로의 나를 온 마음으로 받아들입니다”,
> “나는 홍길동과 다른 현재 모습 그대로의 나를 온 마음으로 받아들이고 사랑합니다”,
> “나는 홍길동과 다른 현재 있는 그대로의 나를 마음속 깊이 진심으로 사랑하고 받아들입니다”
> 등,등

‘받아들이기’는 본인이 아닌 다른 사람에 대하여서도 동일하게 적용할 수 있다. 즉, 만약 아빠 또는 엄마가 아들 또는 딸에게 기대했던 모습(또는 상황)과 현재 모습(또는 상황)이 다르거나 또는 타인과 비교하게 되면, 그와 같은 생각(또는 시각) 차이만으로도 아빠 또는 엄마에게는 긴장이 유발된다. 예를 들면 현재 자식의 성적이 하위권인데, 상위권 상황의 자식에 대한 모습만을 현실감 없이 기대하거나 다른 아이와 비교하는 부모에게는 긴장이 떠날 수 없다.

> 만약 본인이 아닌 가족(배우자, 딸, 아들, 형제자매)이나 다른 사람(예, 홍길동)과 관련된 상황(또는 모습)인 경우이다.

"나는 홍길동이를 현재 있는 그대로 받아들입니다",
"나는 현재의 홍길동이를 있는 그대로 받아들입니다",
"나는 홍길동이를 현재 있는 그대로 받아들이고 사랑합니다"
"나를 홍길동이를 현재 있는 그대로 온 마음으로 받아들입니다",
"나를 현재의 홍길동이를 온 마음으로 받아들입니다",
"나를 홍길동이를 현재 있는 그대로 온 마음으로 받아들이고 사랑합니다",
"나는 현재의 홍길동이를 마음속 깊이 진심으로 받아들입니다"
"나는 현재의 홍길동이를 마음속 깊이 진심으로 사랑하고 받아들입니다"
등,등

만약 자신의 아들(예, 강순돌)을 타인(예, 홍길동)과 비교하는 상황(또는 모습)의 경우이다.
"나는 홍길동과 다른 현재의 순돌이를 그대로 받아들입니다",
"나는 홍길동과 다른 현재 있는 그대로의 순돌이를 온 마음으로 받아들입니다",
"나는 홍길동과 다른 현재 모습 그대로의 순돌이를 온 마음으로 받아들이고 사랑합니다",
"나는 홍길동과 다른 현재 있는 그대로의 순돌이를 마음속 깊이 진심으로 사랑하고 받아들입니다"

등,등

'현재의 나' 및 '과거의 나'를 진정한 자신으로 인정하고 일체화시키는 방법이 보다 쉽게 익숙해지려면, 그러한 상황을 더욱 세분화시키고 구체적으로 객관화시켜서 본인이 그 내용을 명확하게 인식하는 것이 도움이 된다. 즉, "비록 ……………… 하지만" 또는 "비록 (과거에) …… 하였지만"라는 문장을 추가하여, 생각(또는 시각) 차이를 유발하는 (또는 유발하였던) 상황(또는 모습)을 보다 냉철하게 관찰하는 것이다. 예를 들면 현재 비만으로 날씬한 몸매를 생각하면서 비만과 날씬 몸매에 대한 생각(또는 시각) 차이에 의하여 긴장이 유발되었다면, "비록 몸이 뚱뚱하지만 (또는 뚱뚱하여 기분이 우울하지만), 나는 현재의 나 자신을 온 마음으로 받아들이고 사랑합니다"라고 말하는 것이다. 또 다른 예로 자식(예, 홍길동)의 학교성적이 기대에 못 미쳐 본인을 불편하게 하였다면, "비록 길동이가 성적이 좋지 않지만 (또는 성적이 좋지 않아 엄마인 내가 속이 많이 상하지만), 나는 길동이를 현재 있는 그대로 온 몸으로 받아들이고 사랑합니다"를, 그런 상황이나 갈등이 있을 때마다 되풀이하여 말하는 것이다. 만약 허리가 아파서 업무 수행에 대한 불안과 걱정이 있다면, "비록 허리가 아파서 업무 수행에 대한 불안과 걱정이 있지만, 나는 현재의 나 자신을 온 마음으로 받아들이고 사랑합니다"라고 말하는 것이다. 간혹 불유쾌한 과거의 사건과 그 사건에 유발된 마음(감정)을 간직한 '과거의 나'를 받아들이지 못하여 긴장이 유발될 때에도, 그 사건과 그 사건에 겹쳐있는 마음(감정)에 대한 구체적 내용을 담은 문장을 되뇌는 것이다. 예를 들면, 과거 학창시절 어려운 가정 형편으로 등록금이 미납되어 교무실로 호출될 때, 자신을 쳐다보는 반 친구들의 곤혹스러운 표정에 무척이나 창피하고 속상했었다면, "비록 과거 학창시절 어려운 가정 형편으로 등록금이 미납되어 교무실로 호출될 때, 자신을 쳐다보는 친구들의 곤혹스러운 표정에 무척이나 무안하고 속상했었지만, 나를 과거의 나 자신을 온 마음으로 받아들이고 사랑합니다"라고 말하는 것이다.

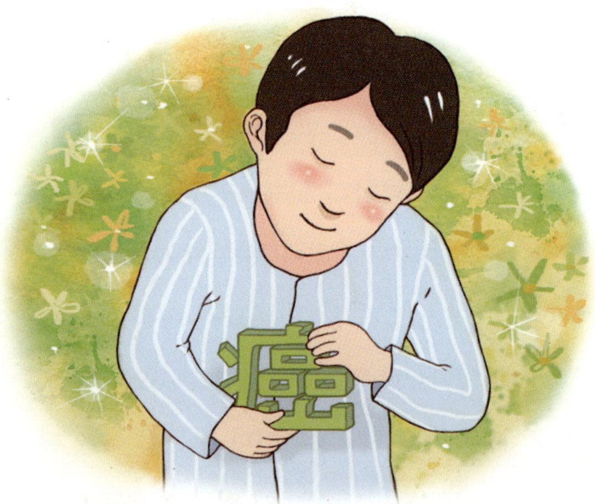

받아들이기에 관련하여, 병원에 내원하는 환자들에게서 다소 흥미로운 현상이 관찰된다. 역류성식도염, 위염, 위-십이지장궤양 등 치료결과와 예후가 비교적 좋은 질환에 대하여서는, 해당 질환이 자신의 것

이라는 사실에 저항감 없이 받아들인다. 하지만 '암'과 같이 통증과 죽음의 공포를 떠올리게 하는 질환에 대하여서는, 자신의 것으로 받아들이지 못하고 마치 속을 많이 썩이는 서자(庶子) 취급하듯이 대한다. 분명히 자신의 씨앗을 뿌려서 만든 작품인데, 자신과는 전혀 관련이 없는 것처럼 대한다. 그와 같은 상황은 암의 입장에서는 심히 황당하다. 암 덩어리는 그저 설계도에 그려지고 설계자가 계획한 데로 다만 뭉쳐있는 것뿐이다. 마치 예비군이 평상시에는 평범한 회사원으로 평범하게 잘 지내다가, 국방부에서 하달한 동원명령에 충실하게 어느 특정 장소에 모여 있는 것뿐이다. 즉, 예비군과 회사원은 근본적으로 동일하며, 다만 설계도와 설계자의 의도에 따라 입장과 모양을 달리한 것뿐이다. 따라서 그러한 예비군, 즉 암을 자신이 아니라고 부정하게 되면, 현재의 자신을 받아들이지 않는 것이 되고 결국에는 그 간격으로 인하여 긴장에서 벗어날 수 없게 된다. 따라서 그러한 상황으로 유발되는 긴장을 해소하기 위하여서는, 현재 암 덩어리를 품고 있는 자신을 온 마음으로 받아들여야 한다.

> "나는 암을 지니고 있는 나 자신을 현재 있는 그대로 받아들입니다",
> "나는 '··암'을 진단 받은 현재의 나 자신을 있는 그대로 받아들입니다",
> "나는 암을 지니고 있는 나 자신을 현재 있는 그대로 받아들이고 사랑합니다"

또는

“비록 ‘··암’을 지니고 있어 걱정되지만, 나를 현재의 나 자신을 온 마음으로 받아들입니다”,

“비록 ‘··암’으로 진단 받아 두렵지만, 나는 현재의 나 자신을 마음속 깊이 진심으로 받아들입니다”

“비록 앓고 있는 암의 통증으로 우울하지만, 나는 현재의 나 자신을 마음속 깊이 진심으로 받아들이고 사랑합니다”

등,등,

5) 사지 및 몸통 근육의 의식적 이완

긴장(stress)을 이완 시키는 방법 중 가장 많이 추천되고 선호되는 방법이, 전신 근육, 즉 머리, 사지 그리고 몸통의 근육을 의도적으로 긴장 후 이완시키는 것이다. 전신 근육의 의도적 긴장 후 이완이 마음(감정)의 긴장을 해소하는 데 도움이 되는 이론적 배경은 다음과 같다.

첫째는 (반복하여 강조되는 내용이지만) 몸(육체)와 마음(감정)은 핫라인으로 직접 연결되어 있다. 따라서 몸(육체)를 인위적으로 이완시키면, 여러 과정의 중간 단계를 거쳐서 결국에는 마음(감정)의 이완이 가능하다.

둘째는 일종의 맞불 효과이다. 맞불은 불이 타고 있는 곳의 맞은편 방향에서 마주 놓은 불을 말하는데, 산불진화에서 바람이 불어 산불을 끄기 어렵고 산불이 크게 번질 가능성이 높은 경우에 시행된다. 마치 산불을 맞불로 진화하듯이, 이미 (자신도 모르게) 긴장(경직)된 전신 근육에 의도적으로 긴장을 가하고 그 후에 자동적으로 유발되는 이완을 경험시키는 것이다. 축구나 농구 같은 구기 운동이나 헬스클럽에서의 구기운동은 전신 근육, 특히 사지 및 몸통 근육을 주로 사용한다. 운동 중에는 팔, 다리 그리고 몸통을 분주하게 움직여야 하기 때문에, 해당 근육을 최대한 긴장시킬 수 밖에 없다. 일정 시간 동안 그와 같은 운동 후 휴식을 취하게 되면, 전신 근육은 자연스럽게 이완하게 된다. 즉, 전신 근육의 (인위적) 긴장 후 자동으로 이완하는 몸(육체)의 특성을 이용하는 것이다.

셋째는 오욕칠정의 마음(감정)으로 발생된 긴장을 보다 효과적으로 이완시키기 위하여서는, 전신 근육의 이완이 선행되어야 한다.[28] 즉, 마음(감정)의 긴장을 근원적이고 전체적으로 해소하기 위하여서는, 마음(감정)을 먼저 이완시키는 것이 아니라 전신 근육의 이완이 우선되어야 한다.

전신 근육의 긴장 후 이완 방법은 앞에서 소개하였듯이 운동장이나 헬스클럽 등에서 전신 근육을 의도적으로 긴장시키는데, 그 방법은 해당 운동에 통용되는 룰이나 방식을 성실히 따르면 된다. 하지만 본 방식의 제한은 그러한 운동, 즉 구기 또는 기구 운동하려면, 직접 해당 장소로 이동해야 되고 또한 특정 기구나 장비가 필요하다는 것이다. 또한 사람에 따라서는 그러한 구기 및 기구 운동을 몸소 하기 어려운 신체적 제한이 있을 수 있다. 즉, 구기 또는 기구 운동을 직접 실행하기 어려운 상황이 있다.

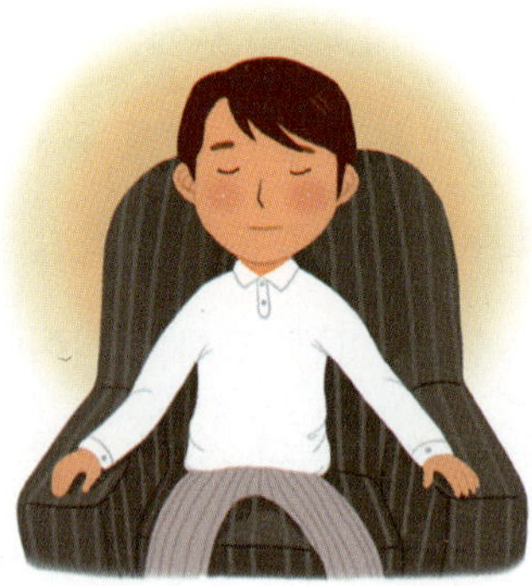

그림 5-31
상상(심상) 근육이완

28 《명상건강》, 오쇼 라즈니쉬, 정신세계사, 1996년

그러한 경우에는 (머리속) 상상 또는 심상으로 전신 근육의 긴장과 이완을 유도한다(그림 5-31). 즉, 머리, 사지 그리고 몸통의 전신 근육을 의식적으로 (머리속에) 하나씩 떠 올리면서 인위적으로 해당 근육을 긴장시킨 후 이완을 유도하는 것이다. 상상(심상) 긴장 및 근육이완은 상상(심상)과 현실을 구별하지 못하는 뇌의 특성을 이용하는 것이다. 실제 방법은 소개하는 책마다 다소 차이가 있으나 기본원리는 동일하다. 다음은 《칼 사이먼튼의 마음의술》[29]에서 소개한 방법이며, 하루 3 회, 매회 10-15분씩 시행하도록 권하고 있다.

1. 부드러운 조명이 있는 조용한 방으로 가서 문을 닫고 편안한 의자에 앉는다. 발은 바닥에 대고 눈을 감는다.
2. 자신의 호흡을 느낀다.
3. 몇 차례 심호흡을 하고 숨을 쉴 때마다 마음 속으로 '이완'이라고 말한다.
4. 얼굴에 집중해서 얼굴 근육과 눈 주변이 긴장되어 있지 않는지 느껴본다. 이러한 긴장에 대해 마음속으로 그림을 그린다. 매듭이 지어진 밧줄일 수도 있고, 꽉 쥔 주먹일 수도 있다. 그 형상이 유연한 고무밴드처럼 이완되고 편안해지는 그림을 마음속으로 그린다.
5. 얼굴 근육과 눈 주변이 이완되는 것을 경험한다. 이완이 진행되

29 칼 사이먼튼 • 스테파니 사이먼튼 • 제임스 크레이튼, 살림Life, 2009년

면서 얼굴 전체에 이완의 물결이 퍼지는 것을 느낀다.

6. 얼굴과 눈 근육을 긴장시키고 강하게 중심으로 모은 다음 이완시키고, 이완이 몸 전체로 퍼져나가는 것을 느낀다.
7. 이전의 지시를 몸의 다른 부분에 적용한다. 턱, 목, 어깨, 등, 팔의 위와 아래, 손, 가슴, 배, 허벅지, 종아리, 발목, 발, 발가락, 등 몸의 모든 부분이 이완될 때까지 아래쪽으로 천천히 내려간다. 몸의 각 부분마다 긴장을 마음속으로 그리고, 긴장이 사라지는 것을 그린다. 그 부위를 긴장시켰다가 이완시킨다.
8. 몸의 각 부분을 이완시킨 뒤에는 편안한 상태에서 2-5분간 조용히 쉰다.
9. 눈꺼풀의 근육을 가볍게 해 눈 뜰 준비를 한다. 방을 인식한다.
10. 눈을 뜨고 일상 활동으로 넘어갈 준비를 한다.

5. 차폐(shielding) 해소: "모두 다 내려놓고 믿으세요!"

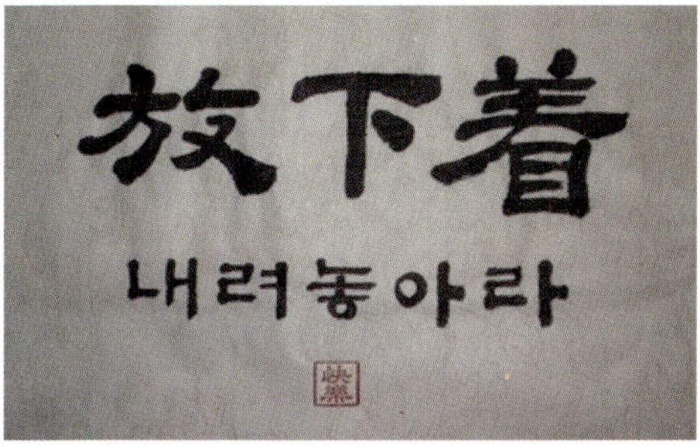

[30]

MD앤더슨 종신교수를 지내고 최근 가천대 길병원 석좌교수로 부임한 김의신 박사는 그가 경험했던, 하지만 과학적으로는 설명이 안되는 2 명의 암 환자를 소개하였다.[31] 한 명은 김박사 의과대학 후배인 40대 재미(在美) 이비인후과 의사이다. 그는 코를 둘러싼 얼굴 뼈에 생긴 암(癌)이 계속 재발해, 얼굴 뼈 상당 부문과 뇌 일부 등 15번의 수술과 방사선 치료도 받았다. 하지만 더 이상 암 치료를 할 수 없는 상황이 되어, 태평양이 보이는 곳에서 쉬다 죽겠다고 캘리포니아로 집을 옮겼다. 다들 앞으로 6개월을 못 넘길 것이라고 예상하였는데, 현재까지 10년째 생존하고 있다. 다른 한 명은 난소암으로 16년째 살고 있는 60대 초반 재미 교포 여성이다. 발병 당시 수술과 항암치료를 받아 다행히 5년을 버티었지만, 암이 횡격막까지 올라와 숨쉬기도 힘들고 통증도 심했다. 치료를 포기하고 약도 끊었지만, 난소암 지표인 'CA 125' 수치가 정상보다 수십

30 'blog.naver.com/his7310/127975861' 에서 인용.
31 〈조선일보〉, MD앤더슨 종신교수 김의신 박사의 癌이야기(2), 2011년 10월 10일

배 높은 800을 넘었었는데 점점 떨어지더니 정상으로 돌아왔다. 학술지에는 암이 저절로 나은 사례가 아주 드물게 보고되곤 하는데, 논리를 따지는 사람에게는 정말 이해 못 할 일이다. 그런데 김 박사의 경험상 그런 사람들에게 공통점이 있는데, 죽음을 앞두고 마음을 완전히 비웠다는 점이다. 하다 하다가 정말 안 돼 어느 날 모든 걸 내려놓은 사람들이라는 것이다.

또한 암에 걸렸어도 담대하고 비교적 표정이 밝은 환자는 치료가 잘 되고, 암 치료를 시작도 안 했는데 벌써 걱정이 태산인 사람은 이상하게 잘 낫지 않는다며, 아무거나 잘 먹고 배짱 좋은 환자, 종교를 믿고 모든 것을 신에 맡기는 담대한 사람, 취미가 뚜렷해서 스트레스를 잘 관리하는 사람, 매사에 긍정적이고 희망을 찾는 환자들의 암 치료 결과가 좋다고 하였다.[32]

---

32 《조선일보》, 'MD앤더슨 종신교수 김의신 박사의 癌이야기(1)' , 2011년 10월 8일.

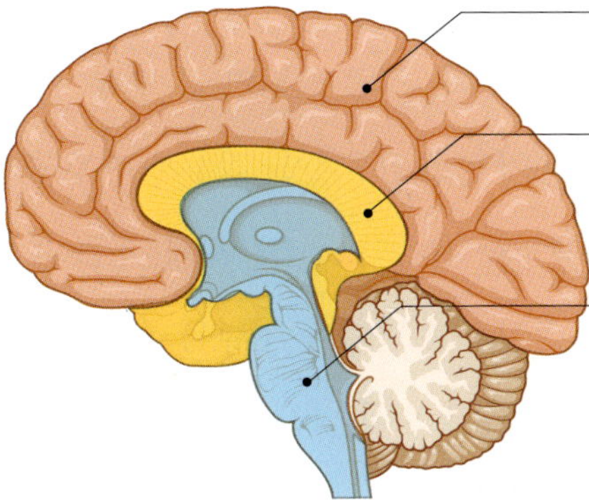

그림 5-32
뇌의 3 겹 구조 및 기능

앞 장에서 인간의 뇌는 뇌간(brainstem), 변연계(limbic system), 신피질(neo-cortex)의 3 겹으로 구성되었다고 소개하였다(그림 5-32). 뇌간은 자율신경계와 내분비계를 통하여 오장육부를 자동으로 조절하여, 수시로 변하는 인체 안팎의 상황에서도 생체항상성(homeostasis)을 유지한다. 인간의 기계적인 측면에서 생명 및 건강 유지에 중요한 것은 오장육부인데, 그것은 일명 생명의 뇌라고도 불리는 뇌간에 의하여 자동으로 조절된다. 뇌간에는 인간이 험난한 자연 환경에서 살아남으면서 개발 및 업그레이드한 생존시스템이 이미 잘 갖추어져 있다. 따라서 이 뇌간이 원활히 작동하면 오장육부의 건강은 문제가 없다. 그런데 이 뇌간에는 치명적 약점이 있는데, 그것은 변연계와 신피질의 명령에 의하여 철저하게 간섭받고 조정되는 것이다. 변연계는 기억과 감정을, 그리고 신피질은 판단, 분별 등을 담당한다. 따라서 만약 지난 과거 변연계에 기록된 불안과 공포의 기억을 되살리는 상황이 닥치게 되면, 신피질은 그 상황을 '나쁘다'고 판단 및 분별하게 된다. 그렇게 되면 그 명령이 뇌간에 전달되면서, 자동시스템으로 돌아가던 오장육부를 긴장과 전투 준비 모드로 급변시킨다. 따라서 오장육부를 온전하고 건강하게 작동시키려면, 변연계의 감정과 기억, 그리고 신피질의 판단과 분별을 최대한 줄이고 또 줄여서 가능한 없애야 한다. 다시 말해서 뇌간이 변연계나 신피질의 영향을 최대한 덜 받게 해 주어야 한다. 혹시 영향을 주게 되더라도, 가능한 긴장보다는 이완을 유도하는 메시지가 전달되어야 한다.

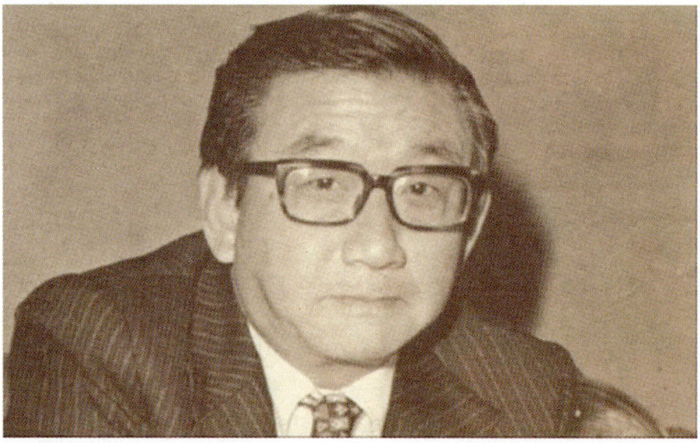

그림 5-33
순천향대학 및 부속병원 설립자 향설(鄕雪) 서석조(徐錫助) 박사(1921-1999)

《순천향사람들 이야기》[33] 에서 향설 서석조박사(그림 5-33)는 의사의 역할에 대한 설명에서, "질병은 하늘이 고치는 것이고, 의사를 그 과정을 도울 뿐이다"라고 하였다. 위-장을 도려내고 문합술

33 순천향대학교 출판부, 2010년

(anastomosis)을 시행한 경우에, 수술부위가 완벽하게 회복되는 과정은 환자 자신의 능력이다. 문합된 위-장에 새로운 조직이 자라나서 깡통 뚜껑 밀폐하듯이 단단하게 연결되는 것은, 환자 몸 자체의 재생능력에 좌우된다. 의사는 그 과정에 필요한 새로운 틀을 짜고 그 틀이 잘 봉합되도록 단백질, 지질, 탄수화물 등 재료를 넣어 주는 것이다. 마치 새 집을 지을 때 의사는 기본 골조를 새로 세운 후 모래와 시멘트 그리고 물만 제공해주면, 나머지 마무리 작업은 환자 몸 자체의 기능이 알아서 반듯한 새 집을 만드는 것이다. 모든 사람에게는 이와 같은 능력, 즉 자신 스스로 건강을 회복하고 유지할 수 있는 원초적 생명력이 이미 내재되어 있다. 서석조 박사의 가르침은 '의사는 환자에 이미 내재되어 있는 그러한 능력이 최대한 발휘되도록 도와주어야 한다'는 뜻으로 해석된다.

28년간 수많은 암 환자의 치료 경험을 담아 놓은 《암 환자는 암으로 죽지 않는다》[34] 에서, 암 환자가 죽는 원인은 '대부분 과도한 스트레스와 영양실조'이며, 특히 주목할 사항은 '많은 암 환자들이 암 자체로 죽기 보다는 공포에서 오는 절망 때문에 죽어가고 있다'고 하였다. 《속(續) 당신도 완전건강할 수 있다》[35]에서 '우주대생명력'은 만물을 생장화육시키며, 인간의 육체를 성장시키고 손상된 오장육부를 낳게 해주는 힘인데, 마음의 불안-공포가 그 무한한 힘을 발휘할 수 없게 한다고 하였다. 따라서 인체 내부에 이미 존재하는 원초적 생명력과 온 세상에 충

34 최일봉, 열음사, 2011년.
35 윤성혁, 창생당한의원, 2009년

만한 우주대생명력이 힘을 발휘하게 도와주어야 한다. 마치 자연의 모든 생명을 태어나게 하고(生), 자라게 하고(育), 꽃 피우게 하고(花), 열매 맺게 하는(果) 힘을, 몸에서 깨어나게 해야 한다. 그리 하려면 마음의 불안과 공포를 걷어내야 되며, 그러기 위하여서는 다른 무엇보다도 절실하게 필요한 것이 굳은 믿음, 즉 '확신'이다. 자신 안에는 원초적 생명력이 가득하고, 온 세상에는 우주대생명력이 가득하다는, 한 점 의심 없는 절대적 믿음이다. 한 인간 생명이 태어나서 유아기를 거쳐 강건한 어른으로 자라나게 하는 힘, 뼈가 부러지면 붙게 하는 힘, 찢어진 상처가 아물게 하는 힘에 대한 확고한 믿음이다.

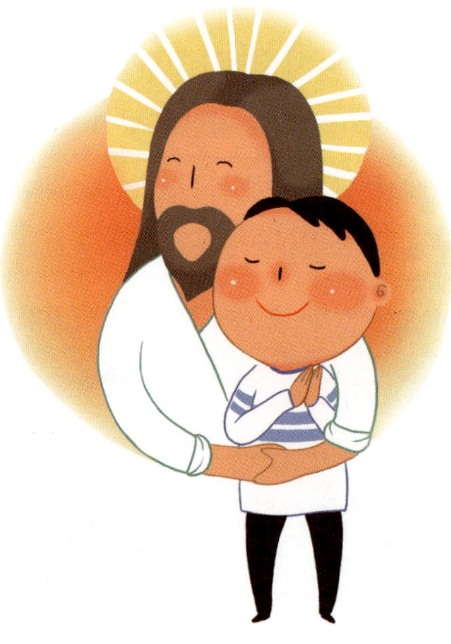

예수님께서 말씀하시길, "네 믿음이 너를 낫게 하였느니라!"하셨

다. 김의신 박사도 '모든 것을 신에 맡기는 담대한 사람'이 암 치료 효과가 좋았고, '마음을 완전히 비우고 모든 걸 내려놓은 사람들'에서 간혹 '암의 자연 치유'가 관찰된다고 하였다. 모든 것을 신에게 맡기고 담대하게 모든 걸 비우고 내려놓으면, 다른 무엇보다도 질병에 대한 불안 및 공포가 없어지게 된다. 그리하면 뇌간에 대한 변연계와 신피질의 간섭이 사라져, 뇌간의 순수 생명력이 복구되고 또한 온 세상의 자연생물들을 생육시키는 생명력을 받아들일 수 있게 되는 것으로 추정된다.

무엇이 계시는지는 모르지만

거룩하시고,

외경스럽고,

숭고하심에,

감사와 감격이 넘쳐

눈물이 쏟아집니다.

-흥법대사 -

6. 흐름(通)의 장애: '야누스적인 나(我)'

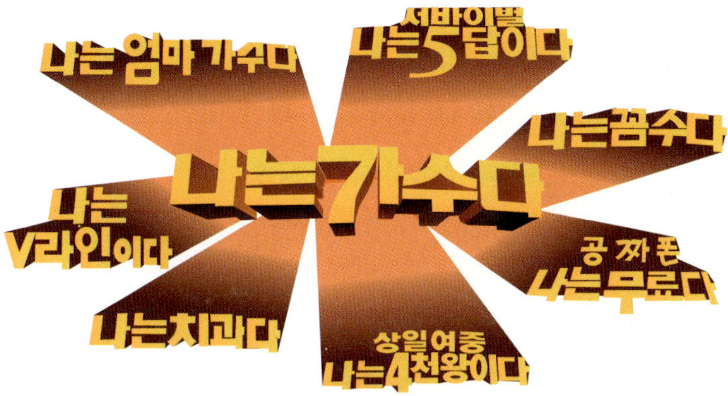

최근에 '나는 ○○○이다'를 컨셉으로 진행된 TV 프로그램이 유독 많았다. '나는 가수다'가 그 필두이었는데, 그 프로그램에 대한 반응이 폭발적이어서, 그것을 패러디한 다양한 로고가 등장하였다. '나는 꼼수다'라는 정치풍자 프로그램에서도 이용되었고, 심지어는 '나는 치과다', '나(핸드폰)는 무료다' 등 마케팅과 특정 집단을 드러내는 데에도 이용되었다. 그 모든 것의 중심 단어는 '나(我)'이다. '나(我)'는 남과 다름을 규정짓고, 본인의 개성을 대표하고, 독립적 주체를 나타낸다. '나(我)'가 능력이 특출하면 본인도 스스로를 자랑스러워하게 되고, 즉 자존심이 높아지고 가족과 주변의 많은 사람들에게 기쁨과 행복을 준다. 혼신의 힘을 다하여 노래하는 '나(我) 가수'는 많은 청중 앞에서 노래를 부른다는 자부심과 자신의 노래를 듣고 즐거워하는 팬들의 환호성에 큰 기쁨을 얻는다. 그리고 청중은 그러한 '나(我) 가수'의 노래에서 삶의 즐거움과 행복을 느낀다. 이 모두가 '나(我) 가수'가 있어서 가능한 일이다. 객관적인 검증을 통하여 출중한 능력을 인정받고 또한 이 세상의 많은 사람들에게 기쁨과 환희를 주는 '나(我)'는, 사회의 여러 분야에 많다. 정치가, 공무원, 작가, 과학자, 교수, 교사, 음악가, 화가, 판사, 변호사, 의사, 연예인, 방송인, 운동선수, (여러 분야의) 감독 등등…… 그 '나(我)'들의 탁월한 능력으로 동시대 및 미래의 많은 사람들은 삶의 풍요로움과 즐거움을 누린다.

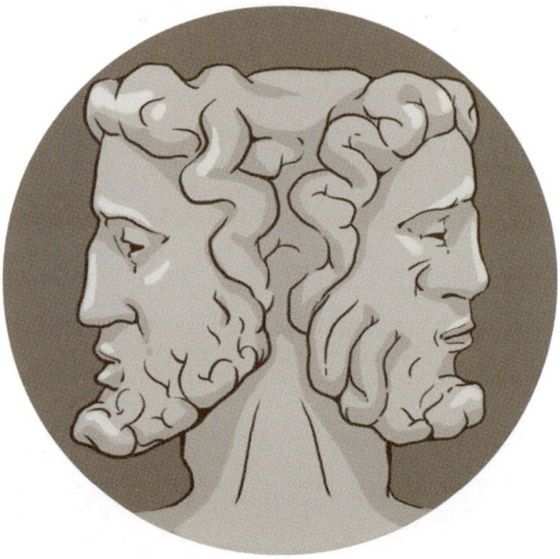

그림 5-34
야누스(Janus)[36]

그런데 그와 같이 탁월한 '나(我)'는 (적정하게 다스려지지 않으면)

36 로마신화에 나오는 문(門)의 수호신

자신의 몸(육체)를 손상시키는 마치 야누스(그림 5-34) 같은 이중성을 품고 있다. 즉, 출중한 '나(我)'는 자신에게 기쁨을 주기도 하지만, 다른 한편으로는 그 출중함으로 본인이 인식하지 못하는 사이 자존심이 편협하게 높아지고 다른 사람의 말과 의견에 귀(耳)를 기울이지 않게 되면서, 마음(감정)의 원만한 흐름(通)을 철저하게 방해하는 장애가 된다. 다시 말해서 뛰어난 '나(我)'를 바탕으로 오욕이 충족되면서 야누스의 다른 면이 고개를 들 가능성이 너무나 높다는 것이다. 그리하여 눈 밝으신 여러 현인들은 그러한 '야누스적인 나(我)'를 극복하는 '배움(學, learning)'의 중요성을 강조하셨다.

일반적으로 배움의 목적은 다음과 같이 분류할 수 있다. 첫째는 인간으로 태어나 개인으로서 그리고 다양한 배경의 여러 사람들과 생활하는 사회인으로써, 기본적으로 갖출 것, 경계하여 조심할 것, 그리고 마땅히 행할 것을 습득하여 자신의 안위(安慰)와 품격(品格)을 지키고, 타인에게 피해를 주지 않는 것이다. 둘째는 한 개인으로 또는 결혼하여 가족을 이루면 자신과 배우자 그리고 자식의 의(衣)·식(食)·주(住)를 해결하고, 그리고 가능하면 그것들의 내용을 보다 풍요롭게 가꾸는 것이다. 셋째는 배움 자체와 그 과정에서 잉태되는 창조(創造, creation)를 통하여, 《논어》의 첫 줄에 표현된 '배우고 때에 맞추어 익히니 이 어찌 기쁘지 아니한가(學而時習之 不亦說乎)?'를 공감할 수 있는 기회를 얻는 것이다. 그리고 넷째는 대한민국 교육법 제 1 조에 명시된 '홍익인간 (弘益人間)'의 이념으로, 배움을 통하여 얻은 지식과 지혜를 같은 시대와 미래의 사람들을 위하여, 요익창생(饒益蒼生)과 '보다 좋은 세상 만들기'를 책임감(責任感)을 가지고 실행(實行)하는 것이다.

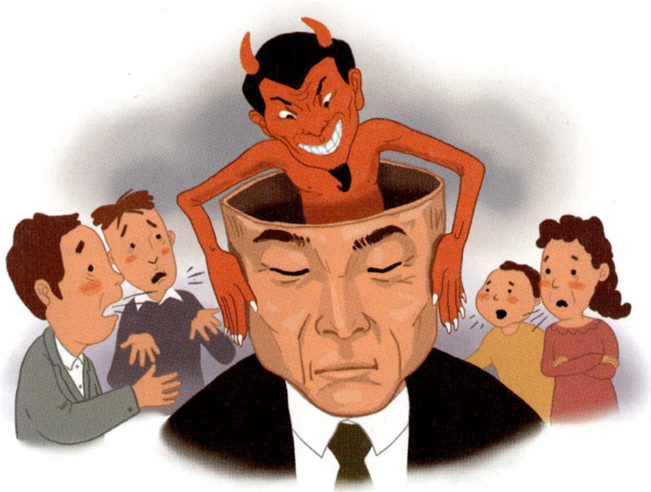

전기한 내용은 일반적인 안목으로 끄집어낼 수 있는 배움의 목적인데, 여러 현인들은 그 이외에 더욱 중요한 것이 있다고 반복해서 강조한다. 그것은 배움을 통하여 업적, 재물, 그리고 명예를 얻게 되면, 자신도 의식하지 못하는 사이에 형성되는 '야누스적인 나(我)'를 인식하고 극복하라는 것이다. 미숙하였던 개인이 정규 및 비정규 과정의 배움을 통하여 세상에서 살아갈 수 있는 능력을 얻게 되고, 그 능력의 도움으로 인간의 오욕이 충족되면서 필연적으로 형성되는 '야누스적인 나(我)'!!! 옛 현인들이 '야누스적인 나(我)'를 경계하라고 강조한 깊은 뜻은, 배움의 목적에 충실하면서 형성된 '야누스적인 나(我)'가 아이러니하게도 종국에는 자신을 괴롭히고 심지어는 불행을 초래하는 자칫 악동(惡童)으로 변할 수 있기 때문이다. '야누스적인 나'는 '내가 최고'라는 아상(我相)을 형성하고, 그 아상은 '좋다, 싫다'라는 분별심(分別心), '너와 나'라는 분리심(分離心), '내 것'이라는 집착(執着), 그리고 '내가 옳다'라는 아집(我執)을 만든다. 그리하여 그 아상은 나(我)의 귀(耳)를 막아 버려, 다른 사람과의 소통(疏通)을 방해하고 지속적인 갈등을 유발한다.

배움의 궁극적 목적, 즉 배움의 마지막 단계는, 그러한 병폐를 초래하는 '야누스적인 나(我)'를 냉정하게 인식하고 그리고 말끔히 없애버리는 것이다. 현인들은 만약 배움이 이 단계까지 도달하지 못하였다면, 그 배움은 불완전한 것이라고 명확하게 강조하신다. 하지만 만약 그 단계에 도달하면, 마치 바위처럼 딱딱한 얼음이 뜨거운 여름날 녹아내려 감쪽같이 증발하듯이, 지난 삶 중 견고하게 얽혔던 모든 응어리와 기억들이 순식간에 사라지면서, 마음(감정)의 흐름이 마치 막힘없이 흐르는 물처럼 원활해지고, 세상살이의 오욕칠정으로부터 자유(自由, freedom)를 얻게 된다고 말씀하신다. 그리고 이어지는 또 하나의 귀한 선물에 대하여 강조하시는데, 그것은 세상의 그 어떤 것으로도 비교할 수 없는 지고지순(至高至純)한 희열(喜悅)과 인간을 포함한 우주의 모든 존재들에 대한 '절대적 사랑'을 온 몸으로 느낄 수 있는 축복이다.

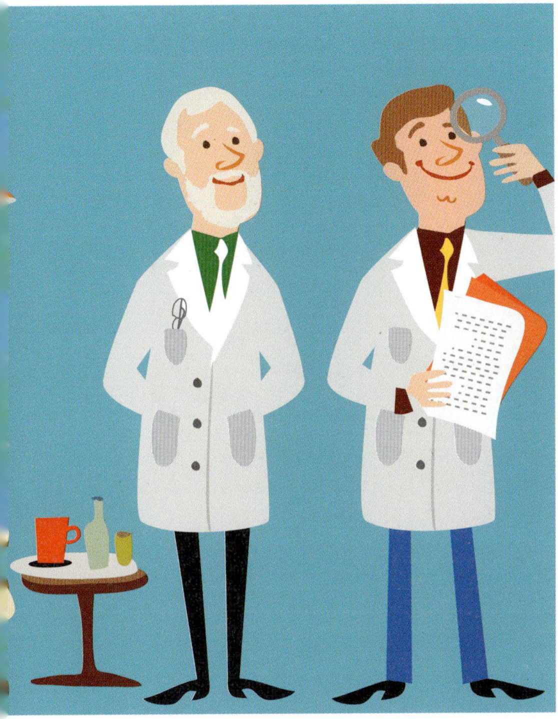

제6장

천사불여일행

千思不如一行

1. 직접 실행! 그것만이 건강을 보장한다!

2. 반복하여 연습하고, 연습하고, 그리고 또 연습하자.

3. 책임감을 절실히 느끼고, 다람쥐 쳇바퀴에서 벗어나자!

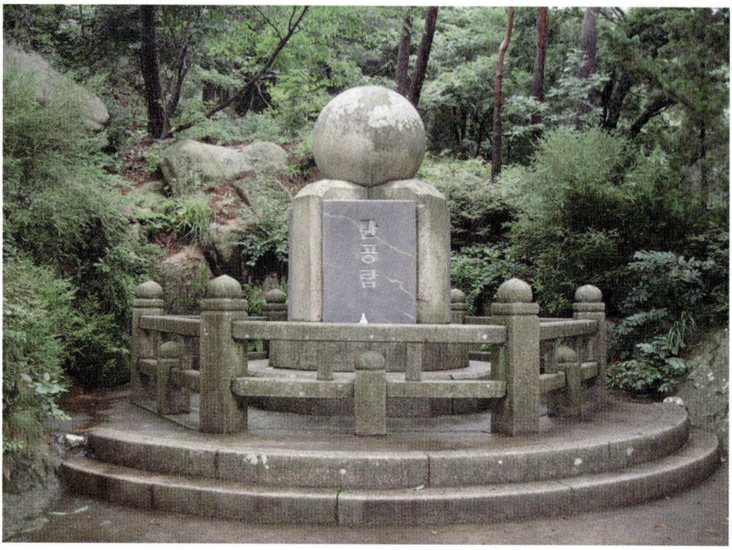

그림 6-1
만공탑 (충남 예산, 수덕사)

'천 번 생각하는 것이 한 번 직접 행하는 것만 못하다'

(千思不如一行)

– 만공(滿空) –

1. 직접 실행! 그것만이 건강을 보장한다!

지금도 국내의 대형서점에는 건강 및 장수를 위한 수많은 책이 진열되어 있다. 그러한 책에는 건강 및 장수를 위한 다양한 방법들이 소개되어 있고, 또한 효과가 탁월하였던 실제적인 체험 사례들로 그득하다. 그 이외에도 여러 라디오 및 TV 채널과 주간 및 월간 잡지에서도, 건강 및 장수에 관련된 프로그램과 기사는 한국인 밥상의 김치처럼 항상 등장하는 단골 아이템이다. 현재까지 책, 라디오, TV 및 잡지에 소개된 내용은, 건강 및 장수를 위한 자료로는 이미 너무나 충분하다. 그 프로그램이나 기사의 양이나 질은 절대로 부족하거나 미흡하지 않다. 다시 말해서 건강과 장수에 관련된 정보는 이미 완벽하게 마련되어 있다. 건강과 장수라는 목적을 달성하기 위하여 오직 필요한 것은, 그러한 정보에 충실하여 구체적으로 행(行)하는 것, 즉 실행이다.

중국을 통일한 진시황은 일반사람보다 훨씬 오래 장수하기 위하여 그 어느 누구보다도 남다른 노력을 기울였다는 것은 너무나 잘 알려진 사실이다. 불로장수를 위한 희귀명약을 구하려고 전담 사신을 중국 국내 각지에 보내는 것은 물론이고, 효능이 탁월한 인삼의 나라인 우리나라에도 전담사신을 보냈다. 그러나 안타까운 점은 절치부심하면서 기울였던 노력을 감안하면, 너무나도 아쉽게 60세도 채 넘기지 못하고 생을 마감한 점이다.

100세 이상 건강을 유지하신 현직 한의사 '윤성혁' 원장님이나 장수하신 다른 여러 사람들의 실증적 체험으로 얻어낸 결론은, 건강과 장수를 위한 비책은 외부에 있는 것이 아니고 자신 내부에 이미 존재하고 있다는 것을 반복하여 강조한다. 그것을 얻기 위하여 중국의 진시황이나 로마의 네로 황제처럼 높은 권세가 필요한 것도 아니고, 세계적 갑부처럼 수백억 원의 재물이 필요한 것도 아니고, 100칸 이상의 궁궐같이 큰 집이 필요한 것도 아니고, 굳이 많은 시간과 경비를 들여가며 세계 여러 장수촌을 찾아 다닐 필요도 없다. 나노(nano) 수준의 첨단 장비가 필요한 것도 아니고, 지구의 극오지에서만 구할 수 있는 희귀약물이 필요한 것도 아니고, 세계적 석학 수준의 학문역량이 필요한 것도 아니다. 오직 요구되는 것은 단지 건강 유지에 마음(감정) 경영의 중요성에 대한 이해와 그 내용을 본인이 직접 실행하는 것이다.

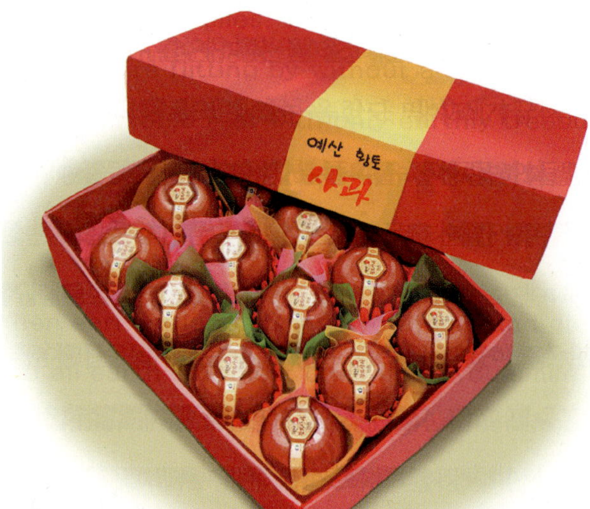

예를 들어 충남 예산 사과의 맛이 어떠냐고 물어보면, 예산 사과 맛을 본 사람이 그 맛을 자세하게 설명해 줄 수 있다. 그러한 설명으로 충남 예산 사과 맛을 알고 또한 이해할 수는 있다. 하지만 그 맛은 본인의 혀가 느끼는 것이 아니라, 그저 머리 속에서 상상하고 짐작만 할 뿐이다. 그 맛을 진정으로 느끼기 위하여서는, 본인이 직접 사과를 입에 넣어야 한다. 그리고는 이빨로 아작아작 씹으면서 사과의 질감과 과육의 맛을 직접 느껴야 하고, 씹는 과정에 흘러나오는 사과즙을 직접 느껴야 한다. 다시 말해서 본인이 직접 느껴보려는 실행이 없으면, 사과 맛은 그저 미사여구로 가득한 문자의 나열일 뿐이다. 이 책을 통하여 건강을 위한 마음경영 키워드, 지·관·공·통을 알게 되었고 또한 각 내용의 중요성을 충분하게 이해하였더라도, 그것을 직접 실행하지 않으면 마치 사과 맛을 미사여구 가득한 문자의 나열만으로 느끼려는 것과 다를 바 없다.

2. 반복하여 연습하고, 연습하고, 그리고 또 연습하자.

"마음경영이 건강에 중요하다는 것은 알겠는데, 아 글쎄 그게 잘 안됩니다!" 병원에서 건강관련 면담 후 환자에게서 또는 마음경영 강의 후 청중에게 가장 흔하게 듣는 내용이다. 마음(감정)을 잘 다스리는 것이 곧 육체의 건강에 중요하다는 것은 머리로 깊이 이해되는데, 실제 가정이나 사회 생활 중 부딪히는 여러 사람들과의 관계에서 그것을 실행하기가 어렵다는 것이다. 가정에서 배우자 또는 자식과의 의견차이로 속상해지면, 갑자기 분노가 밀려오면서 그 분노에 자신을 맡겨 화를 내버린다. 그리고 그 순간이 지나고 다소 화가 가라앉으면, "그 때 내가 왜 그랬지!"라고 하면서 후회한다. 더 나아가 다음에 비슷한 상황이 발생하면, 절대로 다시는 그러한 실수를 되풀이하지 않겠다고 다짐한다. 그러나 그 후에도 비슷한 상황이 홀연히 엄습하면, 똑같은 실수를 반복하게 된다. 유사한 상황에서 비슷한 실수를 여러 번 겪게 되면, 자신에 대한 실망과 함께 작은 분노가 일어나면서 결국에는 마음경영에 대한 노력 자체를 포기한다.

그러나 수십 차례 강조해도 지나치지 않은 것이, 마음경영은 다른 사람이 대신 해 줄 수 없다는 것이다. 본인의 지위가 하늘을 찌르고 수백억의 재력이 있어, 본인을 위하여 목숨을 바칠 수 있는 사람이 주위에 많다고 하더라도, 그 사람들이 본인의 마음경영을 대신해 줄 수 없다. 즉 마음경영이 익숙해지려면, 적지 않은 시행착오도 겪고 시간도 걸리지만 본인이 직접 할 수 밖에 없다. 자전거도 처음부터 잘 탈 수는 없다. 하지만 확실한 것은 반복적인 연습을 통하여 언젠가는 자전거를 반드시 탈 수 있고, 더 나아가 나중에는 즐길 수 있다는 것이다. 하지만 그와 같은 자전거 타기의 즐거움을 알기 전까지는, 수십 때로는 수백 번의 넘어짐, 즉 실패가 필요하다.

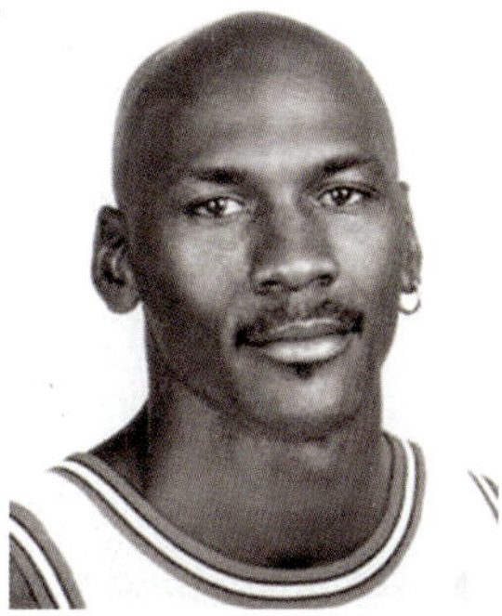

그림 6-2
마이클 조던(Michael Jordan)

'QBS[1]'의 '성공에세이(Success Essay)'에는, 각 분야에서 성공한 사람들의 주옥 같은 금언을 소개하였다. 맨유 박지성, 미국 MLB 박찬호, 농구황제 마이클 조던(그림 6-2), 소프트 뱅큐 손정의, 해리포터 작가 조앤 롤링, 영화 '아바타' 감독 제임스 카메론, 물리학 및 천문학 대가 스티븐 호킹, 팝의 제왕 마이클 잭슨, 한국 월드컵 신화의 감독 거스 히딩크, 투자의 귀재 워렌 버핏, 마이크로 소프트 빌게이트, 애플 스티브 잡스 등…….
그들의 엄청난 성공에 대한 여러 내용들이 소개되었는데, 그 내용 중 가

1 http://ch.gomtv.com/2321

장 많이 등장하는 문구가 '실패에 포기하지 말고 꾸준히' 이다. 현재 성공한 모습에서는 단지 화려한 일면만 부각되지만, 그들의 지난 날은 대부분 그렇게 화려하지 못했다. 마이클 조던은 "나는 지금까지 9,000번도 넘게 샷을 성공시키지 못했다. 나는 300번도 넘게 져봤다. (중략) 나는 계속 실패하고 실패하고 또 실패했다. 그것이 내가 성공한 이유이다"라고 강조하였다. 마이클 조던은 소속팀 시카고 불스에 6번의 미국 프로농구 챔피언 타이틀을 안겨주었고, 그 사이 10번의 득점왕과 5번의 리그 최우수선수(MVP)에 올랐으며, 13번의 시즌 동안 기록한 평균 31.5점도 사상 최고로 최고의 농구스타다. 그가 미국 농구사에서 누구도 범접하지 못할 대기록을 세우도록 가능하게 하였던 것은, 타고난 천재라기 보다는 본인의 끊임없는 노력이었다. 수천 번의 실패와 그리고 이어지는 수만 번의 연습이 그를 그 분야의 최고 전문가로 변신하게 한 것이다.

이 책에서 제시한 마음경영도 처음부터 잘 될 수는 없다. 마이클 조던과 같이 이 세상에서 성공한 많은 사람들이 그랬던 것처럼, 실패하고 실패하고 또 실패할 것이다. 하지만 그러한 실패가 성공으로 귀결되기 위하여서는, 멈추지 말고, 그저 계속 반복, 반복하여 연습하는 것이다.

영국 University College London 필리파 랠리(Phillippa Lally) 교수의 연구에 의하면, 어떤 새로운 행위가 그것을 행하지 않으면 무의식적으로 불편함을 느끼게 되는 시기, 즉 새로운 습관이 형성되는 기간은 평균 66일이라고 하였다.[2] 한 사람이 해당 분야의 전문가 되기 위하여

2 습관은 어떻게 형성되는가; 실제생활에서 습관 형성모델(How are habits formed: modelling habit formation in the real world). KBS-1TV, 신년기획 네트워크특선 습관 2부작, 2010년 1월 2-3일

서는, 최소 10년이 필요하다. 옛말에 시집살이 적응에 필요한 기간이, 귀머거리 3년, 벙어리 3년, 장님 3년으로 도합 약 10년이다. 《명품인생을 만드는 10년 법칙》[3]에서 '어느 분야든 해당 분야에서 전문가로 인정받기 위하여서는 적어도 10년이 필요하다'고 하였고, 《아웃라이어》[4]에서도 '1만시간의 법칙'을 제시하면서 무슨 일이든지 1만 시간을 투자하는 것이 마스터가 될 최소의 조건이라고 하였다. 1만 시간은 하루에 3시간씩 약 10년에 해당하는 시간이다.

여러 분야에서 성공한 사람들이 확실하게 보장하는 것은, 어떤 일이든 꾸준히 반복하고 연습하면 반드시 전문가가 되고 그 분야에서 긍정적인 결과를 얻어낼 수 있다는 것이다. 어린아이가 두발 자전거를 익숙하게 타게 된 것도, 그저 꾸준하게 반복해서 연습하고 연습하고 또 연습한 것뿐이다. 현재 본인에 익숙한 모든 행위도, 장기간 반복하여 연습한 결과이다. 걷는 것, 밥 먹는 것, 등교하는 것, 버스 및 지하철 타는 것, 자동차 운전하는 것, 영화관 찾아가는 것, 수학 문제 푸는 것, 영어 단어 외우는 것, 그림 그리는 것, 논문 작성하는 것, 강의하는 것, 사람 사귀는 것, …… 그 이외에도 수없이 많은 행위들이 현재 본인에게는 매우 숙달되었겠지만, 그러한 행위를 처음 시작할 때에는 실패의 연속이었다. 그러나 수십 번 또는 수백 번의 반복적인 연습으로, 현재 그 행위는 마치 자신의 일부인 것처럼 익숙해 진 것이다. 그러한 원칙은 마음경영에서도

3 공병호, 21세기북스, 2006년
4 말콤 글래드웰, 김영사, 2009년

그대로 적용된다. 실패하고 실패하고 또 실패하더라도, 그저 꾸준히 연습하고 연습하고 또 연습을 반복하면 반드시 마음경영에 익숙해질 수 있다.

3. 책임감을 절실히 느끼고, 다람쥐 쳇바퀴에서 벗어나자!

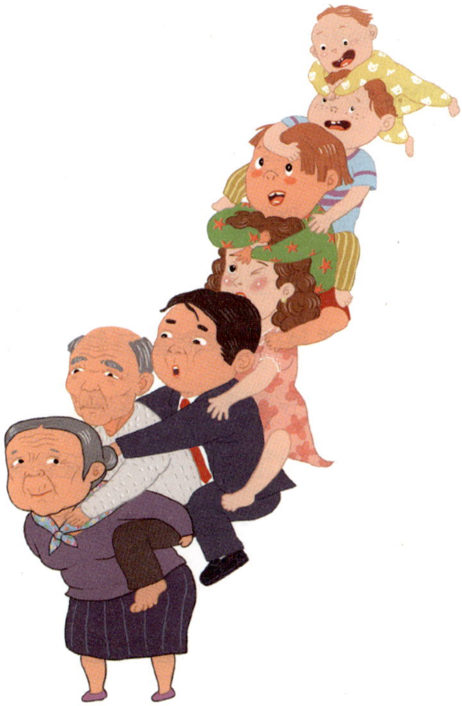

현재의 나는 현재 나의 시대에만 홀로 존재하는 것이 아니다. 나는 하늘에서 갑자기 떨어진 존재가 아니라, 부모님에게서 몸을 받았다. 그 부모님도 역시 하늘에서 갑자기 내려오신 존재가 아니라, 부모님의 부모님, 즉 현재 나의 할아버지, 할머니에게서 몸을 받았다. 현재 자신도 언젠가는 배우자를 만나 가정을 이루고, 결국 자손을 낳게 된다. 그 자손도 자라고 나이가 들게 되면 언젠가 배우자를 만나 가정을 이루고, 결국 자손을 얻게 된다. 즉 현재의 나는 혼자만 존재하는 것이 아니라, 위로는 부모님과 조상님에게 연결되어 있고 아래로 자식 및 손자로 연결되어 있다. 마치 대나무가 한마디 한마디 연결되어 거대한 대나무를 이루듯이, 현재 나는 부모님과 조상님 그리고 자식과 손자로 이어지는 연결의 한 마디이다. 즉, 현재 나는 가족이라는 무한한 연결의 한 부분이다.

한 가족 내 연결고리는 피부색, 얼굴모양, 체격 등 육체에만 국한된 것은 아니다. 현재 자신의 마음(감정) 반응 방식을 자세히 관찰해보면, 많은 부문이 부모님으로부터 자연스럽게 습득하게 된 것임을 쉽게 알 수 있다. 그러한 방식을 몸소 보여주었던 부모님도, 그러한 방식의 많은 부분을 부모님의 부모님, 즉 현재 나의 할아버지, 할머니에게서 배운 것이다. 같은 이치로 현재 나의 마음(감정) 반응 방식은 상당한 부문을 자식들이 그대로 배울 것이다. 그 자식들 역시 그 방식의 많은 부문을 그대로 자신의 자식들에게 전달시키게 된다. 즉, 현재의 나는 마음(감정) 반응 방식에서도 부모님 세대와 자식 세대를 연결 짓는 다리인 셈이다.

만약 현재 나의 마음(감정) 반응 방식이 건강을 보장하는 것이 아니고, 언젠가는 자신을 질병으로 이끌게 된다고 가정해보자. 그러한 방식은 아마도 부모님에게서 알게 모르게 배운 것이라면, 그 방식은 내가 그랬던 것처럼 나의 자식들도 배우게 될 것이다. 그렇게 되면 다른 어느 무엇과도 바꿀 수 없는 귀한 자식들도 언젠가는 나처럼 질병으로 고통받게 될 확률이 너무나 높게 된다. 더 나아가 그러한 상황은 자신의 손자까지 이어지고 결국에는 먼 후대의 자손도 그러한 상황에서 결코 자유롭지 못할 것이다.

예측하기 어려운 여러 가지 상황으로 부침이 늘 존재하는 삶에서, 탄탄한 기반을 갖추기 위한 필수적 요소 중 하나가 재정 안정이다. 그와 같이 중요한 재정 안정을 위협하는 가장 명확한 요소는 질병이다. 질병으로 병원에서 주기적으로 검사와 치료가 진행되면, 그에 따라서 항상 고정적인 돈이 소진된다. 성인이 되면 대부분 자영업을 운영하거나 회사에 취직하여, 안정적 경제 수단을 확보한다. 그런데 자영업이든 회사원이든지 본인의 질병을 치료하기 위하여, 해당 근무지를 벗어나 병원을 방문하는 것이 쉽지 않다. 그러한 상황을 더욱 어렵게 하는 것은, 질병으로 노동력이 저하 또는 상실되면서 경제적 자립도가 점점 힘들게 된다. 즉, 빈곤의 늪에 빠지게 되는 것이다.

현재 자신의 마음(감정) 반응 방식에 따라서, 본인은 물론 더 나아가 자신의 사랑스런 자손도 질병과 빈곤에서 벗어나지 못할 수 있다. 본인은 나름 열심히 살고 있지만, 그러한 상황이 마치 다람쥐 쳇바퀴처럼 세대로 이어지면서 반복되는 것이다. 따라서 이와 같이 상황이 다람쥐 쳇바퀴 돌듯이 반복되지 않게 하려면, 누군가가 이러한 상황의 중요성을 인식하고 그러한 쳇바퀴에서 벗어나야 한다. 이미 돌아가신 조상님이나 삶의 방식이 이미 돌처럼 단단히 굳어버린 부모님은 어찌 해 볼 수 없다. 하지만 현재 본인에게는 본인은 물론이고 자식과 자손의 건강과 부(富)를 위하여서는, 다른 무엇보다도 절실하게 요구되는 것은 '책임감'이다. 현존하는 가족 내 여러 형제 중 누군가 한 사람이라도, 그러한 쳇바퀴의 폐해를 이해하고 그러한 순환고리를 끊어내야 한다.

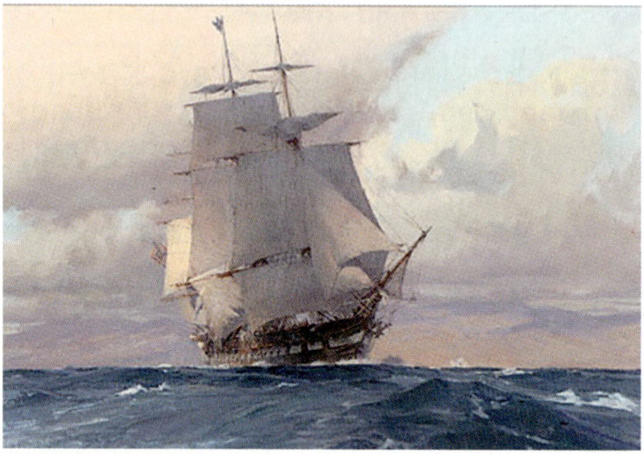

그림 6-3
범선

가족은 마치 삶이라는 거친 바다를 항해하는 배의 존재와 같다(그림 6-3). 그 배의 항로는 자동차의 운전대에 해당하는 조타기(타륜)에 의해서 결정되며, 아무리 커다란 배라고 하더라도 조타기의 방향이 결정되면 망망대해를 그대로 진행하여야 한다. 방향에 따라서 지옥 같은 격심한 폭풍우만을 끊임없이 만나거나, 혹은 잔잔한 바다를 지나 천당 같은 풍요로운 섬에 도착할 수도 있다. 만약 조타기가 이미 잘못된 방향으로 설정되어 있으면, 그 배에 타고 있는 모든 가족들은 나름의 방식대로 아무리 열심히 노력하여도 폭풍우를 비켜갈 수 없다. 따라서 그러한 상황에서 벗어나려면 가족 중 어느 누구 한명이라도 절실한 책임감을 가지고, 잘못된 방향으로 틀어져 있는 조타기를 풍요로운 섬이 보장된 방향으로 돌려놓아야 한다. 그 일은 다른 사람이 아니라 현재 그러한 일의 중요성을 알고 있는 본인이 직접 조타기를 잡고, 온 힘을 가하여 바른 방향으로 수정해야 한다. 실제적으로 상당한 시일과 인내가 요구되어, 지치고 힘들어 포기하고 싶을 수도 있다. 하지만 사랑스런 가족과 자식, 그리고 본인이 생전에 못 만날지도 모르는 너무나 귀한 자손들의 건강과 부가 자신의 의지에 달려 있으며, 현재 자신의 노력으로 보다 건강하고 풍요롭게 해 줄 수 있다는 것을 잃지 말자.

습관이 곧 건강이고 또한 질병이다.

대한내과학회는 40대부터 발생률이 급격히 높아지는 당뇨병, 고혈압, 위장병, 뇌졸중, 암 등을, 잘못된 생활습관에서 발생한다는 뜻으로 '생활습관병'으로 명명했다. 대부분 흡연·과식·과음·운동부족 등 잘못된 생활습관으로 발생하므로, 평소 생활을 어떻게 하느냐에 따라 병에 걸릴 수도 또는 건강할 수도 있다. 의학계에서는 실제 이 병의 60% 이상은 생활습관을 바꿈으로써 예방 및 치료가 가능하다고 보고하고 있다. 즉, 질병의 발현에 각 개인의 습관이 중요한 원인이라는 것이다.

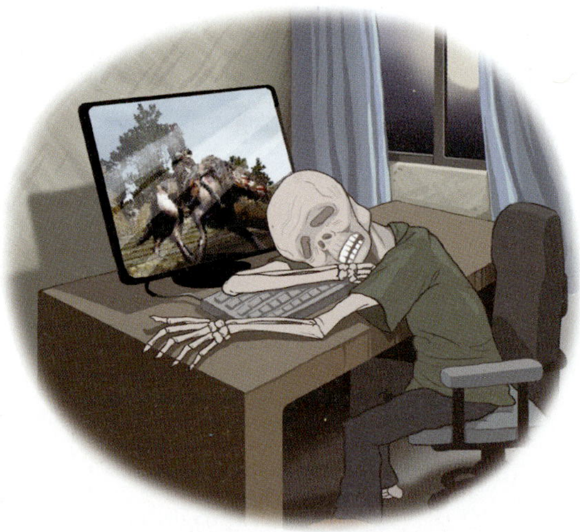

IT 강국인 한국에서 최근에 특히 초등-중등-고등 학생들에게 널리 이용되는 컴퓨터 게임의 중독이 사회적으로 심각한 문제로 대두되었다. 컴퓨터 게임은 본인이 적정하게 조절할 수 있고 기능성 게임(serious game)[1]을 건전하게 즐길 수 있다면, 스트레스 해소, 여가시간 활용, 뇌 발달 및 학습능력 개발에 도움이 된다. 하지만 조절 불능의 게임 중독은 가능성이 무한한 아이들의 뇌에 현실세계와 동떨어지고 부정적 내용이 가득한 프로그램이 자동화 시스템처럼 구축, 즉 습관화되어 여러 가지 문제를 초래한다. 육체(몸)의 과로, 현실감 및 책임감 결여, 타인에 대한 배려심 부족, 기다림 미학의 이해부족, 사회 적응력의 장애 등을 초래하여, 종국에는 건강과 재산을 확실하게 손상시키고 더 나아가 여러 사람들과 어울려 지내는 건전한 사회생활도 어렵게 만든다. 이 모두가 컴퓨터 게임이 개인의 습관으로 굳어버렸기 때문에 초래되는 결과이다.

사람은 유아기에는 부모의 보호 아래 자라고, 학동기 및 청소년기를 거치면서 자립할 능력을 얻게 되고, 배우자와 한 가정을 이루면 새로운 식구가 늘어나게 되고, 그리고는 세월이 흐르게 되면 강 바닥에 부토가 쌓이듯이 늘어나는 나이와 함께 가정과 사회에서 다양한 일에 직접 또는 간접적으로 관여하게 된다. 그와 같은 인간 삶의 과정에는, 나이가 들수록 '인간 삶은 고해(苦海)[2]'라는 뜻을 직접 느낄 수 있는 여러 가지 일들이 마치 빚쟁이가 빚 갚을 돈을 짊어진 채무자를 반기듯이 기다리고 있다. 몸(육체)의 물질적 한계 때문에 절대로 피할 수 없는 (본인과 가족의) 늙음과 죽음, 한 몸이나 다름 없는 가족의 대소사(大小事) 및 질병, 근무 규정에 의하여 직장을 떠나야 하는 정년퇴임, (본인의 눈에는

---

1 다양한 게임 형식을 빌려 교육 · 과학 · 의료 · 국방 등의 콘텐츠를 쉽고 재미있게 배울 수 있도록 하는 게임. 폭력적이고 중독성 강한 게임과 비교해 '좋은 게임' '착한 게임' 이라고도 부른다. (조선일보, 2012년 9월 4일).

2 고통의 세계라는 뜻으로, 괴로움이 끝이 없는 인간 세상을 이르는 불교용어

보이지 않는) 인과응보에 따른 고난, 성취능력에 비하여 상대적으로 부족한 시간, 경제적 능력의 제한, 대중의 기대와 그 기대에 부응하는 시스템 구축의 시간 차에 의한 불완전한 사회 구조, 지난 역사에서 수많은 시행착오를 겪었고 그에 따른 적지 않은 희생을 이미 충분하게 치렀음에도 (마치 무대 장치와 시간, 그리고 출연 배우만 바뀐 듯이) 그대로 반복되는 상황 등등…….

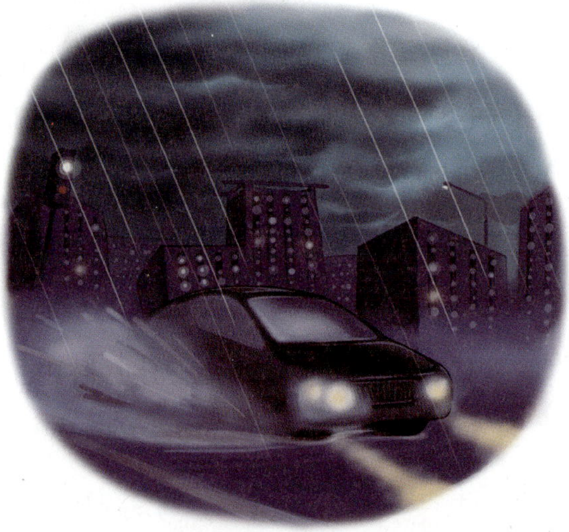

누구나 당연히 거쳐야 할 삶에서 마주하는 고해는, 마치 인생이라는 도로를 주행하는 중 마주하는 폭우이다. 하늘에는 먹구름이 가득하여 사방이 칠흑처럼 어둡고 빗자루 손잡이처럼 굵직한 빗줄기가 쉴 새 없이 세차게 내리쳐 주행 도로를 파악하기 힘들 때, 운전수가 칠정에 휩싸여 당황하면 자칫 대형 사고로 이어지면서 차체가 큰 손상을 입게

된다. 하지만 그러한 상황에서라도 운전수가 가속기와 브레이크를 적정하게 밟아 안전 속도를 유지하고, 전·후·좌·우의 자동차를 면밀하게 살피고, 도로의 주행선과 안내판의 표시를 충실하게 따르면, (어찌할 수 없는 천재지변이 아니한) 어떠한 폭우에서도 무사고의 운전이 가능하다. 즉, 운전수의 운전습관이 어떠한 폭우에서도 자동차의 안전을 보장한다. 그런데 유의할 점은 교통사고의 위험성을 배가시키는 폭우는, 기상청의 예보대로 순순히 내리는 것이 아니라, 전혀 예고 없이 게릴라성으로 닥치는 경우가 허다하다는 것이다. 따라서 운전수는 그러한 폭우의 특성을 충분히 이해하고, 평상시에 안전한 운전습관을 몸에 익혀 놓아야 그와 같은 응급상황에 자동차의 손상을 방지할 수 있다.

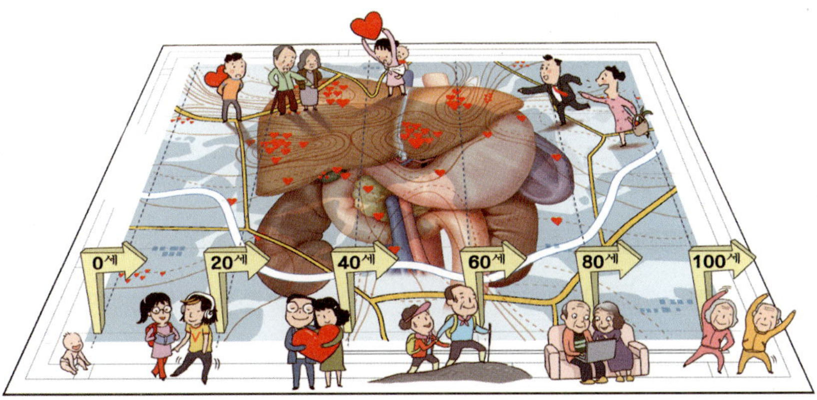

세상살이 중 마치 게릴라성 폭우처럼 들이치는 상황은 개인의 힘으로 어찌해 볼 수 없는 경우가 대부분이다. 따라서 그러한 삶의 특성에 대한 이해와 함께 그에 대한 준비, 즉 습관이 미리 구축되어 있지 못하

면, 그럴 때마다 마음(감정)은 칠정에 휩싸이게 되고 결국 마음(감정)과 핫라인으로 연결된 몸(육체)의 물질적 특성으로 질병으로부터 결코 자유로울 수 없다. 그러나 만약 그러한 삶의 특성을 깊이 성찰하고 그에 대한 준비, 즉 습관이 미리 잘 구축되어 있으면, 어떠한 상황에서도 몸(육체)은 마치 평생 무사고를 보장받은 자동차처럼 건강을 선물 받는다. 이 책을 읽으신 독자님께서도 부디 좋은 습관을 본인 것으로 일체화시키시어, 일생 동안 건강을 보장받으시고 또한 장수하시기를 간곡히 바랍니다. 또한 건강하면 자연스럽게 얻게 되는 부(富)도 풍성하게 누리시고, 더 나아가 후손에게도 좋은 습관을 물려주셔서 가문이 대대손손(代代孫孫) 번창하시기를 진심으로 기원합니다.